吴为群博士简介

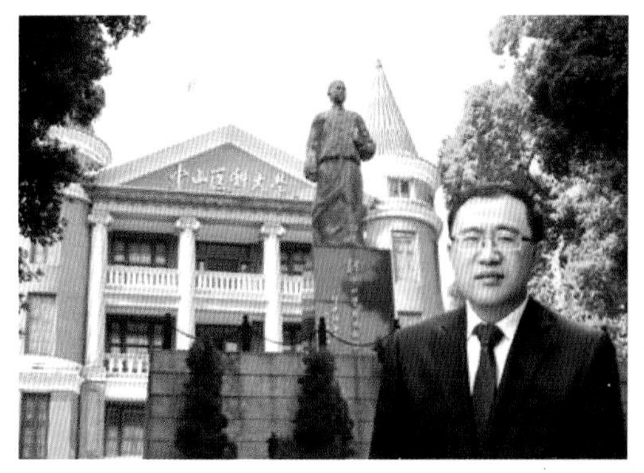

1986年获江西医学院学士学位

1994年获中山医科大学临床医学博士学位

1996年晋升为中山医科大学附属第一医院副教授、副主任医师

2002年获广东省“千百十人才工程”重点培养对象

2004年晋升为中山大学附属第一医院教授、主任医师

国家公共营养师高级考评员

广东省营养师协会会长

广东省公共营养师职业技能鉴定专家

北京卫视《养生堂》节目特邀主讲嘉宾

深圳卫视《天天养生》节目特邀主讲嘉宾

江西电视台《健康江西》节目特邀主讲嘉宾

珠海电视台《健康大讲堂》节目特邀主讲嘉宾

吴为群博士从事教学、医疗和营养学工作37年，发表论文40余篇，参与《中华内科学》等9部专著的编写，获省部级以上科研基金5项。吴博士是国家商标“博益细胞营养疗法”拥有人，亲自创办了博益健康咨询机构，举办高级“营养调理师”学习班，开办吴博士营养咨询室，首创临床医疗与营养学相结合的方式来调理身体，效果非常显著。调理好的亚健康人群及慢性患者不计其数，享有盛誉。

吴博士应邀到全国 20 多个省市、数百家大型企事业单位、众多高等院校和医院、多家电视台、众多报纸网站演讲，语言生动有趣，风格诙谐幽默，内容实用、通俗易懂，广受好评，成为中国著名实用营养专家。十多年来，为全国各地培养营养师 1 万多名，推动了中国实用营养教育和营养保健产业的发展，为国家营养保健事业做出突出贡献。

营养防病圣典

——吴博士谈均衡营养

吴为群 著

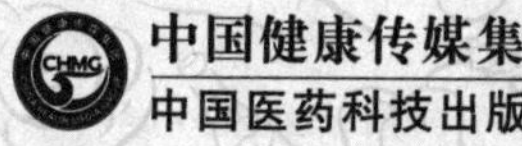

中国健康传媒集团
中国医药科技出版社

内容提要

本书系统地介绍了最实用的营养知识，介绍了判断人体营养状况的简单实用方法、营养咨询工作的主要程序、营养干预的主要方法以及营养创业；并详细介绍了不同人群、不同生活习惯的营养调理方案，对当今最时尚的营养话题，如营养与性、营养美容和断食排毒疗法等也进行了全面介绍。书中介绍的最实用营养保健知识，其中有很多是作者多年的临床调理经验，并附有大量典型案例分析，使读者不仅能学到实用的营养知识，而且能找到调理自己健康问题的有效方法，真正掌握经营健康的秘诀。本书让读者真正领悟到营养均衡是健康的支柱，均衡营养可以有效预防和治疗疾病。

图书在版编目（CIP）数据

营养防病圣典．吴博士谈均衡营养／吴为群著．—北京：中国医药科技出版社，2015.6

ISBN 978-7-5067-7461-1

Ⅰ．①营… Ⅱ．①吴… Ⅲ．①合理营养 Ⅳ．① R151

中国版本图书馆 CIP 数据核字（2015）第 091195 号

美术编辑 陈君杞

版式设计 郭小平

出版 **中国健康传媒集团** | 中国医药科技出版社

地址 北京市海淀区文慧园北路甲 22 号

邮编 100082

电话 发行：010-62227427 邮购：010-62236938

网址 www.cmstp.com

规格 710×1020mm $^1/_{16}$

印张 17

彩插 2

字数 258 千字

版次 2015 年 6 月第 1 版

印次 2023 年 10 月第 6 次印刷

印刷 三河市万龙印装有限公司

经销 全国各地新华书店

书号 ISBN 978-7-5067-7461-1

定价 35.00 元

举报电话：010-62228771

本社图书如存在印装质量问题请与本社联系调换

获取新书信息、投稿、为图书纠错，请扫码联系我们。

汪 序

自从人类在地球上诞生以来，与疾病作斗争以维护和增进自身健康、延长寿命，就成为人类历史进程中重要的组成部分。远在2500年前，医学之父希波克拉底就告诉我们，“药物只能治病不能治人”“自己的身体才是最好的医生”。要健康长寿、要养生，一定要发挥人体自身强大的修复能力和神奇的自愈能力，因为这是人类经过漫长的进化、经过无数的优胜劣汰得到的自我调节生命的精密系统，只要给它提供充足的原料，就能有效地防治疾病。

随着国家经济的发展，老百姓的生活得到了很大的改善，健康需求愈发显得迫切。由于人口老龄化问题日趋严重，慢性非传染性疾病对健康的威胁将更为突出。我国未来10~20年，将是改善国民营养健康的关键时期，尽快普及健康观念和营养知识的教育是国家迫在眉睫的工作，需要大批专业人士包括医务人员和营养师来推动这项事业，吴为群博士作为一位资深医学专家和营养专家，20年前就开始加入营养教育行业，并愿意用很多时间来推动中国实用营养教育和营养保健产业的发展，他的选择无疑是对的，也是令人佩服的。

许多欧美发达国家，从小学就开始有健康教育和营养教育课程，他们的许多居民比较有健康意识，比较重视健康投资。到处都是跑步健身的男女老少，很多人常规补充营养素。可惜我们绝大多数中国人没有受过这方面的教育，而营养健康教育这堂课是每位热爱健康的人们一定要补上的必修课，因为健康的生活需要正确的健康观念和丰富的营养知识来指导。人类要获得健康长寿，必须树立预防为主的理念，预防疾病花钱少、效果好，预防胜于治疗。营养学就属于预防医学的范畴，它会告诉我们如何用营养来防治疾病。

吴博士这本书没有仅仅停留在介绍营养知识的层面，它为读者设计了一套评价人体营养状况的简单实用方法，更重要的是告诉了读者做到营养均衡的有效方法。只要合理选择食物，保持良好的生活方式，及时补充缺乏的营养素就能随时保持营养均衡。

本书为渴望健康长寿的人们指出了一条看得见、摸得着、操作性强的健身之道。本书特点是通俗易懂，实用性强，内容丰富，防治结合，是一本营养健康教育的好书，是一本教授养生的好书，将会对我国健康产业的发展起一个很好的推动作用，值得大家认真阅读。相信每一个读者都会有很大的收获，如果能付诸实施，将会产生很好的健康效益。

希望您也像我一样，热爱健康，喜欢健康的书，也喜欢吴为群博士用心写的这本好书。

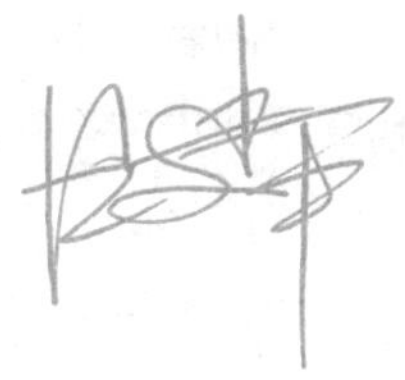

汪建平

中山大学常务副校长

博士研究生导师、教授

全国结直肠外科学组组长

《中华胃肠外科杂志》主编

《外科学》本科教材副主编

美国外科学院院士

广东省医学会副会长

广东省胃肠外科与营养支持学组组长

2010 年 8 月

吴 序

转眼之间，认识吴为群博士 20 年了。记得最开始的时候，我们在一起合作做过有关细菌耐药的科研课题，还一起发表过几篇论文。后来，我父亲得了肺气肿病，也时常找吴博士看病。2002 年我们还一同获得广东省“千百十人才工程”重点培养对象的称号。吴博士做事严谨，工作认真，科研能力、教学能力和临床能力均很强，是一个全能型的医学专家。更难能可贵的是，作为一个大医院的临床医学专家，他对营养学很感兴趣，从 1994 年起就开始研究临床营养学，研究危重患者的营养支持，并把临床医学与营养学结合起来治疗和调理疾病，取得非常好的效果。

2006 年吴博士开始担任国家公共营养师高级考评员，广东省公共营养师职业技能鉴定专家，为全国各地培养营养师 1 万多名，为国家营养保健事业做出突出贡献。更让我吃惊的是吴博士还颇有创业精神，为了推动国家营养教育事业和营养保健产业的发展，亲自创办了博益健康咨询机构、广东省营养师协会和中国营养师（www.sinodietitian.com）网站。10 年下来，事业发展得非常顺利，真是可喜可贺！

看完吴博士用 1 年时间精心撰写的《营养防病圣典》，收益很大。吴博士运用自己丰富的知识和经验，把营养学理论和临床实践结合起来，总结出一套非常实用的营养咨询和健康调理的好方法，让读者真正领悟到均衡营养的重要性，并告诉读者做到均衡营养的具体方法。本书通过对心脑血管病、糖尿病、癌症等慢性疾病的深入剖析，总结出了防治慢性疾病的一套有效方法，就是及时给身体提供适量的原料，让身体发挥强大的修复能力和神奇的自愈能力。

健康无价，让我们一起来投资健康，投入时间、精力和金钱来经营好自己的健康。每一位热爱健康的人们，都要尽自己的最大努力来做到营养均衡，这样才能发挥自己的生命力，才容易如愿得到真正的健康。

吴忠道

中山大学医学院副院长

博士研究生导师、教授

2010 年 8 月

前 言

1986 年本科毕业后我开始从事内科医生的工作，3 年后来到中山医科大学攻读研究生，硕博连读，师从容中生院长和余斌杰教授。1994 年博士毕业后留校做内科医生，其间在内科 ICU 病房工作多年，每天接触大量患者，诊病治病，忙得不亦乐乎，虽然非常辛苦，但是感觉很爽，觉得自己挺有价值，有点小小的成就感，特别是在成功抢救危重患者的时候。但当看到很多慢性疾病治疗很棘手、疗效不好、很难治愈时，也会感到沮丧，觉得自己没有什么用。所以多年来，我一直非常关注世界医学的新进展，期待什么时候现代医学取得重大突破，能够把这些慢性疾病都治疗好。然而二十多年过去了，这个美好的愿望一直没有实现，而且似乎永远没有实现的可能。但是当我接触到临床营养学，并开始研究营养学的时候，我立即看到了曙光。

由于在 ICU 工作时，接触到的部分危重患者不能吃不能喝，所以 1994 年我就去学习危重患者的营养调理，包括肠内营养和肠外营养。当时想，危重患者不能吃不能喝，肯定需要补充营养才能加快患者康复。果不其然，合理的营养支持对危重患者的康复有很大的帮助，从而逐渐引起了我的兴趣。接着开始研究慢性患者的营养调理，研究亚健康者的营养调理，研究健康人怎么维持健康；开始参加营养界的学术会议和专业学会，开始认真学习营养，并把它应用到临床工作中，把临床医学和营养学结合起来治疗和调理疾病，取得了非常好的效果。很多慢性患者逐渐好转，甚至治愈，这在以前是不敢想象的。

通过不断学习知识和总结临床调理经验，慢慢才悟到了其中的奥秘。原来绝大多数药物都是靶向作用，即一种药物只作用于一个位置、一个受体；当患了高血压病、糖尿病等慢性疾病时间久了以后，往往不止一个位置出了问题，可能有几个、几十个，甚至几个系统都出了问题，一种药物往往只能修理好一个位点，其他几十个位点没有修理，而人体有新陈代谢、组织更新，有强大的修复能力，原料充足的时候可以同时对几十个位点，甚至多个系统进行修复，从而呈现出神奇的效果。

转眼之间，我已经从事临床医学工作28年、从事营养工作20年了，现在才敢说自己是从事健康工作，而以前只是从事医疗工作，因为现在才有把握治愈亚健康和慢性疾病。

2003年“非典”流行以后，中国人的健康意识有了明显的增强，大家都更重视健康了，政府也越来越重视健康产业。加上经济发展，老百姓身上有钱了，健康需求越来越大。而市面上有关保健的书籍多、乱、杂，保健产品也琳琅满目、良莠不齐，我深切地感到中国人目前最缺的就是健康教育，老百姓从小到大都几乎没有接受过系统的健康教育和营养教育，没有正确的健康观念，不知道怎样才能健康，所以很难得到健康。基于上述原因，我就抽时间写了这本健康教育方面的专著，侧重于大家最缺乏的实用营养知识的传授；同时也想给一些不懂营养的医务人员进行营养学扫盲，因为他们绝大多数都没有时间学习营养，都不太懂营养学，如果医务人员自己都不懂得怎样养生，就没有办法教别人养生。所以，我认为医务人员学习营养知识、学会养生很重要，不但对自己有好处，而且对患者有好处，对社会有好处。

世界卫生组织的研究报告指出，人类的健康60%取决于自己，取决于自我保健，取决于自己控制的生活方式；40%依靠客观条件。所以，要想得到健康必须重视自我保健，必须学会自我保健；必须学会经营自己的健康；必须进行健康投资，投入时间、精力和金钱。

人体作为大自然创造的精华，本身具备了大自然几十亿年来，抵抗各种伤害和压力的经验。这些经验以密码的方式写在人体的基因内。一旦有需要的时候，这些密码就会打开，从而启动一系列的应急、修复措施。所以，人体有强大的修复系统和神奇的自愈能力，再高明的医疗手段都不能替代人的身体机制，都无法替代新陈代谢。我们有一个奇妙的身体，它会自动调节，心脏、肝脏、肺都在自动运作，比现行的任何医疗设备与技术都高明得多。对于奥妙无比的大自然而言，人类的科学技术包括医疗技术，还处于很初级的阶段，人类连自然界的小草都还不能合成。利用人体的修复能力来治病，是最高明的医术，可以达到完美的效果。

身体修复的规律可用下面的公式来表示：

细胞损伤 $\xrightarrow[\text{营养素}]{\text{医药}}$ 细胞修复

急性病、危重病、传染病和癌症，医药的作用较大，应该以医药为主，营养调理为辅。慢性病医药手段只有对症治疗、控制疾病的作用，不能真正治愈疾病，道理在前面已经讲到。对于人类健康重要性而言，人类化学合成的药物，远远比不上天然食物和天然营养素。营养是体内每个细胞的原料，只有充分摄入细胞所需的营养素、做到均衡营养，才能发挥细胞新陈代谢、组织更新的作用，发挥细胞强大修复系统、再生系统和神奇自愈系统的作用，慢性疾病才能治愈。所以说“营养是原料，均衡最重要”。

许多人最大的失误是身体坏了，不用原材料来修理，不用营养素来修理，而只是靠药物来修理。可是我们的身体不是用药物做成的，而是由营养素构成的；这样修不合理，效果不好，是不可能成功的。很多人把自己的健康完全寄希望于现代医学和药物，不知道自己才是最好的医生，不给身体提供充足的原料，不配合体内神奇无比的修复系统和自愈系统，那么想得到健康可能是痴心妄想。

如果体内营养素不足，您的细胞、血液、血管就不可能健康，您的神经系统、免疫系统、血液循环系统都会相继出现异常，您的每一个脏器都会受损，而且受损后不能及时修复，您就会因此受到各种疾病的困扰。所以均衡营养非常重要，其重要性远远超过人们的想象。营养素可以预防疾病，营养素可以治愈疾病。均衡营养是健康的基础，也是健康的支柱。

要合理应用医药因素；充分利用大自然的阳光、空气、水和植物，及时补充缺乏的营养素；改变不良的生活方式，减少对身体的伤害，减少营养素的需求量，做到均衡营养，发挥人体神奇的修复能力，那么我们就一定能得到梦寐以求的健康。

吴为群

2015 年 2 月于广州

感谢

这本书的出版，首先要感谢家人的全力支持，母亲、岳父母、兄弟姐妹和女儿的不断亲身体验，给我更多的感受；特别是我妻子刘昕女士的不断鼓励和大力支持，支撑着我完成繁重的写作任务，使得本书的写作工作得以顺利完成。

同时要感谢我的研究生导师，中山大学容中生教授和余斌杰教授，从他们身上我慢慢学会了做人做事，学会了很多医学专业知识和技能。还要感谢中山大学营养系蒋卓勤教授，从他身上学到了许多营养知识。

博益营养团队的许多高级营养师为本书的撰写做了很多的工作，提供了许多的案例，协助了本书的完成，他们分别是黄阳茵、张杰、张潮军、刘子晖、张茉莉、林永贵、朱倩、古大林、庾秀颜、曹风云、冉江涛、谢建强、张红、王志红、张梅、张潮龙、张露薇、侯艳旻、古健、许灿金、王伟和高志先等；高级营养师吴安群、蔡爱琴协助校对稿件，杨震澎总经理提供了许多建议性意见，广东省营养师协会高级营养师戴羡立和刘薇协助处理图表和校稿。在此对所有给予帮助的朋友一并致谢。

这本书的出版得到了许多朋友的帮助，并邀请到汪建平校长和吴忠道院长亲自为本书作序，他们都为本书的出版给予了很多的支持，在此深表谢意！

目录

第四章 养生原则 / 48

第五章 营养学基础 / 59

第六章 食物营养及营养保健品 / 93

第七章 营养咨询方法 / 118

第八章 营养干预方法 / 136

第九章 营养创业 / 183

第十章 不同人群的营养调理 / 190

第十一章 生活习惯与营养 /215

第十二章 时尚营养 /230

参考文献 /256

第一章　营养健康新观念

一、健康概论

（一）健康的定义及影响因素

2000年世界卫生组织公布了健康的新定义，提出健康是指躯体健康、心理健康、社会适应能力良好、道德健康和生殖健康，只有这五个方面都健康才算真正的健康。所以，要达到真正的健康并不是一件容易的事，不仅要有一定的卫生保健知识，锻炼出强健的体魄；还应陶冶情操，培养良好的个性与人格，进行社会适应能力和人际关系的训练。这些都做到了，才是真正健康的人。

世界卫生组织研究发现，健康长寿的影响因素包括以下几方面：自我保健，占60%；社会因素，占10%；遗传因素，占15%；医疗因素，占8%；气候因素，占7%。人类的健康长寿60%依靠自己，40%依靠遗传与客观条件。所以，自我保健最重要，不懂得自我保健的人健康肯定不及格，也肯定得不到健康。

人们的健康观念随着时代的不同经历了不断的变迁。早期认为“不得病就是健康”，发展到“长寿就是健康”，再发展到目前的观念“健康长寿才算真正的健康”。

如今我们的生存环境污染严重。空气中含有大量有害气体，您吸一口空气，身体的细胞就会受到伤害。水中也有很多有害物质，您喝一口水，身体的细胞也会受到伤害。食物中也有大量有害物质，您吃饭菜，身体的细胞就已受到伤害。我们的细胞时时刻刻受到伤害，细胞不健康，由细胞组成的人体就很难健康！所以，当今世界尤其是中国，100%健康的人是很少的。

（二）健康新概念

现代医学逐步将人体看成一个整体，看作是一个复杂的自适应系统，互相连接的大脑和身体可以在合适的环境下进行自我调节以达到健康；人体类似于一片能够进行自我调节的丛林，而不是一台复杂的机器；不再把疾病看作必需用药物或手术进行清除的破坏因素。人体的健康状况是先天继承的适应能力和所处环境相互作用的结果，也就是人体基因和环境相互作用的结果。如果所处的环境非常恶劣（如糟糕的饮食、污染重、充满病毒、过敏原多等），适应能力不足以进行调节，我们就较易生病。

中医学则很早就有整体观念。《黄帝内经》认为人体本身就是一个小天地，是一个完整的相互密切联系的生命体；人是天地自然的一份子，人类要生存繁衍，就必须顺应天地自然的变化，与之保持高度的和谐统一，只有避开不利的自然环境和气候，才能防止病邪侵入人体产生疾病；人体的健康还受到社会环境的影响与制约，良好的社会环境、融洽的人际关系，有利于身心健康。

健康新概念可以被量化为"五快"与"三良"。五快是用来衡量机体健康状况的，包括食得快、便得快、睡得快、说得快和走得快。三良是用来衡量心理健康状况的，包括良好的个性、良好的处世能力和良好的人际关系。

20世纪末，世界卫生组织对健康提出了更具体的标准：

（1）充足的精力，能应付日常生活和工作压力，不感到过分紧张。

（2）态度积极乐观，大小事不挑剔。

（3）善于休闲，睡眠充足。

（4）能适应环境的各种变化，应变能力强。

（5）能抵抗一般性感冒和传染病。

（6）体重得当，身体匀称。

（7）眼睛明亮，牙齿清洁，眼睑不发炎。

（8）肌肉和皮肤富有弹性，头发有光泽，无头屑。

（9）有良好的公德和修养。

（10）对自己对他人的健康负责，不影响、不损害他人的利益和健康，不偷窃、不吸毒。

（三）健康的重要性

人生最重要的是什么？是事业、金钱，还是爱情？正确答案是健康。如果您拥有了1000万身价，那前面的1代表的是您的健康，后面的0分别代表事业、爱情、金钱、家庭、友情等。如果没有了1（健康），后面的0再多也没有任何意义，这是大家都懂得的道理。健康是我们拥有的第一笔财富，也是最珍贵的财富。虽然有了健康并不等于有了一切，但没有健康就肯定没有一切。

国家调查数据显示，中国亚健康人群已经超过75%，与营养相关的慢性病，如糖尿病、心脑血管病和肿瘤等，已占死亡原因的85%！中国人的健康状况不容乐观，中国人健康恶化的速度比经济发展的速度还要快。精英人群的健康状况更是堪忧。

美国苹果公司创始人史蒂夫·乔布斯，因患胰腺恶性肿瘤56岁去世；均瑶集团董事长王均瑶，38岁时因患肠癌去世；著名演员傅彪，42岁因肝癌去世；著名演员高秀敏，46岁因心脏病去世；青岛啤酒总经理彭作义，56岁因心肌梗死去世；爱立信总裁杨迈，54岁时因心跳骤停去世；著名艺术家陈逸飞，59岁因患肝硬化上消化道出血去世；网易首席执行官孙德棣，38岁过劳死；清华大学教授高文焕，46岁患肺癌去世；浙江大学教授何勇，36岁患肝癌去世；著名科学家陈景润、张广厚、蒋筑英、曾庆丰等都是中年早逝。类似的例子不胜枚举。

2006年中国科学院的一项调查显示，我国知识分子平均寿命仅为58岁，比全国平均寿命低十多岁；并且中青年人早死现象正在加剧。国家体委科研所调查表明，北京中关村知识分子平均寿命仅53岁，而十年前为58岁；中关村白领体检普遍存在健康问题，称之为“中关村综合征”。2007年5月，温州市友好医院对87名著名企业家体检，也全部都有健康问题。2012年《中国企业家健康绿皮书》公布中国企业家群体颈椎病变异常率为62.8%，肥胖异常率55.2%，高血脂41.5%，肠胃疾患40%。85.2%的企业家被检出至少有一项指标异常，检出至少两项指标异常的为63.2%。企业家和白领最常见的疾病是亚健康、抑郁症、脂肪肝、高血脂、高血压病、糖尿病、冠心病、失眠、头痛、免疫系统紊乱、脑血管病和癌症等。

很多企业家、精英人士在事业上是一个成功者，但在维护个人健康上却是失败者。这些精英平时从“健康银行”里透支过多，以致疾病缠身，甚至因劳累过度、早早地离开了这个世界。他们只顾事业，或者只顾赚钱，拿命换钱，准备将来拿钱换命，但很多时候再多的钱也买不回健康，买不到命。很多病尤其是慢性病得了就不容易治好，所以要珍惜自己的身体，要注意防病，要用心经营自己的健康，要事业健康同步经营，只有这样才是真正有智慧的人。如果没有健康，家产就变成了遗产；没有健康，爱人和孩子可能都变成了别人的爱人孩子。

任何一个人、任何一个团队，其竞争力的强弱都源于健康，都源于健康的体魄、健康的心理和健康的人格。竞争需要健康，健康的人才能参与竞争，才有资本竞争。很多企业家、成功人士英年早逝，自动放弃竞争，等于把自己辛苦打下来的天下主动送给别人，成为经营人生的一个彻底失败者。

有句老话“身体是革命的本钱”绝对是至理名言。我做了20多年医生，在内科ICU病房工作了多年，对此真理感受颇深。记得很多年以前，有个大老板得了重病，我们尽了最大努力，用尽一切办法也没有抢救过来，当时对我的触动很大。我的大学本科同届同学共有512人，到目前为止得各种各样的病已经去世了十几人，还有几人因患脑血管病而残疾，全部都是青中年就生重病或者去世，正是干活的年龄，均是家里的顶梁柱。我单位是全国著名的大医院，国内医院排名一直排在前十位，有3000多名正式职工，有很多全国有名的专家，但职工健康状况也比较差，近十年仅内科就有十多名医务人员因病英年早逝。其中有几个是与我关系很好的同学及老师，均是医学专家。好友健康出事对我触动很大，曾经一度使我这个主任医师感到灰心、困惑和迷惘。我接触了很多医生护士，大多数自己都不懂得保养。补上保健这一课非常重要，不但对医务人员自己及家人有好处，对提高医疗水平、提高防病治病的效果均有很大帮助。

很多人以为自己很健康，但实际上并不健康。过分自信、盲目自信者容易出问题，一查出来往往是大病。而生病的代价巨大，不但经济来源中断，还需要庞大的医药费，家人负担沉重，患者身心痛苦，一生努力归零。

健康决定竞争力，健康决定家族的未来。我有一个同事，是医院的护士，一家人直系亲属中就有7个人患糖尿病，夫妻、姐姐、十岁的儿子均患糖尿病，家族健康面临巨大威胁，直接影响家族的幸福、竞争力，影响家族的兴旺发达。

众多社会精英的相继死亡，让许多人震撼，也让很多有钱有地位的人沮丧和失望。这使他们清楚，事业的成就、金钱的积累，保证不了他们的健康和生活品质。精英人士早逝，敲响了健康的警钟，提高了大众的健康意识，也引起了国家的高度关注，将促进国家卫生事业的全面改革，国家将更重视营养保健，更重视疾病的预防。

因此，健康重要性无论强调到什么程度都不过分。健康是底线，千万不要越过。健康是创造财富的财富，没有健康就没有一切。

（四）为什么要进行健康投资？

健康时人们普遍不够珍惜身体，不明白健康是一笔无价的财富，认为为健康投资时间和金钱简直就是浪费，于是暴饮暴食、劳逸失度、烟酒过度、熬夜，从而透支了健康。国家“九五”攻关课题研究表明，花在预防上 1 元钱，可以节省医疗费 8.90 元，省掉抢救费 100 元。

因此，预防疾病，为健康投资，投入时间、精力、金钱，是最明智的上策，不但省钱，更重要的是减少痛苦。投资健康是回报最大的投资。

我在 ICU 病房工作多年，发现很多人只是嘴巴上重视健康，都是到得了危重疾病时才真正知道健康的重要，但这时往往为时已晚。多数疾病都是慢慢得到、慢慢加重的，健康是逐渐失去的。

要重视健康，因为它是自己最有价值的财富，关爱健康是回报最大的投资。要增强健康意识、加强防范疾病的意识。预防保健是投资，治病保命是消费。要像经营事业一样，用心来经营自己的健康。加强健康管理，把健康掌握在自己手里！

我们应该牢记的健康语录：

●健康是一种权利，人人都应享受。

●健康是一种觉悟，人人都应提高。

●健康是一种素质，人人都应该接受教育。

●健康是一种态度，人人都应端正。

●健康是一种责任，人人都应挑起。

●健康是一种资源，人人都应珍惜。

●健康是构建和谐社会的一块基石，人人都应呵护。

●健康是人生起飞的翅膀。

●健康是事业的引擎。

●健康是事业大厦的奠基石。

●事业给生命以厚度，健康给生命以长度。

●健康构建和谐，和谐需要健康。

●健康应与财富同在，生命能与事业并存。

●健康可强国，健康可强厂，健康可强家。

●健康之家最幸福，健康人生最快乐。

二、营养概论

（一）营养的定义及其作用

1. 营养的定义

营养是指生物从环境中摄取食物，进而在身体内进行消化、吸收、代谢和利用，并在人体内发挥功能的全过程。

2. 营养的作用

（1）构成和修补身体细胞、组织，供给人体生长发育和组织自我更新所需的材料。

（2）供应能量，维持体温，满足生活和工作的需要。

（3）维持和调节人体器官功能和代谢反应，使身体各部分工作能正常进行。

营养是每个人的切身问题，它能决定您的容貌、言行、心情与健康。要记住，是营养决定您一天的工作状态，决定您的生活质量。

（二）营养学的定义及其作用

1. 营养学的定义

营养学是研究食物在我们身体内的变化，身体怎样利用所摄取的食物，以及如何选择最适当的食物以维持健康的学问。

2. 最佳营养学的定义

最佳营养学就是按照身体的需要，为身体提供最适当的营养素种类和剂量（优化量），协助做到营养均衡，让身体细胞能够充分发挥生命力、发挥修复能力和再生能力，尽可能地保持健康，并保持最佳的工作状态和生活状态。

每个人的营养需求量取决于许多因素，包括工作和生活压力、身体健康状况、年龄和性别、生活方式、先天遗传的优势和不足、现在所处环境的影响、烹饪方式和个人健康目标等诸多因素。不同的人营养需求量可能不同，同一个人在不同的时间营养需求量也可能不同。所以，要想达到最佳营养带来的健康效果，首先要会判断每个人的营养需求量，然后就是要有办法满足身体的需要量，而这往往都需要专业人士的指导才能做到。

3. 最佳营养学的作用

（1）促进最佳的脑力工作状况和情绪稳定。

（2）促进最佳的体力工作状况。

（3）大大降低疾病的发病率。

（4）延长健康寿命。

4. 摄取“优化量”的营养素可以达到最佳营养学的调理效果

“优化量”是最近十年国外提出的新概念。优化量就是要达到最佳营养效果所需要的剂量，是要达至身体最佳健康状况需要的营养素量，理论上这个剂量可以满足身体所有细胞的营养需要。优化量介于推荐摄入量（RNI）和可耐受最高摄入量(UL)之间，详见图 1-1。先将图中几个关键点做一解释。

（1）B 点：平均需要量(EAR)，是营养素需要量的平均值，可以满足 50% 的个体需要。

（2）C 点：推荐摄入量（RNI），相当于传统使用的 RDA 量，可以满足绝大多数（97%~98%）个体的需要。

（3）F 点：可耐受最高摄入量（UL），是平均每日可以摄入某营养素的最高量。

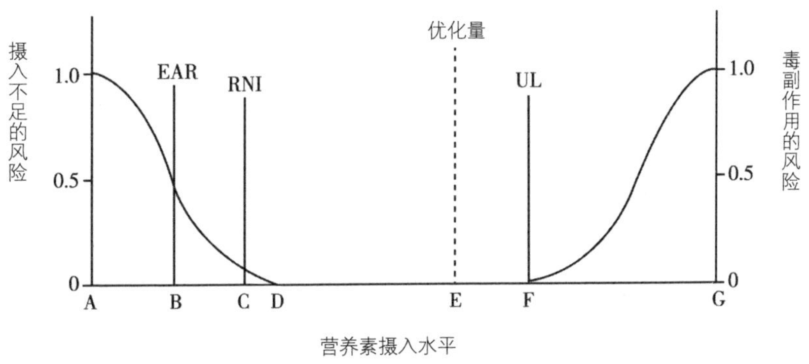

图 1-1　营养摄入水平与摄入不足风险及毒副作用风险的关系图

从图中可以直观地看出来，当营养摄入量到达 B 点时，满足了 50% 的个体需要；到 C 点时满足 97% 的个体需要，到 D 点时所有人都没有营养缺乏症了，到 E 点时则达到最佳摄入量（优化量）；到 F 点时达到可耐受最高摄入量，这一摄入水平一般是可以耐受的，对一般人群中的几乎所有个体都不会损害健康；到G点时毒副作用达至最大。营养摄入量从A点的0摄入到C点的RNI，对人体的健康有显著的改善；从C点增加到D点能够使所有的人不再有营养缺乏症；再从D点到E点，人体的健康得到最大益处，健康状况改善从量变到质变，此时还没有毒副作用；从F点至G点则毒副作用逐渐增大。

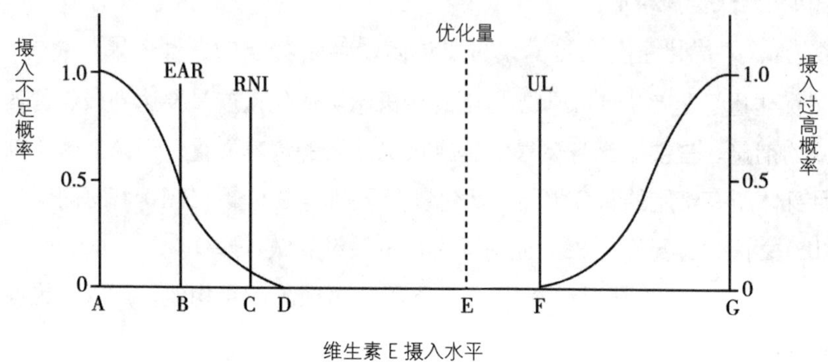

图1-2 维生素E摄入水平与摄入不足概率及摄入过高概率的关系图

图1-2以维生素E为例，来说明营养摄入水平与摄入不足概率及摄入过高概率的关系，这张图也可以说是营养摄入水平与营养缺乏风险及毒副作用风险的关系图，其中采用的维生素E优化量取自陈仁惇教授主编的书籍《营养组方》。

表1-1将营养摄入量（RNI、UL）与优化量作了直观的比较。

表1-1比较了两个来源的优化量标准，包括中国陈仁惇教授和美国权威专家L. Mac William博士，以及中国的RNI、UL和美国的UL；从表中可以看出，维生素的优化量一般都比中国的RNI高出许多，但多数都低于中国的UL，但也有例外，如维生素A、维生素D和镁。中国维生素D的各项标准都很低，国外最近几年的研究表明，维生素D有更多的作用，需要有更多的补充，美国在2010年就已经把维生素D的UL提高了很多倍，达到2000IU，显然这方面国内还缺乏研究。仔细看矿物质标准，几个有抗氧化作用的重要矿物质，如硒、铬等元素的优化使用量也明显超过了RNI标准。

陈仁惇教授在《营养组方》书中提到，使用优化量不仅可以防止这种营养素缺乏，而且可以加强身体免疫能力，防治慢性疾病的发生和发展。国外有很多营养专家做了有关优化量的系统研究，详见本书第八章。

表 1-1　营养摄入量（RNI、UL）与优化量比较表

成分分类		单位	中国 RNI	陈仁惇优化量	中国 UL	M-W's 优化量	美国 UL
维生素	维生素 A	IU	2666	10000	3000	5000	10000
	维生素 D	IU	400	400	2000	400	4000
	维生素 K	μg	80	100	ND	180	无确定量
	维生素 C	mg	100	500~1000	2000	1500	2000
	维生素 E（α-生育酚）	IU	20	600	1043	600	1467
	生物素	μg	40	300	ND	250	无确定量
	叶酸	μg	400	800	1000	600	1000
	VB_1（硫胺素）	mg	1.4	50	50	55	无确定量
	VB_2（核黄素）	mg	1.4	50	ND	45	无确定量
	VB_3（烟酸）	mg	15	10	35	28	35
	VB_5（泛酸）	mg	5	100	ND	75	无确定量
	VB_6（吡哆醇）	mg	1.4	50	60	63	100
	VB_{12}（钴胺素）	μg	2.4	300	ND	175	无确定量
矿物质	钙	mg	800	1200	2000	800	2500
	铬	μg	30	150	ND	238	无确定量
	铜	mg	0.8	3	8	2	10
	碘	μg	120	225	600	100	1100
	铁	mg	20	18	42	NR	45
	镁	mg	330	750~1000	700	280	350
	锰	mg	4.5	10	11	7	11
	钼	μg	100	30	900	65	2000
	钾	mg	2000	ND	ND	215	无确定量
	硒	μg	60	200	400	150	400
	锌	mg	12.5	50	40	25	40

ND：没有数据。NR：不适用
信息来源：《中国居民膳食营养素参考摄入量》2013 年版，《营养组方》陈仁惇主编 2006 年版。

（三）均衡营养是健康的支柱

所谓均衡营养是指每天摄入人体需要的营养素种类和剂量，满足身体细胞的

需要，维护健康。

国际最佳营养学会创始人，营养学权威帕特里克·霍尔福德，在其《营养圣经》里提供的营养协同作用球形图，形象地显示各种营养素之间的协同作用很多、很普遍，体内营养均衡了，营养素的利用效率才能达至最高。从图 1-3 中可以看到，没有哪一种营养素单独起作用，总是与其他某些营养素互相关联。有关营养素协同作用的更多内容，请见本书第五章相关内容。

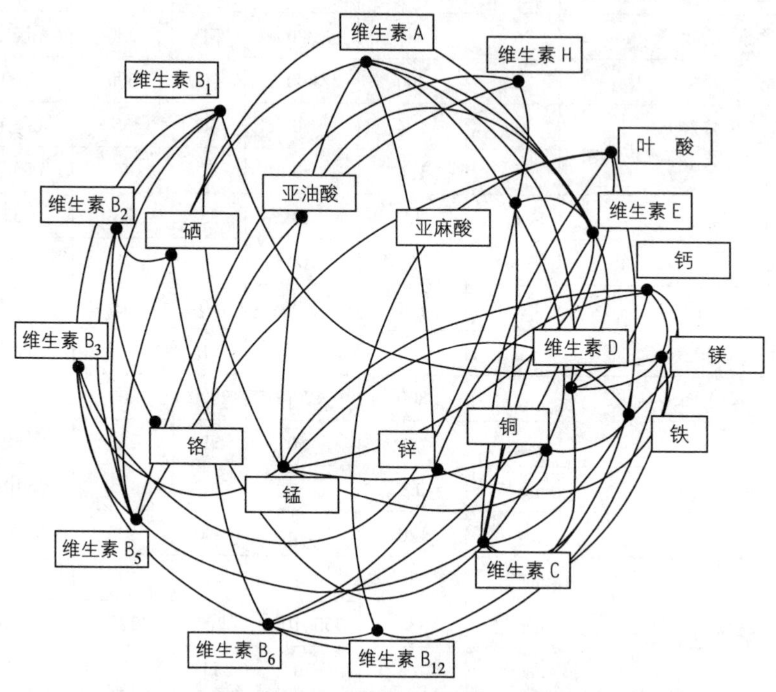

图 1-3　各种营养素协同作用球形图

营养学“木桶原理”。木桶是由一块一块木板拼起来的，短板的高度决定木桶装水的多少；打个比方，每一块木板相当于一种营养素，体内短缺营养素的水平决定全身其他营养素的利用水平和效率，营养均衡的人利用效率最高。

均衡的营养是健康的支柱，是最重要的保健要素。现在很多人不懂得营养，更不懂均衡营养。营养摄入过多，容易导致肥胖；营养摄入过少，会引起营养缺乏病甚至各种营养相关性疾病。

人是由各种各样的营养素组成的，人体需要从外界摄入 50 种必需营养素，包括蛋白质、脂肪、碳水化合物；维生素A、维生素B、维生素C、维生素D、维生素E、K等；矿物质钙、镁、锌、铜、锰等；纤维和水，总共七个大类、五十种必需营养素。这些必需营养素在人体内无法自行合成或合成不够，而必需从食物中摄取，详见表1-2。

表1-2　50种人体必需的营养物质

脂肪	氨基酸	矿物质		维生素	其他
亚油酸	亮氨酸	钙	氟	A（视黄醇）	碳水化合物
亚麻酸	赖氨酸	镁	硅	B_1（硫胺素）	纤维
	异亮氨酸	磷	碘	B_2（核黄素）	光
	苏氨酸	钾	钼	B_3（烟酸）	氧气
	色氨酸	钠	钒	B_5（泛酸）	水
	蛋氨酸	硫	砷	B_6（吡多醇）	
	缬氨酸	铁	镍	B_{12}（氰钴维生素）	
	苯丙氨酸	锌	锡	叶酸	
	组氨酸	铜		维生素H	
		锰		C	
		铬		D	
		硒		E	
		钴		K	

透过人体的消化吸收，将必需营养素从食物中分离提取出来，在人体内加以应用，进行各种生物化学反应，产生1万多种化合物。一旦食物中的必需营养素缺少任何一种，就会有数百种的化合物无法形成。由于这些不同的化合物分别提供给身体的各种组织细胞使用，其中任何一种化合物的减少，都会使身体的机能因缺少这种化合物而导致异常，从而使身体无法正常运作，引起疾病的发生和发展。由此可见，均衡营养对人体健康非常重要。当您继续看完本书后，您就会相信均衡营养绝对是您健康的支柱。

三、中国居民营养健康状况

中国人营养缺乏比较常见，营养不均衡的则更多，比例更高。

2004年公布的最近一次全国营养调查结果显示维生素A、维生素B_2和钙严重缺乏。儿童维生素A缺乏及边缘缺乏率达54%，维生素B_1和维生素C普遍缺乏，儿童缺锌、妇女缺铁也比较严重。我国5岁儿童有10%~20%体重不足，35%生长迟缓。营养不良及营养不均衡会导致亚健康，甚至疾病。

从我国第四次居民营养与健康状况调查资料可以发现，中国居民维生素、矿物质等微量营养素不足的现象很普遍，缺乏的程度也较为严重；与历次调查相比较，不但没有好转，而且有继续恶化的趋势。需要引起关心健康的个人和国家的重视。

2013年《中国卫生统计年鉴》资料显示，构成中国城镇居民的主要致死因素前四位次序是恶性肿瘤、心脏病、脑血管病、呼吸系统疾病；居民死亡原因构成比（%）依次是恶性肿瘤26.81%、心脏病21.45%、脑血管病19.61%、呼吸系统疾病12.32%，80%以上的国人死于这四类疾病；每十万人死亡率依次是恶性肿瘤164.51、心脏病131.64、脑血管病120.33、呼吸系统疾病75.59；中国大陆2013年单一疾病总死亡人数依次是恶性肿瘤224万、心脏病179万、脑血管病164万、呼吸系统疾病103万，这四类疾病每年都可以分别造成百万以上居民死亡，是最主要杀手。恶性肿瘤长期以来都是中国人的最致命疾病，而且从历年统计数据来看，其死亡率一直在上升。心脏病包括高血压病近20年来逐步增加、超越其他疾病，攀上了“杀手榜”的第二把交椅；因心脏病致死原因中，有近三分之一属于急性心肌梗塞。值得注意的是许多欧美发达国家心脑血管病发病率比中国高，但死亡率却比中国低很多，可能与他们的保健意识较强有关，例如比较广泛使用阿司匹林和深海鱼油等来抗凝，从而大大减少了大血管堵塞的机会。

四、人类的寿命极限

有关人类寿命极限的计算方法有以下三种：

（1）性成熟期测算法：哺乳动物的寿命一般应为性成熟期的8~10倍，人类性成熟期是14~15岁，人的自然寿命应该是110~150岁。

（2）生长期测算法：法国科学家布丰研究推断，哺乳动物的自然寿命应为其生长发育期的5~7倍，一般人的生长期是20~25年，这样算起来人的寿命应该是100~175岁。

（3）细胞分裂次数与细胞分裂周期测算法：哺乳动物的自然寿命是其细胞分裂次数与细胞分裂周期的乘积。人类细胞可分裂 50 次左右，平均每次细胞分裂周期为 2.4 年，那么人的自然寿命为 120 岁左右。

以上三种科学测试方法均证明，人的自然寿命可以活到 120 岁左右，健康百岁不是梦是有科学根据的！

追溯历史，看看人类寿命的发展史，可以给我们更多的信心。据史料记载，50 万 ~20 万年前的北京猿人平均寿命只有 17 岁左右。人类进入文明社会以后，平均寿命有所延长。近 300 年，人类寿命经历了 2 次飞跃。第一次飞跃发生在 1700~1900 年，人类寿命从 30 岁提高到 45 岁；实现第一次飞跃主要靠的是科学技术，科学技术发展了生产力，初步解决了饥荒，改善了卫生条件。第二次飞跃发生在 1900~1996 年，人类寿命从 45 岁提高到 70 岁；实现第二次飞跃的原动力依然是科学技术。

现在正面临着人类寿命的第三次飞跃，将人类平均寿命从 70 岁提高到 100 岁，以实现人生百岁不是梦的美好愿望。2014 年 8 月 5 日世界卫生组织发布了《2013 年世界卫生统计报告》，对全球 194 个国家和地区的人均期望寿命进行排名，日本排名第一位，人均寿命 83.4 岁；中国香港第二位，82.8 岁；瑞士第三位，82.3 岁；澳大利亚第四位，81.9 岁；意大利第五位，81.9 岁；新加坡第十二位，81.1 岁；中国在全球排名第 83 位，人均期望寿命 76 岁，男女平均寿命之差为 5 岁，女性寿命比男性长 5 岁。目前全球居民的平均期望寿命为 70 岁。其中，高收入国家及地区居民的平均寿命为 80 岁，中等收入国家及地区居民的平均寿命为 69 岁。从以上资料可以看出，我国居民的平均期望寿命明显高于世界平均水平，但比高收入国家及地区居民的平均寿命低 4~5 岁。

健康期望寿命是卫生领域评价居民健康状况的指标之一。不同于人均期望寿命，健康期望寿命指的是完全健康状态生存的期望寿命，也就是居民在多大年纪以前能够做到身体健康、不疾病缠身。2010 年联合国开发署公布的中国居民健康期望寿命为 66 年，比 G20 国家的一些主要成员国少了 10 年，比日本人足足少了 12 年，健康期望寿命在世界上也属于比较落后的水平。

2014 年 6 月中国老年学会在北京公布了全国统计数据，截至 2014 年 6 月 30 日，全国健在的百岁老人已达 58789 人，比去年同期增加 4623 人，其中年龄最大的 128 岁。统计数据显示，百岁老人中女性数量明显多于男性，占到总数的四分之三；

居住在乡村的明显多于居住在城镇的，占到总数的七成。百岁老人最多的三个省份是海南、广西、安徽，增长最快的三个省份是河南、安徽、广西。

据1983年中国人口普查资料，当时我国百岁老人仅有3765名，其中男1108名，女2657名，最高年龄为130岁，120岁以上的有36人。中国长寿之王龚来发活了148岁（1848~1995），中国长寿王后孔英124岁（1871~1994），艺龄最长的寿星王维林127岁（1842~1968），从艺108年，受到毛主席的接见。虚云和尚120岁（1840~1959），经济学家马寅初100岁（1882~1982），民族英雄张学良将军100岁（1901~2001）。中国近代的百岁老人还有很多，以上只是几位各行各业的代表人物。

外国寿星更多。奥塞丁人台布塞·阿布齐维寿龄是180岁。日本长寿家族长老万部先生拜见日本首相时的年龄是194岁,妻子173岁,儿子152岁,孙子105岁。英国人弗母·卡恩活了209岁，经历了12个英国国王。

21世纪是长寿世纪。美国有个研究发现，人生睿智时期的顺序依次为：45~49岁，30~39岁，50~59岁，60~69岁。有美国学者提出，到2080年全球人口平均年龄可以达到97岁，女性平均年龄可达到100岁。在1999年的国际老年节上，联合国前秘书长安南曾向全世界宣称“人人都能享受100年”。

以上的国内外资料均表明，人类正常的寿命应该是100岁以上。而目前中国人的平均寿命远未达到理想的水平，健康期望寿命世界排名更低，增加的空间还非常大。经过中国政府和群众的共同努力，有希望大幅度提高我国国民的人均健康期望寿命，一起积极参与养生行动者有望成为首批受益者。

前面已述，健康长寿主要取决于自我保健，而营养保健又是自我保健的重点和难点。我们中国人目前最缺乏的就是营养保健方面的知识和教育。本书就是想给广大群众进行营养扫盲，让大家知道营养是什么，营养均衡有什么用，怎样才能做到均衡营养。相信读完此书后，您的收获将是巨大的，您的健康将能掌握在自己手里。

第二章 营养相关的医学基础知识

一、人体的奥秘

1. 人体的九大系统

人体是由细胞构成的，细胞是构成人体形态结构和功能的基本单位。形态相似和功能相关的细胞借助细胞间质结合起来构成的结构成为组织。几种组织结合起来，共同执行某一特定功能，并具有一定形态特点，就构成了器官。若干个功能相关的器官联合起来，共同完成某一特定的连续性生理功能，即形成系统。人体由九大系统组成，即运动系统、消化系统、呼吸系统、泌尿系统、生殖系统、内分泌系统、脉管系统、神经系统和免疫系统。

（1）运动系统：由骨、关节和骨骼肌组成。全身各骨借关节相连形成骨骼，起支持体重、保护内脏和维持人基本形态的作用。骨骼肌附着于骨，在神经系统支配下收缩和舒张，收缩时以关节为支点牵引骨改变位置，产生运动。

（2）消化系统：包括消化管和消化腺两大部分。消化管是指从口腔到肛门的管道，可分为口、咽、食管、胃、小肠（十二指肠、空肠和回肠）和大肠（盲肠、阑尾、结肠、直肠和肛管）。通常把从口腔到十二指肠的这部分管道称为上消化道，空肠以下的部分称下消化道。消化腺按体积大小和位置不同可分为大消化腺和小消化腺。大消化腺位于消化管外，如肝和胰。胰腺是人体内最重要的消化腺，它分泌胰蛋白酶协助蛋白质的消化，分泌胰淀粉酶协助淀粉的消化，分泌胰脂肪酶协助脂肪的消化；除此之外，胰腺还有内分泌功能，分泌胰岛素、胰高血糖素来调节血糖水平。小消化腺位于消化管内，位于黏膜层或黏膜下层，如胃腺和肠腺。

（3）呼吸系统：由呼吸道和肺组成。通常称鼻、咽、喉为上呼吸道，气管和各级支气管为下呼吸道。肺由实质组织和间质组成。前者包括支气管树和肺泡，后者包括结缔组织、血管、淋巴管和神经等。呼吸系统的主要功能是进行气体交换，包括通气和换气，吸入氧气和排出二氧化碳。

（4）泌尿系统：由肾、输尿管、膀胱和尿道组成。其主要功能是排出机体新陈代谢中产生的毒素、废物和多余的水，保持机体内环境的平衡和稳定。肾产生尿液，输尿管将尿液输送至膀胱，膀胱为储存尿液的器官，尿液经尿道排出体外。

（5）生殖系统：其功能是繁殖后代和形成并保持第二性征。生殖系统包括内生殖器和外生殖器两部分。内生殖器由生殖腺、生殖管道和附属腺组成，外生殖器以两性交接的器官为主。

（6）内分泌系统：是神经系统以外的一个重要的调节系统。其功能是传递信息，参与调节机体新陈代谢、生长发育和生殖等活动，维持机体内环境的稳定。

（7）循环系统：包括心血管系统和淋巴系统，分布于人体各部，是一套封闭的管道系统。心血管系统包括心脏、动脉、毛细血管和静脉。淋巴系统由淋巴管道、淋巴组织和淋巴器官组成。循环系统具有物质运输功能。

（8）神经系统：由脑、脊髓以及附于脑和脊髓的周围神经组成。神经系统是人体结构和功能最复杂的系统，由神经细胞组成，在体内起主导作用。神经系统分为中枢神经系统和周围神经系统。中枢神经系统包括脑和脊髓，周围神经系统包括脑神经、脊神经和内脏神经。神经系统控制和调节其他系统的活动，维持机体与外环境的统一。

（9）免疫系统：是人体抵御病原菌侵犯的保卫系统。这个系统由免疫器官（骨髓、脾脏、淋巴结、扁桃体、小肠集合淋巴结、阑尾和胸腺等）、免疫细胞（淋巴细胞、单核吞噬细胞、中性粒细胞、嗜碱粒细胞、嗜酸粒细胞、肥大细胞等），以及免疫分子（补体、免疫球蛋白、干扰素、白细胞介素、肿瘤坏死因子等细胞因子等）组成。免疫系统分为非特异性免疫和特异性免疫，其中特异性免疫又分为体液免疫和细胞免疫。

免疫系统是机体执行免疫应答及免疫功能的重要系统， 是防卫病原体入侵的最有效武器，它能发现并清除异物、外来病原微生物、突变的肿瘤细胞、衰老细胞、死亡细胞或其他有害成分。但其功能的紊乱会对自身器官或组织产生伤害，导致自身免疫性疾病。

2. 人体的奥秘

（1）一个健康成人头皮上约有 12 万根头发，每天脱落 45~60 根，头发脱落与再生保持平衡。一个人一生脱落的头发可以达到 150 万根，相当于全部头发数量的 12 倍。

（2）一个健康的成年人每小时可脱落 60 万个坏死上皮细胞，每年将替换重达 0.68 千克的皮肤。如果活到 70 岁，那么一生中将替换 47.7 千克皮肤。

（3）人体总共约有 40 万亿 ~60 万亿个细胞。人大脑约有 1000 亿个神经细胞，仅大脑皮层就约有 140 亿个神经元，每天能够接受和处理 8600 万条信息，一生能容纳 100 万亿条信息，一般人只用上其容量的两万分之一，可见人的记忆系统和智慧潜力有多大。

（4）人的大脑结构复杂、功能精妙，人体神经系统比今天全世界的电话网还复杂 1400 倍。目前科学家只能描绘出大脑很小一部分的工作原理图。人脑传送神经冲动的最快速度可达到每小时 250 公里，相当于高铁的运行速度。

（5）人的大脑中发生着复杂的化学反应，平均每秒钟达到 10 万次。如果把人的大脑完成一次新陈代谢的能量直接进行转化的话，能让一只 20 瓦的电灯泡发光。

（6）人体血液中的红血球平均寿命为 4 个月，一个红血球平均可以游走 1600 公里。

（7）人一生约吃掉 40 吨食物，吸入约 30 多万立方米空气，平均每天吸入 12 立方米空气。食物污染和空气污染容易对人体健康造成较大的影响。

（8）天黑 1 分钟后，人的眼睛对光的敏感度增强 10 倍；天黑 20 分钟后，增至 6000 倍；天黑 40 分钟后，增至 25000 倍，达到极限水平。

（9）人体共约寄生着 1000 亿个细菌，健康者人菌和平相处，并不表现出病害症状。

（10）人的心脏昼夜不停地搏动，消耗大量的能量。一个 50 岁的人，他的心脏所完成的总工作量相当于把 18000 吨东西举到 229 公里的高度。

（11）睡眠不足比饥饿更容易致人死亡，人不睡眠坚持 10 天即会死去，而饥饿可能坚持几周。

（12）人体器官再生的奥秘：根据再生能力大小，人体器官可以分为三种情况。一种再生能力很强，如皮肤、黏膜、小血管、肝脏、红细胞、纤维组织、骨髓和骨组织等，这些往往是易遭受损伤或需要经常更新的组织器官；一种再生能力有限，如肌肉、软骨、神经组织等；还有一种无再生能力或再生能力很弱，如中枢神经组织。

3. 人体功能时刻表

人体内部也像时钟一样在不停地行走，在不停地调节、修复和完善，存在着一种人体功能的时间节律，称之为“生物钟”节律。以24小时为周期，人体各项功能呈现如下的变化规律：

凌晨1时：大多数人已入眠数小时，度过了睡眠的各个阶段，进入了容易催醒的浅睡阶段。此时，人对痛觉特别敏感。

2时：除了肝脏外，体内的大部分器官工作节律极慢。肝脏利用这段较为安静的时间正加紧把代谢后的有毒、有害物质排出体外，这仿佛像清洁工夜晚正在进行全面的大扫除一样。

3时：全身休息状态，骨骼、肌肉和关节完全放松。这时人体血压很低，脉搏和呼吸的频率也很低。

4时：血压处于更低的状态，脑部的供血量极少。有不少患者和体质较差的人在这个时期容易导致死亡。但处在这个时期的健康人其听觉却很灵敏，稍有响动就会惊醒。 如果此时此刻急急忙忙起身会引起头晕。

5时：肾脏停止分泌工作。此时，人们经历了浅睡和深睡的阶段，如果这时起床很快就会精神饱满。

6时：血压升高，心率加快。

7时：人体免疫系统功能特别强。此时，如遇病毒或者病菌的侵袭，最有希望被抵抗住。人体的体温调节处在较低的状态。

8时：肝内的有毒、有害物质全部清除，肝脏正处于休整状态。要严禁饮酒，否则会给肝脏带来很大的负担。

9时：精神活动能力很高，可是机体对痛觉的反应降低，心脏可以开足马力进行有效的工作。

10时：精力充沛。此时此刻是人体一天中的最佳状态，也是一天中最好的工作时间 。如果这时进行健身锻炼较易收到效果。

11时：心脏依旧努力工作，人体不会轻易感到疲劳。

12时：到了全身总动员的时刻，此刻减肥效果较好，如果您想那么做的话最好不要马上吃午饭，而把它推迟半小时或者一小时。

13时：肝脏休息，有一部分糖元进入血液，血糖值略微升高 。上半天的最佳工作时间即将过去，稍感到疲倦，需要调整休息。

14时：这是24小时中人体第二个情绪、体力的最低点，反应迟钝。最好打个盹，“充充电”。

15时：人体器官最为敏感的时间，特别是嗅觉和味觉。身体工作能力逐渐恢复。

16时：血液中的糖分短暂增加，但不会造成疾病。由于紧张的工作学习，血糖含量很快就会下降。

17时：工作效率高，积极主动性也高。对健身者来说，训练量可以适当增加。

18时：痛感又重新下降，神经活性降低。

19时：血压增高，情绪不稳定。任何小事都会引起口角。

20时：体重达到一天中最大值，人体反应异常迅速。司机此时很少发生车祸。

21时：人体的记忆力处于全天最好的状态，此时读书、写字的兴趣较高。

22时：血液中每立方米白血球从5000增加到8000，有时甚至高达12000，进行免疫“大扫除”；体温下降。

23时：人体进入休息状态，进行一天的恢复、调整工作。

24时：一昼夜中的最后一小时，人体各器官和系统活动能力减弱，该进入甜美的梦乡了。

4. 人体经络24小时运行规律

子午流注是把人的十二条经脉在十二个时辰中的盛衰规律，有序地联系起来，又通过人体的五脏六腑与十二经脉相配的关系，预测出某脏腑经络的气血在某个时辰的盛或衰，环环相扣，按照气血的盛或衰来进行治病养生，使治病养生有了更强的针对性，从而达到事半功倍的效果，详见图2-1。这是医学上第一次把生命与时间有机结合起来的治病养生观念，这是中医不同于西医的地方。人是大自然的组成部分，人的生活习惯应该符合自然规律。从中医的观点来看，自然界日夜更迭和人体经络气血的运行，是息息相关的。能够根据自然界的变化规律，进行身体调养，才能让养生效果事半功倍。现代时间生物学证明，人体生命现象、生理活动都具有相对稳定的时间节律性，包括季节、昼夜等节律。有人称此为“生物钟”，反映出人与自然的密切联系。

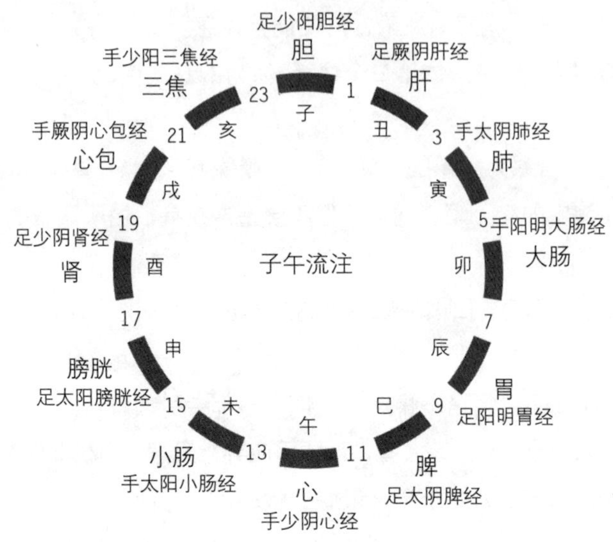

图 2-1　十二时辰与十二经络及脏腑的对应关系图

从字面看，“子午流注”是由“子午”和“流注”组成的，以子午言时间，以流注喻气血。具体地说，子午是阴阳对立的两个方面，也是阴阳转化的起点和界线。“子”和“午”是时间的两个极点，它们分别表示两种相反相成、对立统一的范畴或概念，是我国古代用来计时、标位的符号。就时辰而言，子为二十三点至一点，午为十一点至十三点。“流”“注”两字，乃表示运动变化的概念，“流注”从狭义来说，是形容自然界水的流动转注；这里的“流注”两字是指人体经络中气血的流行灌注。

子午流注将人体气血运行比拟为水流，从子时到午时，再从午时到子时，随着时间先后不同，人体阴阳盛衰，营卫运行，经脉流注，时穴开阖，都与自然界一样具有节律变化。阴阳各经气血的盛衰也有固定的时间。气血盈时而至为盛，过时而去为衰，逢时为开，过时为阖。定时开穴，方可有效地调和阴阳、纠正机体偏盛偏衰。子午流注就是时空和运动的统一，是中国古代天人合一理论在传统生命科学上的体现。

一日十二个时辰，人体气血一个时辰流经一条经脉。流行次序是：子时胆经→丑时肝经→寅时肺经→卯时大肠经→辰时胃经→巳时脾经→午时心经→未时小肠经→申时膀胱经→酉时肾经→戌时心包经→亥时三焦经。首尾相接，如环无端。十二时辰与十二经络及脏腑的对应关系详见图 2-1。

（1）卯时（五点至七点）手阳明大肠经旺，有利于排泄。

五至七点是手阳明大肠经活跃的时间，是清肠排毒的时间。晨起大便是身体好的标志。“肺与大肠相表里。”寅时肺将充足的新鲜血液布满全身，紧接着促进手阳明大肠经进入兴奋状态，完成吸收食物中水分与营养，排出渣滓的过程。养生之道：这个时辰赶紧起床，此时可多饮水，使大肠充分吸收水分，促进排泄。排泄结束后，可做提肛运动，有利于治疗便秘、痔疮、脱肛等疾病。

（2）辰时（七点至九点）足阳明胃经旺，有利于消化。

经脉气血由子时阳生到了这个时候全部升起来了，天地一片阳的象，此时吃早餐，仿佛春雨贵如油。此时胃部消化营养的能力增强，是人们进食早餐的最佳时间。人在此时吃早餐最容易消化吸收。早餐非常重要，一定要吃好。养生之道：这个时辰胃会分泌胃酸，胆汁分泌也旺盛。饿久了，就易患胃溃疡、胃炎、十二指肠炎、胆囊炎、胆结石等疾病。另外，这时敲足阳明胃经效果最好。饭后一小时后按揉足阳明胃经可调节胃肠功能。

（3）巳时（九点至十一点）足太阴脾经旺，有利于吸收营养、生血。

足太阴脾经旺盛时可运化水谷，升清化浊，为身体提供气血营养。巳时脾经旺，造血身体壮。“脾主运化，脾统血。”脾为气血生化之源，与胃统称为后天之本。脾是消化、吸收、排泄的总调度，又是人体血液的统领。上个时辰吃完的早餐可以顺利地消化和吸收。脾主思，也与智有关，此时是学思能力最佳的时段，用来学习事半功倍。养生之道：这个时辰至少要喝几杯水，慢慢饮，让足太阴脾经处于最活跃的程度。如此，身体会开始整个白天的水循环，进入比较良性的新陈代谢。脾胃不和，消化吸收不好，脾虚会导致记忆力下降等。

（4）午时（十一点至十三点）手少阴心经旺，有利于周身血液循环。

《素问·痿论》曰：“心主身之血脉”“心主神明，开窍于舌，其华在面。”手少阴心经旺盛，推动血液运行，养神、养气、养筋。此时是气血运行的最佳时期，不宜剧烈运动，午时跟子时相对应，在全天最热的时候阴生，应在午时小憩片刻，对于养心大有好处，可使下午乃至晚上精力充沛。古人云：“子时不睡耗其阴，午时不睡伤其阳”。在古代的养生之道中，睡好“子午觉”一直为人们所推崇。“子午觉”最重要的作用就是调整阴阳，它能够使人的机体得到充分的休息和恢复，从而焕发精神，增强免疫能力。养生之道：这个时辰保持心情舒畅，适当休息或午睡。但午睡不能超过一个小时，否则会夺觉，容易引起晚上失眠。午睡起床后要适量运动，以利疏通周身气血，增强脏腑的功能。

（5）未时（十三点至十五点）手太阳小肠经旺，有利于吸收营养。

《素问·灵兰秘典论》曰：“小肠者，受盛之官，化物出焉。”是说小肠接收经胃初步消化的食物，并进一步泌别清浊，把水液归于膀胱，糟粕送入大肠，将水谷化为精微，精华输送进脾。养生之道：午饭要吃好和吃饱。未时分清浊，饮水能降火。未时手太阳小肠经旺，是人体吸收营养物质的最佳时间段，如果营养物质此时没有得到很好的吸收，就会影响身体的健康。

（6）申时（十五点至十七点）足太阳膀胱经旺，有利于人体排泄水液，泻火排毒。足太阳膀胱经是可以走到脑的一条经。这时是复习和读书的好时光，所以古人主张“朝而受业，夕而习复”。这时由于气血容易上输于脑部，学习效率就会很高。喝滋阴泻火的茶水对阴虚的人最有效。要想小便，这个时候一定不要憋着，否则久了，就会有“尿潴留”等情况发生。

（7）酉时（十七点至十九点）足少阴肾经旺，有利于贮藏一日脏腑之精华。《素问·上古天真论》说：“肾者主水，受五脏六腑之精而藏之。”肾所藏的精气包括“先天之精”和“后天之精”，前者是禀受于父母的生殖之精，与生俱来。后者为水谷之精气，是由脾胃运化而来。肾中精气是机体生命活动之本，足少阴肾经的旺盛，对机体各方面的生理功能均起着极其重要的作用。人体经过申时泻火排毒，肾在酉时进入贮藏精华的阶段。此时不适宜太大的运动量，也不适宜大量喝水。养生之道：这个时辰激烈运动会损失很多精气。此时是足少阴肾经开穴运行的时间，对于肾功能有问题的人而言，在这个时候按摩足少阴肾经的穴位，效果最为明显。

（8）戌时（十九点至二十一点）手厥阴心包经旺，增强心的力量。

戌时护心脏，减压心舒畅。“心包为心之外膜，附有脉络，气血通行之道。邪不能容，容之心伤。”心包是心的保护组织，又是气血通道。手厥阴心包经戌时兴旺，可清除心脏周围外邪，使心脏处于完好状态。

养生之道：这个时辰是手厥阴心包经运行的时间，心脏不好的人最好在这个时候敲手厥阴心包经，效果最好。此刻应该给自己创造安然入眠的好条件。此时一定要保持心情舒畅，放松情绪，释放压力。最好不要剧烈运动，否则容易失眠。散步最好，散步不仅起到帮助消化的作用，还有利于心脏健康。

（9）亥时（二十一点至二十三点）手少阳三焦经旺，通行气血。

手少阳三焦经是六腑中最大的腑，具有主持诸气、疏通水道的作用。《中藏经》

认为三焦“总领五脏六腑、营卫经络、内外左右上下之气；三焦通，则内外左右上下皆通也，其于周身灌体，和内调外，荣左养右，导上宣下，莫大于此者也”。亥时百脉通，养身养娇容。亥时三焦通百脉。人如果在亥时睡眠，百脉可休养生息，对身体十分有益。亥时是最后一个时辰，一天时间已经走完一个轮回，百脉进入休息状态，人应进入休息。百岁老人有个共同特点，即在亥时睡觉。现代人如不想此时睡觉，可听音乐、看书、看电视，但最好不要超过亥时睡觉。这个时候是同房的最佳时间，也是睡觉的最好时间，三焦通百脉，很养人的。

（10）子时（二十三点至一点）足少阳胆经旺，是身体进入休养及修复的时段，子时阳生，胆在排毒。中医理论认为：“肝之余气，泄于胆，聚而成精。胆为中正之官，五脏六腑取决于胆。气以壮胆，邪不能侵。胆气虚则怯，气短，谋虑而不能决断。”由此可见胆的重要性。有些人随便切掉胆是轻率的表现。胆汁需要新陈代谢，人在子时入眠，胆方能完成代谢。“胆有多清，脑有多清。”胆经的盛衰对于事情的判断能力、临场的应变，有重大的影响。如果胆经出问题，就容易出现头晕目眩、耳鸣不聪、皮肤粗糙、胸胁疼痛、失眠多梦、胆怯易惊、忧愁易思、神智痴呆等的症状或黄疸性肝炎、胆石症、胆囊炎、神经官能症等。子时也是最佳美容时间，子时睡得足，黑眼圈不露；这个时间还在熬夜所产生的代谢不良问题，很容易表现在肌肤上，例如粗糙、肤色偏黄、黑斑、青春痘、黑眼圈等。所以最好养成每天子时前就寝的习惯。这段时间是体内生长激素分泌时间，若不睡觉，正在发育的年轻人就会影响长高；成年人就容易衰老和生病。

（11）丑时（一点至三点）足厥阴肝经旺，养血。

此时是肝脏修复的最佳时段。中医理论认为：“肝藏血。肝主筋，筋性好坏看肝，肝血不足则不足以润筋，将军之官谋略出焉，肝主谋略。”人的思维和行动要靠气血的支持。废旧的血液需要淘汰，新鲜血液需要产生，这种代谢通常在足厥阴肝经最旺的丑时完成。《素问·五脏生成篇》曰：“人卧血归于肝。”如果丑时不能入睡，肝脏还在输出能量支持人的思维和行动，就无法完成新陈代谢。所以丑时未入睡者，面色青灰，情志倦怠而躁，易生肝病，脸色晦暗长斑。此时安静入眠，血液大量回肝，肝内血液充足，肝经旺盛，可维护肝的疏泄功能，使之冲和调达，充分发挥解毒的作用。此时熟睡，重要性胜过其他时间。

（12）寅时（三点至五点）手太阴肺经最旺，将肝贮藏解毒的新鲜血液输送到百脉。

《素问·经脉别论》说："脉气流经，经气归于肺，肺朝百脉，输精于皮毛。"血的运行要依赖气的推动，肺主呼吸调解着全身的气机，此时手太阴肺经旺盛，有助于肺气调节和输布血液运行全身。肺主志节，气血重新分配由肺完成，此时为深度睡眠时，只有在深度睡眠中才能完成此分配。寅时睡得熟，色红精气足。大地阴阳从此刻转化，由阴转阳。人体此时也进入阳盛阴衰之时。肺朝百脉，气运输于全身。肝脏在丑时把血液推陈出新之后，将新鲜血液提供给肺，通过肺送往全身。所以人在清晨面色红润，精神充沛，迎接新的一天到来，此时人也容易死亡，此时起床运动最好缓慢。而肺不好的人会经常咳嗽，就算是睡着后也会咳嗽，有些人可能在睡着后，咳得更厉害。如果咳醒的话，最好是喝杯温水，能够缓解一下，还可以去肺燥。哮喘患者在寅时服药比白天常规服药效果好。

二、人为什么会生病

1. 什么是疾病?

人体组织结构发生异常变化，并引起功能出现异常变化的情况即为疾病。疾病是环境中的各种致病因素与身体的抵抗力之间相互作用，生命活动发生障碍的过程。

2. 人为什么会生病呢?

疾病的病因包括外因和内因。外因是影响人体健康的各种外部不利因素，包括细菌、病毒及其他病原微生物的感染，不良的饮食习惯和生活方式，身心压力过大，环境污染，电离辐射等物理因素，接触农药等各种化学毒物等。内因是影响人体健康的身体内部的不利因素，包括遗传缺陷及免疫力差等。

大多数疾病都是因为上述各种外部原因破坏了内环境的稳定而造成的。各种外因中的损伤因素主要通过呼吸道、消化道和皮肤三大途径进入身体，引起体内自由基生成过多，损伤各系统，导致疾病的发生和发展，详见图 2-2。

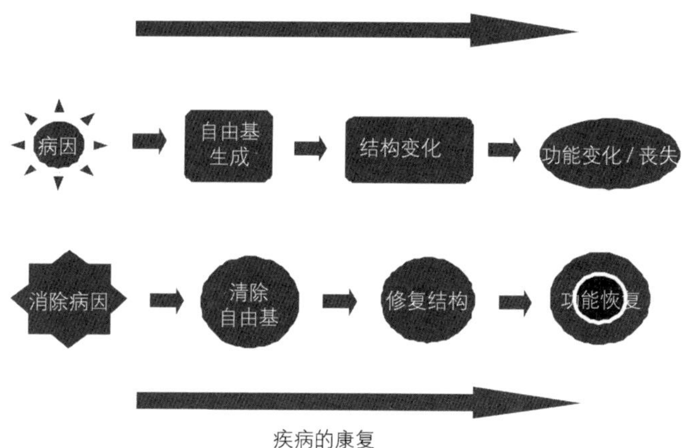

图 2-2 疾病的发生与发展示意图

内环境就是细胞之间的空隙，就是细胞与细胞粘着物之间的环境。氧气及营养先进入内环境，再进入细胞；二氧化碳及废物先排到内环境，然后再排到体外。内环境的好坏直接影响到细胞的完整性和功能状态。当内环境有问题时，细胞不可能有正常的功能。把内环境维护好了，健康就有了保证。

按照疾病的病因及发病的快慢，可以将疾病分为两类：

（1）急性病：病因明确，强度大。如细菌感染、车祸和农药中毒等。

（2）慢性病：病因复杂，不明确，是强度较弱的多种病因长期作用于身体所致，是所有伤害累加造成的。许多研究表明，上述各种疾病的起始病因首先引起体内产生较多的自由基，通过自由基反应导致组织细胞受到伤害，从而引起各种各样的慢性疾病，具体机制请参见本书第三章。

3. 疾病为什么会不断加重呢？

因为疾病的早期阶段往往没有明显的感觉，所以很少有人主动去定期检修。长期不检修非常危险，就像汽车不保养一样危险。光检不修也是一个普遍存在的问题，例如很多人检查发现有高血脂，但并不重视它；实际上出现高血脂的那天，就是心肌梗塞和脑血栓快速发展的开始。所以，检查出的问题一定要及时处理好；光检不修让疾病得到快速发展的机会，可能造成严重后果；光检不修，使检查变得毫无意义（图 2-2）。

很多人从不检修，从而导致疾病不断加重；直到有一天不能再用了，才去医院大修，这时候往往已经到了疾病的晚期，治疗花钱可能很多，但效果不好或根本没有效果。

4. 医院的例行检查为什么容易漏诊？

很多人都迷信检查，尤其是高科技的检查，认为是百分之百准确。其实，这种认识是错误的。因为很多检查甚至包括最先进的CT检查，都只有一定的分辨率、一定的灵敏度，都有漏诊和误诊；更不用说一般的检查了。一些肝硬化患者，肝功能检查结果仍然可以是正常的。很多检查不能早期发现问题，所以检查结果正常并不一定健康。检查结果必须跟医生问诊和体格检查获得的信息结合起来，并运用医生的逻辑推理能力及经验，才有可能正确诊断疾病。这是专业性很强的工作，至少需要专门训练数年才能基本胜任。

三、自然疗法

疾病的治疗方法很多，总的治疗原则是消除各种致病原因，清除体内过多的自由基，修复受损的结构，恢复组织细胞的功能（图2-2）。本书重点介绍与营养关系较大，也有很好疗效的自然疗法。其他的治疗方法请参考相应的专业书籍。

1. 什么是自然疗法?

自然疗法是应用与人类生活有直接关系的物质与方法，如食物、空气、水、阳光、体操、睡眠、休息以及有益于健康的精神因素，如希望、信仰等来保持和恢复健康的一种科学艺术。

自然疗法提倡将西医的先进检测设备以及急救处理、重大疾病护理与中医的养生哲学，印度的阿育吠驮医学，及古希腊的医学思想结合起来，让患者主动承担健康照顾的责任，学习正确的呼吸、运动、饮食、睡眠和心理矫正方法，补充营养素并配合各种调理技术，追求最佳健康。

2. 自然疗法的起源及发展

自然疗法起源于18和19世纪的西方替代医学。自然疗法这一术语直到19世纪末才开始使用。但其哲学指导思想可追溯到公元前400年医学中的希波克拉底学派。

一项面向31044位美国成年人进行的调查显示，从1990年到2002年，选用草药、营养治疗、按摩、针灸、能量疗法等同类疗法的美国人从33%增加到62%。调查显示有26%的患者是西医医生建议他们改用自然疗法的。据称，美国政府研究自然疗法的预算拨款在 2004 年已经达到 1．17 亿美元，自然疗法正在逐渐走俏西方国家。

3. 自然疗法的基本原理

自然疗法的基础，在于相信人体作为大自然创造的精华，本身具备了大自然几十亿年来，抵抗各种伤害和压力的经验。这些经验以密码的方式写在人体的基因（DNA）内。一旦有需要的时候，这些密码就会打开，从而启动一系列的应急、修复措施。这些措施的表现形式，实际上就是被称作疾病的症状。它是人体受到伤害时，一种根据体内现有资源，进行生物治疗的方式；也是人在压力状态下，采取的自我保护手段，是一种折衷的办法，目的是从被破坏的平衡中建立起新的平衡。

身体的反应是随机变化的，根据压力的不同，随机地进行调整；每一种调整，最后都表现为一系列的症状，医学上也根据不同的症状，取名不同的疾病。这也是各种疾病一直找不到有效治疗办法的原因。因为疾病本身就是身体的自我治疗，在没有充分认识疾病对于身体的实际意图之前，医生是无法帮助身体康复的。

如果我们把治疗疾病，改为支持身体，支持身体对抗压力所表现出来的疾病；那么身体的治疗将得到有力的支持，就可以帮助身体自愈。

自然疗法是采用对人体没有副作用的方法来提高自愈能力，提高自己的抵抗力，从而达到身体健康的目的。

4. 自然疗法的指导原则

教育人们采用健康的生活方式，增强机体的自愈能力，不要仅仅依赖医疗和药物，医疗过程中尽量避免使用任何削弱机体自愈能力的的医疗手段，尽量应用自然和无毒的疗法调治疾病。

5. 自然疗法与中西医

自然疗法是以人体健康为核心，重点强调维持身体健康和预防疾病，更接近于中医。而西医是以疾病为核心，重点放在当机体出现了疾病时，如何诊断和治疗。

自然疗法并不排斥传统的中医和西医，而是把各种医疗技术进行整合，从而发挥最大的调理作用。过去的问题在于，错误地放大了各种治疗的作用，把用于控制疾病的技术和方法，变成了用于整个健康的维护。

我们无须去对比哪一种医疗技术更有用，存在的都是合理的。重点在于如何去组合，在恰当的时机和环节，运用恰当的技术，并合理地组织与管理。

6. 自然疗法常用的方法

（1）营养疗法：营养疗法即让患者按一定的食谱进食或补充某些营养素，从而使饮食和营养成为治疗的手段。营养疗法是自然疗法的基础，自然疗法医师在临床实践中首先采用这一疗法治疗患者。越来越多的研究证明，粗制食品和补充营养素完全可以达到保健和治疗疾病的目的。采用营养疗法可以有效地治疗痤疮、关节炎、哮喘、动脉粥样硬化、抑郁症、2 型糖尿病、湿疹、痛风、高血压病、经前期紧张综合征以及溃疡性结肠炎等病症。本书将重点介绍营养疗法。

（2）草药疗法：草药疗法是应用植物作为药物防病治病。草药疗法日趋受到人们的重视。现代自然疗法医师在使用植物药治病时，不仅依据该植物在传统医学中的药性，而且还要掌握它的现代药理学作用及其作用机理。这样使得该疗法更加科学化。许多自然疗法医师所使用的已不是未加工的植物原生药材，而是使用从植物中提取出来的有效成分。

（3）顺势疗法：顺势疗法是使用可以诱发健康人体产生某种疾病的药物来治疗患有该种疾病的患者。这一疗法的基本原则是：大剂量的药物可以诱发疾病，但该药在小剂量时，却可治疗该种疾病。顺势疗法所使用的药物可以是植物药、矿物药和化学品。

（4）针灸疗法：针灸疗法源于中医。它通过针刺、灸、按摩、激光和电刺激等方式刺激机体的穴位，从而促进机体的"气"在经络中循环、流动。传统的中医针灸疗法诊治疾病，需要在阴阳、五行、针灸经络和辨证论治等中医理论指导下进行。

（5）水疗法：水疗法应用热水、冷水、蒸汽等各种形式的水来保健或防治疾病。水疗法中的具体方法有坐浴、灌洗、温泉浴、旋流温水浴、桑拿浴、淋浴、湿布、敷泥、足浴、热敷以及灌肠等。水疗法自古以来就是世界上许多民族传统医学中的治疗方法之一。

（6）物理疗法：物理疗法就是应用物理的方法来治疗疾病。它包括超声波疗法、透热法、电磁技术疗法、保健体操、按摩和关节活动法等。水疗法也属于物理疗法范畴。

（7）心理疗法：对患者的心理治疗和生活方式的调整是自然疗法中必不可少的组成部分。自然疗法医师必须具有一定的心理学知识，在问诊中能从患者语言、动作等表现中了解患者的心理状态和其他方面的异常问题，然后采取诸如催眠、心理暗示、咨询指导和家庭治疗等治疗技术，针对患者所存在的问题进行有的放矢的治疗。

（8）音乐疗法：音乐疗法历史悠久，早在古埃及就有了音乐疗法的纪录。现代医学界利用音乐来减低人的压力和焦虑，增强免疫系统反应以及降低血压与心跳速率等症状。日本在晚期医疗、外科、齿科也使用共振音响装置来缓解患者疼痛。

（9）芳香疗法：就是利用芳香植物的纯净精油来辅助医疗工作的另类疗法。人们从大自然中的各种芳香植物的不同部位中提炼出具有不同气味和颜色的精油，如桉树的叶、玫瑰的花、佛手柑的果皮等。这些精油是由一些很小的分子组成，具有易渗透、高流动性和高挥发性的特点，当它们渗透于人的肌肤或挥发入空气中被人体吸入时，就会对我们的情绪和身体的其他主要功能产生作用，安抚我们的神经和愉悦我们的心境。精油能强化人体的心理和生理机能。

（10）花精疗法：英国巴哈医生（Dr Edward Bach）约于七十年前创立花精系统，这套系统运用天然花草与心灵探索的方法，协助人们经由了解自己，进而超越各种如悲伤、愤怒等负面情绪，恢复身心平衡。

整套系统共有三十八种花精，与芳香精油的使用原理和方法皆不同，花精作用在心灵意识层次。这个系统在英美及欧洲等先进国家已被广泛使用约七十年，不论是安全性还是效果都获得很高的评价，是一种天然的情绪辅助疗法。

（11）葛森疗法：葛森疗法是由美国马克斯·葛森医生创立的一种自然疗法。葛森疗法通过阻毒、解毒、排毒、营养等原理来重新启动身体的修复能力和自愈能力，达到防治疾病的效果。其主要内容包括：

①喝大量新鲜的蔬果汁，内含丰富营养，可以解毒和修复细胞。

②有机咖啡灌肠。咖啡通过门静脉吸收入肝，可以提高肝脏解毒能力 6~7 倍，灌肠可以促进肠道排毒。

③补充大量营养素，增强免疫力，增加肝脏的解毒能力。

④无盐高钾饮食，维持细胞内外的钾钠平衡和正常功能。

全美首席胃肠科医师新谷弘实的健康秘诀之一就是实施葛森医师的咖啡灌肠，至今已 30 多年。宋美龄女士运用数十年的长寿抗衰老秘诀也是咖啡灌肠。英国王储查尔斯因葛森疗法调好了患晚期癌症的好友而诚心推荐葛森疗法，1952

年诺贝尔和平奖得主艾伯特·史怀哲博士只接受了6个星期的葛森疗法，糖尿病就完全治好了。日本名医星野仁彦教授罹患结肠癌和肝转移，靠葛森疗法已经健康活过20年。《救命圣经·葛森疗法》中记载了大量使用葛森疗法调理身体呈现神奇效果的真实案例。

（12）其他疗法：根据自然疗法的指导原则，国内外被人们所用的还有色彩疗法、水果疗法、森林疗法、园艺疗法、五分钟笑疗法、干细胞疗法、螯合疗法、量子医学、断食疗法、温热疗法、生机饮食、东方食疗学、整脊疗法、催眠学、身心灵透析学、九型人格学、养生气功和运动医学等。这些疗法均是采用对人体无任何毒副作用但又能防病治病的非药物疗法。

总之，人体自然疗法学说的核心精华就是帮助人体排除体内酸性毒素，再通过食物调理、营养调理及各种疗法，恢复人体的弱碱性体质，恢复人体正常的免疫系统功能，达到人体的生化平衡和营养均衡，发挥人体新陈代谢、组织更新的作用，发挥人体的自愈能力，维持或增进人体健康。

四、细胞营养疗法及分子矫正医学

1. 细胞营养疗法

人体约有40万亿~60万亿个细胞，每个细胞都在不断进行新陈代谢。人体一小时就有1亿个细胞需要补充和更新，每两个月心肌细胞都要全部重建，大约一年骨细胞就要更换一次，皮肤细胞大约28天更新一次，人体每秒钟更换1500万个红细胞，每天要制造100亿个红细胞；每天有170亿个小肠细胞要替换，每5天小肠表面就要更新一次…天啦，每天竟有如此多的细胞需要细心的维护、保养、修补和更替！看着身体每时每刻的这些难以想象、不可思议的活动，我们不禁要发问：新陈代谢是如此的片刻不停，那么我们所更新的细胞质量将是如何呢？更好？还是更弱？还是根本更新不了？要维持我们身体的细胞活力，唯有用充分和全面的营养，才能保证这瞬息万变的新陈代谢和细胞更新的质量。

细胞是构成人体的最小单位，也是生命活动的基本单位。比如人体的化工厂肝脏，它就是由大约50亿个细胞构成的。人生病，落实到不同的组织和器官，可以分为诸如心、肝、肺、肾、脾、胰、骨、眼、皮肤、脑等各种器官的疾病；要再往下落实就到组织细胞上了。从这个层面上讲，人体生病，就是细胞生病，细胞不健康了！反之，如果我们的细胞是健康无病的、充满活力的，那么人就是健康无病的，充满活力的。

营养是构成和修复细胞的原料，营养供应细胞能量、调节细胞功能。细胞营养疗法是指合理供给细胞生长、修复及再生需要的营养（原料），充分发挥细胞新陈代谢、组织更新的能力，维持或恢复细胞健康的一种自然疗法。

人体各种各样的细胞有机结合在一起，才构成了血肉丰满的躯体。诸如血红细胞、白细胞、T 细胞、B 细胞、巨噬细胞，当然也有令人生畏的恶性细胞——癌细胞。大家知道，世界“其大无外，其小无内”。我们肉眼看不到的细胞，也是由细胞壁、线粒体、细胞核、染色体等构成的（图 2-3），这是构成“细胞营养疗法”的科学基础！没有这个科学的基本认识，“细胞营养疗法”就不存在。

细胞科学告诉我们，细胞是人体生命的基础，它的健康与否决定着人体组织的健康与否，也决定着人的健康与否。人体组织细胞依靠新陈代谢、组织更新，而有强大的修复能力，当我们补充细胞所需要的必需营养素时，受损细胞就能很快修复自己，从而恢复细胞健康、维持人体健康。这就是细胞营养疗法。

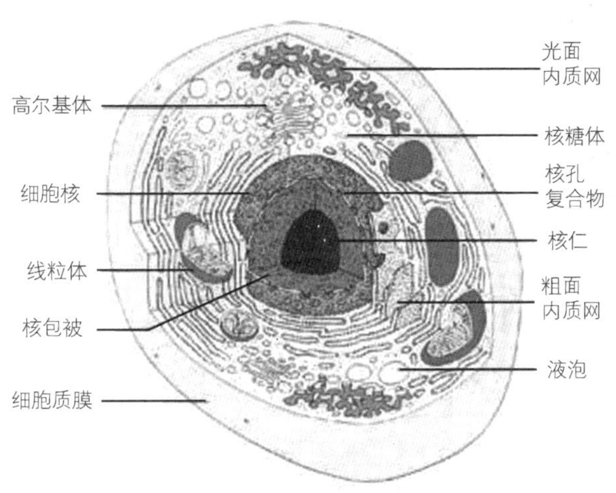

图 2-3　细胞结构示意图

如果从细胞角度上讲，人类只有一种疾病，那就是细胞群出现故障。细胞发生故障有三个根本原因：一是细胞得不到它所需要的营养成分，二是毒素或抗营养物质超载，三是细胞受到创伤或病原微生物侵袭。上述原因造成细胞代谢障碍、基因变异或免疫退化，导致疾病。所有病症大致可以分为三个病症群：细胞代谢障碍病（肥胖、三高、糖尿病和心脑血管疾病等），细胞基因变异病（肿瘤、白血病和先天畸形等），细胞免疫退化病（“传染病”、自免疫系统病、常见病和亚健康等）。

所有健康问题的基本解决途径在于补充营养，排除毒素，避免创伤。许多传统的医疗手段属于对抗性医疗或对症治疗，没有采用上述有效的解决途径。而营养治疗属于修复性治疗、对因治疗，是治本，细胞营养疗法是可以治疗很多疾病的有效疗法。

35 亿年前地球上就诞生了生物，然后慢慢有了人类；人类同疾病斗争的历史要比人类的历史短很多，据目前了解医药大约诞生在 3500 年前，所以在相当长的时间里并没有药物，而细胞照样健康无病地分裂着，食物中的营养素为机体的细胞充当原材料。

“营养是原料，均衡最重要”。所谓营养均衡，其实就是原料均衡，就是均衡供给细胞代谢需要的各种营养素；这样就才发挥细胞的生命力，才能发挥细胞强大的修复能力和神奇的自愈能力，才容易得到梦寐以求的健康。可以毫不夸张地说，营养均衡比任何灵丹妙药都更重要、更有效，一般药物只修理一个点，而营养可以同时修复无数个点。营养均衡是健康的支柱，是最重要的保健要素，其他所有保健方法产生的效果都远不及营养均衡。

营养物质与人体健康的关系见下图：

营养物质→滋养细胞→促进代谢→提高体能→增强免疫→健康长寿

营养不良及营养不均衡会导致亚健康，甚至疾病（表 2-1，2-2）。

2. 分子矫正医学

细胞营养疗法与莱纳斯•鲍林博士提出的“分子矫正医学”概念完全是异曲同工。两度荣获诺贝尔奖的伟大科学家莱纳斯・鲍林博士在 20 世纪 70 年代初提出“分子矫正医学”的概念。分子矫正医学，也称正分子医学或细胞矫正医学，也即“营养素医学疗法”，是指依靠调节人体内正常出现的并为健康所需的物质的浓度，来优化人体生化内环境，令身体保持良好的健康状态或治疗已出现的疾病的疗法。

1973 年，鲍林成立了世界上第一家分子矫正医学研究所。1975 年，美国正分子医学协会接着成立。美国参议院于 1975 年成立了“营养问题特别委员会”，经过二年研究调查，发表了长达 5000 页的报告书，其中特别提到“分子矫正医学”

（Ortho Molecular Medicine），并确认现代慢性病其实就是细胞代谢异常的疾病，是起因于营养的代谢失衡；即确认了慢性病的根本原因在于细胞营养与代谢。结论震撼了全美国及国际医药、营养学界，并引起全球医学界及营养界的重视。美国正分子医学协会里莫兰德等医生建议把使用药物治病的常规医学称为毒性分子医学，以便与正分子医学相区别，两者对疾病的认识和防治方法均完全不同。

毒性分子医学一般主张用化学药物来治疗疾病，而正分子医学则是更积极地使用食物以外的营养添加剂（现代的天然营养素）来治疗疾病。鲍林博士认为疾病不是病菌的侵袭所致，而是来自被侵袭的人体对病菌缺乏抵抗力，免疫功能失效所致。鲍林提出营养物质有别于化学药物，相对大剂量更容易产生疗效。例如

表 2-1　营养素缺乏容易导致的疾病

缺乏营养素	导致的疾病
维生素 A	夜盲症、角膜软化症
维生素 B_1	脚气病
维生素 B_2	口角炎
叶酸、维生素 B_{12}、铁	贫血
维生素 C	坏血病
维生素 D、钙	佝偻病、骨质疏松症
维生素 E	溶血性贫血
维生素 B_6、B_{12}、叶酸	动脉粥样硬化、冠心病、脑血管病
烟酸	癞皮病
叶酸	神经管畸形、无脑儿
锌缺乏	无脑儿、性发育障碍、味觉障碍
碘缺乏	呆小病、甲状腺肿
硒缺乏	克山病、大骨节病
铬缺乏	糖代谢异常
氟缺乏	牙齿发育不全、龋齿
必需脂肪酸缺乏	动脉粥样硬化、影响细胞膜功能、影响前列腺素合成
蛋白质缺乏	水肿、抵抗力差、影响发育
能量不足	消瘦、影响发育

表 2-2 营养素过多容易导致的疾病

营养素过多	导致的疾病
维生素 A 过量	急性、慢性中毒
维生素 C 过量	肾结石、腹泻
维生素 D 过量	中毒
钙过量	奶碱综合征
铁过量	损伤肝脏
碘过量	高碘性甲状腺肿、高碘型甲亢
硒过量	硒中毒
氟过量	氟斑牙、氟骨症
脂肪（胆固醇、甘油三酯）过多	高脂血症、动脉粥样硬化
碳水化合物过多	肥胖、富贵病
蛋白质过多	加重肾脏负担
能量过多	肥胖、富贵病

服用大剂量维生素 C，临床最大坏处只不过是引起轻度腹泻，和胃部的不适感；只要慢慢增加剂量是可以缓解与减少这些症状的。相对于使用阿斯匹林、激素和抗生素等药物来讲要安全得多了！鲍林博士的大剂量维生素 C 理论，以及鲍林支持的维生素 C 抗癌理论，于 1990 年初终于获得了美国政府和医学界的关注及认同。

鲍林博士用其科学家的敏锐性及洞察力，来观察和研究生命现象。生命中存在一系列的化学反应，人体就是发生这种反应的场所之一，如同一支化学“大试管”；与其他类别的化学反应一样，人体内的化学反应也同样需要具备适当数量的反应物、催化物与生成物。鲍林博士从分子矫正学的角度，把分子矫正理论由大脑神经反应扩大到人体全身健康所涉及的各个领域，创建了分子矫正医学，即正分子医学。

正分子医学，就是研究如何调整身体里已经有、而且必须有的物质在体内的含量或浓度，来防治疾病和增进健康的学科。正分子医学已存在和发展 40 多年了，正分子医生的队伍也在扩大，许多国家都成立了正分子医学协会。创刊于 1975 年的《正分子精神病学杂志》，后更名为《正分子医学杂志》也已有近 30 年的历史，总部设在加拿大。现代生物学家已经证实，所有生命的问题几乎就是细胞分子活动的问题。可以说美国鲍林博士开创的“分子矫正医学”将是21世纪医学的主流，更是“现代文明病的最终终结者”。

五、关于人体健康的辩证思维方法

我们每一个人既是生命的主人，又是疾病的主人。我们真正担心的不仅是疾病本身，而应该是疾病的发展方向；我们要小心的也不仅是疾病本身，而应该是日常行为及心态。我们每一天都要认真对待自己的身体，您对身体好一点，它就会对您好一点，此乃“善有善报、恶有恶报”。

慢性疾病的发生和发展都需要相当长的时间，它不是您倒霉、运气不好得到的，而是您的错误行为随着时间累积到一定程度后产生的。不要把身体当作治疗的对象，而要把身体当作需要帮助支持的对象，帮助身体减少伤害，给予身体细胞充足的养分。吃对食物，选对产品，做对事情，加上足够的时间和耐心，细胞损伤都会得到修复。

当人们把注意力从疾病的恐惧转移至学习正确的营养观念，重视饮食习惯及生活方式，尽力做到营养均衡时，健康之门就已经为您打开。营养均衡是维持健康的基础，也是疾病康复的基本条件。要想健康长寿，一定要发挥人体细胞自身强大的修复能力和神奇的自愈能力，只要给体内细胞提供充足的原料，就能有效地防治疾病，得到真正的健康。

创办博益健康咨询机构其实是为了圆一个梦！为了传播实用养生知识，帮助慢性患者和亚健康人群恢复健康，帮助健康人群有效防治疾病。我们投入了大量的时间和精力，系统研究、科学论证，经过20多年的持续努力，逐步总结出一套行之有效的防治疾病方法——“博益细胞营养疗法”，并首创医疗与营养相结合的方式调理身体。20多年来，我们用博益细胞营养疗法调理了无数案例，其中包括危重患者、慢性疾病及亚健康人群，效果非常显著；也在全国20多个省市，包括许多电视台讲学、办培训班，传播博益细胞营养疗法的理论和经验，取得了很好的社会效应。

本书中的很多成功案例都是采用博益细胞营养疗法来调理的，希望这些经验对读者有所帮助和启发。期望这套行之有效的营养诊断和调理方法，能够帮到更多渴望健康的朋友恢复健康，过上高品质的幸福生活。

第三章 氧自由基理论

目前有关人体衰老与疾病的学说有 300 多种，包括程序学说、交联学说、免疫学说、误差学说和氧自由基学说等。程序学说或 DNA 学说认为，动物发育到衰老和生病，机体预先有个程序安排。机体已在信息之源 DNA 上编写程序，动物的发育、分化、成熟、衰老、生病到死亡都是按一定的程序进行的。某些类别的生物，如乌龟和有些树的寿命比较长，人们希望能克隆到这些物种的长寿基因来延缓人的衰老，防止疾病。交联学说认为，体内胶原交联增加，会使正常的 DNA 复制中断，引起突变式细胞死亡，从而导致衰老和生病。免疫学说认为，随着年龄的增加，免疫系统逐渐衰老，免疫功能降低，不能进行有效的免疫监视，衰老加速、出现疾病。

在以上众多学说中，氧自由基学说也即氧化压力理论是得到最广泛认同的理论，是最多研究资料支持的理论，也是全球公认的最科学和最合理的理论体系。

自由基理论最早由 Denham Harman 教授在 1954 年提出来的。他在研究核辐射造成的影响时发现辐射会使人体产生一种破坏性极强的自由基——氢氧根基，对人体造成致命的伤害。他还观察到人体的过早老化也有像辐射引起的类似情况，因而联想到自由基可能同样在人体中产生，而且对老化过程起促进作用。进一步分析研究后，它提出体内产生的自由基会攻击和破坏细胞，引起细胞的伤害，最后造成退行性慢性疾病，加速老化过程。

Denham Harman 博士的自由基理论也曾经受到嘲笑和忽视，直到 1968 年，Joe McCord 和 Irwin Fridovich 教授发现生物体内存在超氧化物歧化酶（SOD），确定了生物体内有活性氧自由基的生成。随后美国国立心肺和血液研究所的 Earl Stadtman 教授，用果蝇实验证明了抗氧化剂能够清除自由基，使果蝇长寿。至此，Denham Harman 博士的自由基理论才开始得到承认。

自由基理论体系经过 60 多年的发展，已经相当成熟；按照这个理论体系的指导，全球在维护健康、防治疾病的工作中取得了巨大成绩，全球人类平均寿命显著延长，健康长寿的人越来越多，现在全球很多国家包括我们中国，平均寿命已经达到 70 多岁，继续努力下去，平均寿命达到一百岁绝对不是梦。

氧气是所有动植物生命的基础，也是人类最重要的营养物质，每时每刻每个细胞都需要氧气。没有氧气，我们就无法从食物中获得充足的能量，并无法驱动身体的所有反应。但是氧气的化学特性很活泼，也很危险；在正常的生物化学反应中，氧气会变得很不稳定，连续不断地生成活性氧种即“氧自由基”，并能够“氧化”临近的分子，从而引起细胞损伤，导致衰老以及疾病的发生和发展。

任何对组织细胞构成伤害的因素统称为压力，因而“氧自由基”对身体的伤害称之为“氧化压力”。许多研究证明，氧化压力可能是所有慢性退行性疾病产生和发展的根本原因，也是衰老的根本原因。

氧化压力理论认为慢性疾病和衰老，都是由自由基反应引起的，都与体内自由基的产生以及抗氧化防御系统和修复系统的失衡有关。有关自由基对细胞大分子物质 DNA、脂类和蛋白质的损伤研究，以及降低能量代谢的实验研究和转基因动物的研究资料，均支持自由基引起的氧化损伤是衰老过程和慢性疾病发生发展的直接原因。

一、体内自由基的生成

1. 自由基概述

自由基是由氧化反应而产生的对身体有害的物质。空气中的氧气会令铁钉生锈、油漆褪色、切开的苹果变成褐色，这些过程都属于氧化反应，氧化反应过程中会形成极不稳定的有害化学物质—自由基。自由基类型见图 3-1。

自由基是缺少一个电子的化合物，所以很不稳定。它们无时无刻不在我们的身体中游荡，寻找着可以攻击、夺取电子的稳定化学物质，从而使自己变得稳定。细胞一旦遭到自由基的进攻，失去电子，原来稳定的化学物质就会被氧化，变得不稳定，并使细胞受到伤害，从而导致疾病的发生。

2. 自由基的生成

生存在有氧环境的生物体，不可避免地持续暴露于氧气中，体内氧化反应过程中都会产生氧自由基，包括多种氧化代谢产物（如超氧阴离子、过氧化氢和羟自由基，图 3-1），它们比氧分子有着更高的反应性。自由基可以通过细胞内各种过程产生；也可以由细胞外环境直接摄入，或是细胞暴露于一些不良环境时的产物。多种原因可以增加体内自由基的产生，包括空气污染、食物和水源污染、吸烟、药物、辐射、强烈紫外线照射、压力过大、过量运动、食物中脂肪过多等。细胞内线粒体生成的活性氧是自由基的最主要来源，体内自由基生成系统和抗氧化系统示意图请参见图 3-2。

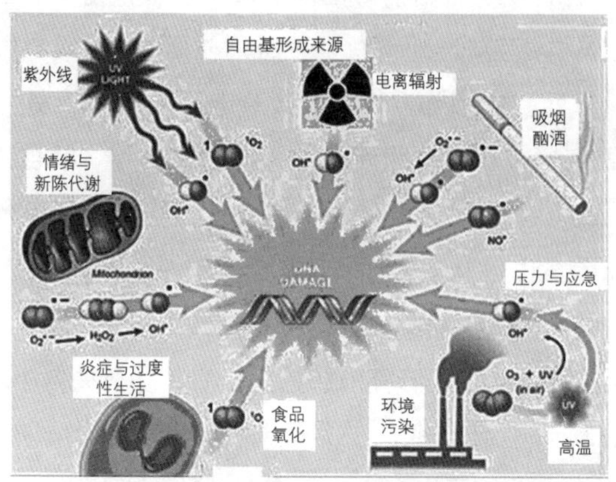

图 3-1　自由基生成来源示意图

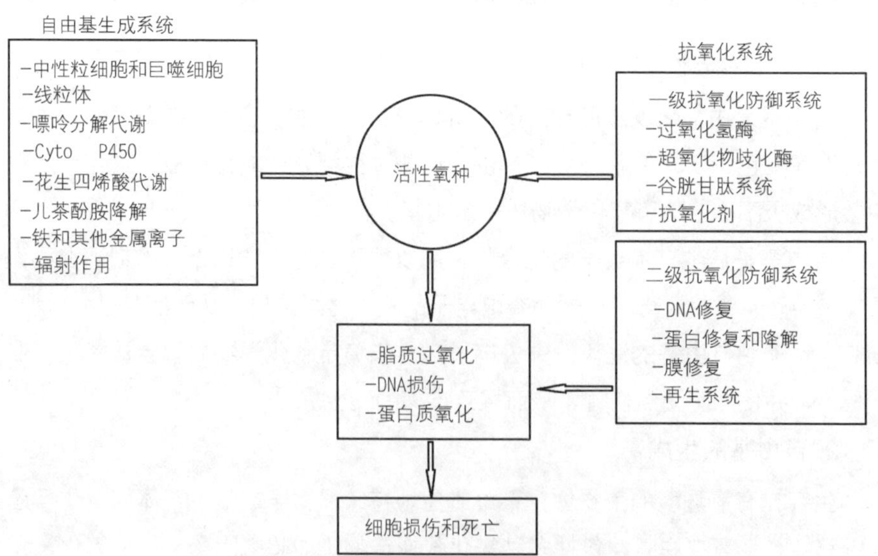

图 3-2　自由基生成系统和抗氧化系统

二、自由基的作用及害处

物种的进化是由自由基引起的，个体发育和细胞分化是由自由基参与调控的。细胞分化赋予细胞专门化的功能，为了执行专门化的功能需要较多的能量，也就需要较高的氧代谢，由此增加了自由基的生成。自由基过多的生成引起细胞和个体的衰老，即所谓的细胞分化以衰老为代价，或者说细胞分化伴随着衰老。这种“生伴随着死”对个体来说不是好事，但对物种整体来说却是自然规律，它促使物种时代更替，促进了物种的优胜劣汰。

瞬时波动的氧自由基，可行使重要的调节功能；但高剂量和持续水平的自由基，却可导致 DNA、蛋白质和脂类的严重损伤。有氧细胞连续不断地生成自由基，过量自由基能引发大分子物质的氧化损伤。自由基对体内大分子物质的损伤，主要是指对维持生命活动具有重要作用的蛋白质和 DNA 的损伤。这种损伤可以是活性氧直接引发蛋白质和 DNA 的氧化作用，也可以是间接通过脂质过氧化作用和糖化氧化作用产生新的羰基对蛋白质和 DNA 进行修饰，具体损伤机制参见图 3-2。在细胞水平，氧化损伤会引发广泛的反应，从细胞增殖到成长遏制、衰老及死亡的整个生命过程都会受到很大的影响。体内自由基的不同效应主要取决于自由基的种类、剂量、作用时间和细胞类型，详细机制请参见图 3-3。

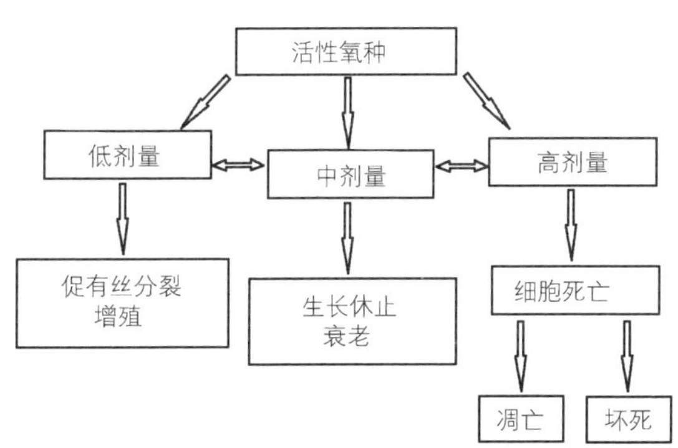

图 3-3 体内自由基的不同效应

在高等生物体，外界累积的有害物质的影响，已成为长寿命分化细胞如肌肉细胞、神经元细胞和干细胞的特别损伤源。氧化压力理论认为慢性疾病是细胞成分长期累积性氧化损伤的结果。

三、体内抗氧化防御系统

需氧生物在不断进化过程中，逐渐形成了一套完整的抗氧化系统，包括预防性的、阻断性的和修复性的；也即一级和二级抗氧化防御系统；分别在不同水平发挥着防御作用（图 3-2）。

一级抗氧化防御系统也称为初级抗氧化防御系统，分为抗氧化酶和抗氧化剂。能够使自由基失效的化学物质称为“抗氧化剂或抗氧化酶”。抗氧化剂或抗氧化酶是清除氧自由基或阻止、抑制氧自由基产生过氧化物的物质。抗氧化酶系统包括超氧化物歧化酶、过氧化氢酶、谷胱甘肽过氧化物酶、谷胱甘肽转硫酶、髓过氧化物酶、细胞色素 C 过氧化物酶、抗坏血酸过氧化物酶等。抗氧化非酶系统，也即抗氧化剂，包括两大类，一类是人体必需的抗氧化剂，包括维生素 E、维生素 C、类胡萝卜素、锌、硒、铜、锰、半胱氨酸、蛋氨酸、色氨酸、组氨酸、铜蓝蛋白、转铁蛋白、乳铁蛋白等；另一类是人体非必需的抗氧化剂，如生物类黄酮、花色素、番茄红素和叶黄素等。一级抗氧化防御系统的作用机理参见图 3-2，图 3-7。

脂质、蛋白质和核酸是氧自由基攻击的主要靶。在正常情况下，虽然初级抗氧化防御系统通过各种抗氧化剂和抗氧化酶能有效地防止活性氧对靶分子的作用，但是由于细胞能不断地生成氧自由基，特别是在病理条件下以及衰老时活性氧的生成量大大增加，生成的活性氧特别是活性羰基超过了细胞抗氧化防御能力，由此引起蛋白质和 DNA 的氧化损伤。为了对受损的蛋白质和 DNA 进行修复，机体形成了二级抗氧化防御系统，即所谓的抗氧化修复系统。抗氧化修复酶如谷胱甘肽还原酶、蛋氨酸硫氧化物还原酶 A 等，在机体抗氧化损伤方面也起着重要作用。二级抗氧化防御系统的作用机理参见图 3-2，图 3-7。

在生理条件下即使是健康年轻的动物，氧化损伤也可以检测到。这说明体内经常存在氧自由基过多的情况，细胞的抗氧化机制和修复系统不能达到 100% 的效率，即使在正常情况下细胞也显示出一定程度的氧化应激；当物种衰老和疾病时不同组织的生物大分子物质如脂类、蛋白质和 DNA 的损伤程度则成指数性增加。想象一下您坐在火炉旁烤火的情形，不时会有炉渣落在您的地毯上，并烧出一个小洞。仅仅一个炉渣不会带来太大的威胁，但是如果这种火星月复一月、年复一年地蹦出，您炉子旁的地毯就会变得千疮百孔，这就像自由基对身体的伤害情况一样。体内的氧化反应主要在细胞线粒体内进行，由此产生的氧自由基对身体细胞造成破坏；氧化损伤的不断积累，就会导致慢性疾病的发生发展。对慢性疾病最坚强的防御就是我们体内的抗氧化系统。

四、抗氧化网络体系

美国加州大学的分子生物学教授 Lester Packer 博士是国际抗氧化研究领域最著名的专家之一。他带领 16 国科学家一起研究抗氧化剂长达 30 年，发表了 700 多篇论文和 70 多本著作，取得了丰硕的研究成果，得到全球学术界的高度评价。1999 年他出版了一本科普著作《抗氧化物的奇迹》，提出了许多全新的观点。

Packer 教授的研究团队发现，在众多的抗氧化剂中，有五大强抗氧化剂构成了一个互相支援的核心抗氧化网络防御体系。完备的网络防御体系具有强大的协同作用，其抗氧化效果要比单一抗氧化剂强大许多倍、甚至几百倍。详见图 3-4。

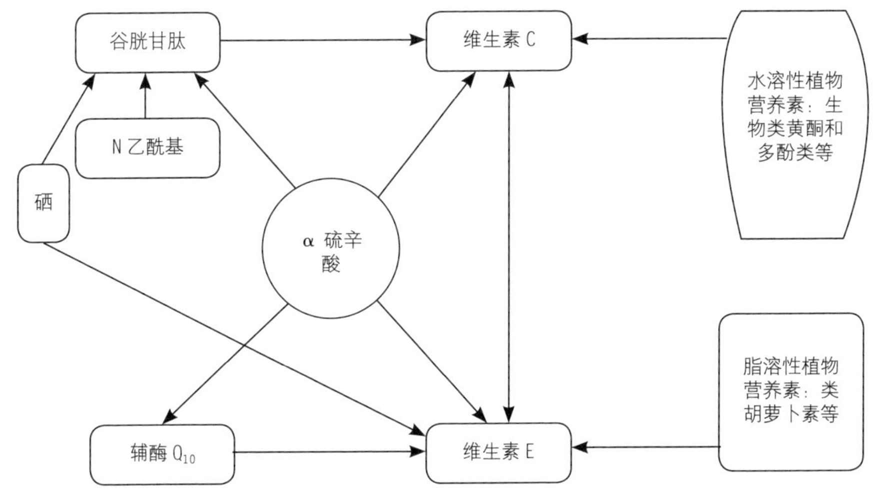

图 3-4　抗氧化网络体系

在抗氧化核心网络中，水溶性强抗氧化剂是维生素 C 和谷胱甘肽，谷胱甘肽对于肝脏的保护特别重要，其浓度高低与身体的许多病症密切相关。脂溶性强抗氧化剂是维生素 E 和辅酶 Q_{10}，辅酶 Q_{10} 能保护线粒体不被自由基攻击，显著提高线粒体产能效率。

另外一个重要的抗氧化剂是 α 硫辛酸，这是一种十分强大的抗氧化剂。

α 硫辛酸能够穿透细胞的脂溶部分，进入细胞以后会形成水溶性的二氢硫辛酸，所以它是水脂兼溶的，既可以在水性物质中抗氧化，也可以在脂质物质中抗氧化。科学家把 α 硫辛酸称为通用型抗氧化剂，在抗氧化网络体系中具有核心地位。

抗氧化网络防御体系中各种抗氧化剂是如何协同工作的呢？举个例子就很容易明白，维生素 C 是水溶性的抗氧化剂，如果它在血液里面遇到了自由基，它会主动地把一个电子送给缺少电子的自由基，使自由基被中和，不再产生攻击性，从而避免了自由基对细胞的破坏。而它本身由于失去了一个电子变成了惰性自由基，也不会对细胞产生破坏。也就是说，虽然维生素 C 成功地中和了自由基，可它本身也被消耗掉了，因为它不能再送出电子，所以失去了抗氧化战斗力，就像一个士兵子弹打完了一样，不能再歼灭更多的敌人了。

如果维生素 C 是与维生素 E 同时摄入的话，维生素 E 是在脂质部分抗击自由基，它的战场与维生素 C 的战场不重合。假如在脂质物质里面，维生素 E 还没有遇到太多的自由基，那么它就可能有多余的电子送给维生素 C，哪些已经失去抗氧化功能的维生素 C 获得了电子以后，立即还原恢复了抗氧化功能，可以再去中和更多的自由基，所以它的抗氧化能力得到了加强。反过来也是一样，如果维生素 E 消耗了电子，中和了自由基，维生素 C 可以用同样的方式支援它多余的电子，使维生素 E 的抗氧化能力得到还原和加强。这就像两支部队，维生素 C 守在海里阻击自由基这个敌人，维生素 E 守在海岸阻击另一批自由基。如果它们都是独立作战，当敌人非常强大的时候，各自承受的压力要大得多。但如果他们互相支援，整体防御效果就强很多。就像解放战争时期，开始国民党军队的人数远远多于共产党军队的人数，而且其武器装备也要好很多，单独作战能力也比较强，但他们缺乏合作精神，不愿意互相支持；相反，共产党军队虽然人数少、装备差，但很有合作精神，互相支援，使其战斗力大大增强，经常打败国民党军队，最后以弱胜强，取得了中国第三次国内战争的全面胜利。

从图 3-4 中可见每种抗氧化剂分别能得到哪些支援。比如维生素 C 可以得到维生素 E、谷胱甘肽和 α 硫辛酸的支援，维生素 E 可以得到维生素 C、辅酶 Q_{10} 和 α 硫辛酸的支援，谷胱甘肽、辅酶 Q_{10} 都得到 α 硫辛酸的支援。这种相互支援使它们消耗的抗氧化功能得到还原，极大地增强了整体抗氧化效果。

可以看出，α 硫辛酸对其他四大强抗氧化剂都有强大的支援作用，但是 α 硫辛酸本身并没有得到其他营养素的支援。当 α 硫辛酸中和自由基失去抗氧化功能以后，它能够从细胞的能量转移过程中去抓一个电子过来，使自身的抗氧化功能得到还原。这是它最神奇的地方，所以它的抗氧化能力比一般的抗氧化剂强许多倍。

抗氧化网络体系的发现，证明了均衡摄入各种抗氧化剂的效果，要比单独或无序摄取抗氧化剂强很多。

Packer 教授还发现，除了这五大强抗氧化剂构成的抗氧化核心网络之外，还有一个支援网络对这个核心网络起着加强作用，从而组成了一个完备的抗氧化网络防御系统。

支援网络的第一个重要成分就是矿物质硒，从图中可见它在图的左边，能够支援谷胱甘肽和维生素 E。支援网络的另外一些重要成分是植物营养素。植物性营养素是植物中含有的活性物质，是植物进化过程中产生的保护自己、化解外界污染和侵害的物质。人类吸收这些活性物质也有保护自身细胞的作用。蔬菜瓜果和中草药中就富含这些营养素。

植物营养素分为水溶性和脂溶性两大类。水溶性植物营养素如生物类黄酮、花青素、绿茶精华等，这些物质本身就有很好的抗氧化作用，又能够加强维生素 C 的抗氧化效果。脂溶性的植物营养素如胡萝卜素、叶黄素、番茄红素等，它们本身也有很好的抗氧化作用，同时也能够加强维生素 E 的抗氧化功能。

研究发现，口服谷胱甘肽几乎没有什么作用，因为体内的酵素会把它分解。而有一种氨基酸——N 乙酰基半胱氨酸，在口服时不会被酵素分解，到了人体内又可以合成谷胱甘肽。所以，可以用口服 N 乙酰基半胱氨酸来补充体内谷胱甘肽的消耗。

内源性营养素是体内细胞自己合成和分泌的营养素，与免疫系统密切相关。年轻时体内浓度达到高峰，其后随年龄增长不断下降。步入中年以后，内源性营养素的浓度开始明显下降，而此时正是体内越来越需要其抗氧化的时候，所以往往需要额外补充才能满足身体的需要。体内内源性营养素有很多种，包括谷胱甘肽、辅酶 Q_{10}、α 硫辛酸等。图 3-5 为年龄增长时体内辅酶 Q_{10} 含量变化示意图，到 40 岁时体内多个重要脏器辅酶 Q_{10} 含量显著下降。

完整的抗氧化网络防御体系是对付自由基最厉害的武器，网络中各种抗氧化剂的互相支援，发挥强大的协同作用，可以大大增强身体抗氧化效率，起到很好的防治疾病的功效。就像面对强敌的进攻，单一兵种的防御难以支撑太久。假如同时具有海陆空立体防御，以及充足的武器弹药，后备又有野战医院、粮食供应，

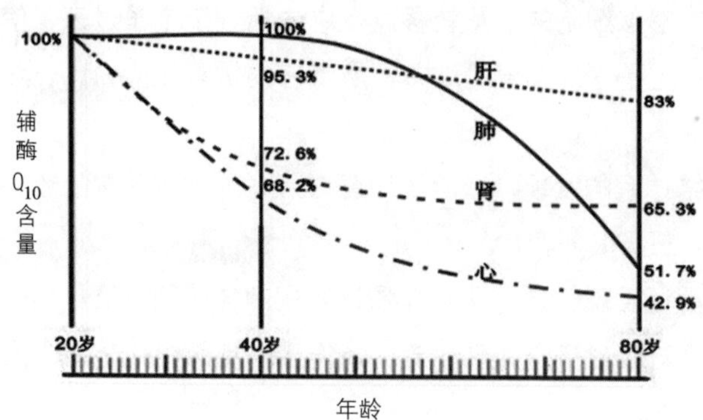

图 3-5　体内重要脏器辅酶 Q_{10} 含量随年龄增长变化示意图

注：20 岁以后，人体内各器官的辅酶 Q_{10} 含量即明显减少；40 岁以后，辅酶 Q_{10} 含量明显剧减，造成身体代谢减退、活动力减弱。

这样的防御效果显然要比单兵种抗敌强很多倍，这也是现在战争中强调多兵种联合作战的原因。人体内也有持续的战争，就是抗击无处不在的大量自由基对细胞的伤害；体内保持充足和均衡的抗氧化剂，形成网络防御体系，抗氧化的效果就能做到事半功倍，抗氧化的效率得到大大提高。

五、自由基与疾病

当自由基的产生超过自由基的清除能力时，体内自由基积聚过多，导致“氧化应激”，就会对身体细胞发动攻击，导致细胞受到伤害。

自由基攻击 DNA，容易诱发癌症。1989 年诺贝尔医学奖获得者 M. Bishop 和 H. Varmus 研究发现，正常细胞的基因可在病毒或化学致癌物的作用下转变成癌基因，而化学致癌物引发致癌基因的罪魁祸首就是自由基；自由基损伤细胞核里的基因，导致细胞突变、不正常增生，发展成癌细胞。

自由基攻击蛋白质，导致炎症，加速人体衰老；自由基攻击脂肪，易引起动脉粥样硬化、心血管疾病；自由基攻击碳水化合物，导致关节炎。自由基在脑细胞中堆积，会引起智力障碍，甚至出现老年痴呆症。自由基还会引起眼睛疾病，诱发白内障。随龄皮肤皱褶、粗糙、弹性减弱；肌肉萎缩、行走困难、无力；骨和关节退行性变、髋和膝变弯、脊柱弯曲度增加、身高下降等，都是慢性疾病早期容易感觉到的变化，随龄氧化损伤是这些变化的基础；皮肤、骨骼肌和骨骼系统随龄氧化损伤也是机体氧化损伤的一部分。自由基引起的疾病参见图 3-6。

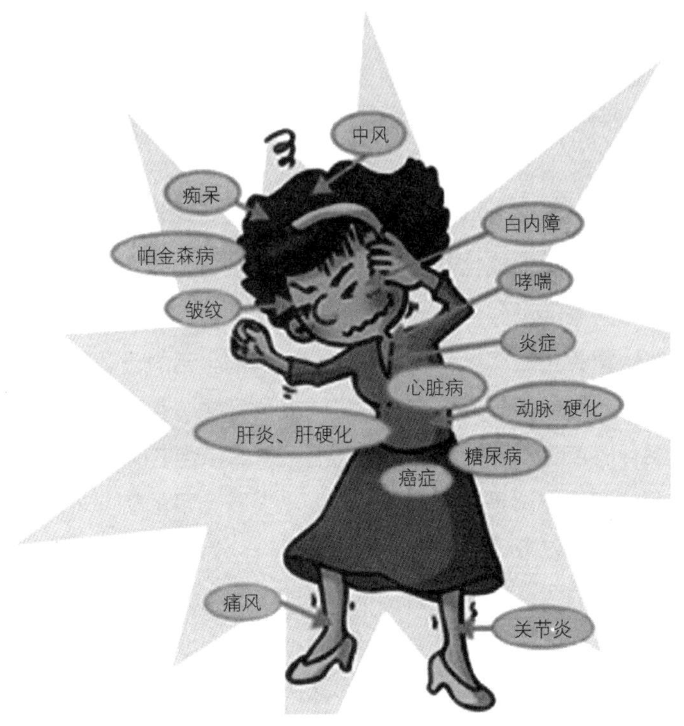

图 3-6　自由基与疾病示意图

澳大利亚罗斯·沃克博士介绍，自由基还与自身免疫性疾病、肝炎、肝硬化、胃炎、溃疡病、原发性肾小球疾病、糖尿病、哮喘、肺气肿、视网膜黄斑变性、多发性硬化症、震颤麻痹症等疾病都有密切的关系。美国肯尼斯·库珀医生也认为自由基是超过 70 种慢性退行性疾病的根本原因，自由基引起的各种疾病参见图 3-6。由此可见，自由基对人体的影响非常广泛，很多致病因素都是通过引起体内自由基的增加而导致机体生病的，参见图 2-2。因此，几乎所有慢性疾病都与自由基有密切关系，自由基才是慢性疾病产生和发展的根本原因。过多自由基引起体内的氧化压力增加，氧化损伤加重，从而导致慢性疾病。很多其他的致病原因，往往都是通过引起体内自由基的增加再导致身体生病的。

六、氧自由基理论指导疾病的有效防治

由于所有慢性退行性疾病都是由于氧气的毒性作用导致的，氧化压力就是慢性疾病发生的根本原因；那么要有效防治慢性疾病，就要及时释放体内的氧化压力，减轻氧化损伤。

科学家通过对抗氧化剂、抗氧化酶、活性氧水平、氧化损伤程度及自氧化速率的比较研究，发现活性氧是寿限的最重要决定因子，而且抗氧化剂和抗氧化酶也是寿限的重要决定因子。由此推断，延长寿命有两种有效方法，一是减少氧自由基的产生，二是使用抗氧化剂和抗氧化酶对抗氧自由基，减少自由基对身体的伤害。

要减少体内氧自由基的产生，需要改变不良的生活方式，少接触容易产生自由基的物质，如煎炸或烧焦的食物、排出的废气烟雾、强烈的阳光等；不吸烟，因为吸 1 支烟可以产生 3 万亿个自由基；不熬夜；学会及时释放压力。

延长寿命的有效方法是不要吃得太饱。已经有大量的研究说明，通过适当限制食物摄入等方法可以降低能量代谢，减少线粒体对氧的利用和降低线粒体呼吸功能，由此减少线粒体活性氧的生成和延长动物的平均寿命及最高寿限。有研究发现，给老鼠吃半饱寿命可以翻倍。很多科学研究说明，能量限制能使动物衰老的更慢，活得更长。因为食物限制能减少体内氧自由基的生成，并增加人体对氧化应激的耐受力和增强机体抗氧化应激的能力。

延长寿命的另一种方法是使用抗氧化剂和抗氧化酶对抗氧自由基，减少自由基对身体的伤害。Culter RG 等科学家认为自由基通过改变细胞的分化状态而引起衰老和慢性疾病，提出抗氧化剂是寿命的决定因子。抗氧化剂延长物种平均寿命的作用已有很多报道，主要是由于抗氧化剂抑制了外部环境来的氧化源或是抑制了体内参与病理过程的自由基反应而起作用的。

随龄氧化和抗氧化的失衡会导致大分子物质氧化损伤的逐步积累，从而产生与慢性疾病有关的病理变化。因此，机体的抗氧化防御和修复系统在衰老和慢性疾病发生发展的过程中起着至关重要的作用。增加或降低机体的抗氧化能力将对慢性疾病的过程产生重要的影响。机体抗氧化系统，除了非酶性抗氧化剂外，起主要作用的是抗氧化酶系统和抗氧化修复酶系统。自由基与疾病的关系及其防治要点，参见图 3-7。

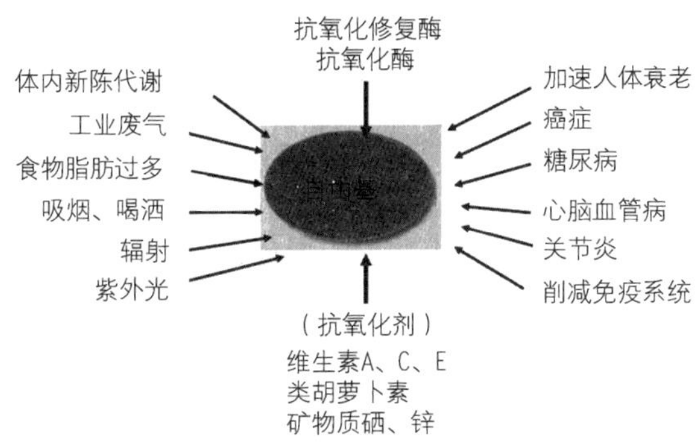

图 3–7 自由基生成、危害及其防治示意图

由此可见，几乎所有慢性疾病都与自由基有密切关系，自由基才是慢性疾病产生和发展的根本原因。要健康长寿，我们能做的有三件事，一是改变不良的生活方式，可以显著减少氧自由基的产生；二是不要吃得太饱，通过适当限制食物摄入等方法，也能减少氧自由基的产生。三是长期足量使用抗氧化剂，以对抗氧自由基、减少自由基对身体的伤害。

美国斯全德博士认为，采用最佳剂量的营养补充可以对患者的健康状况起到明显的帮助，而这些最佳剂量都是远远高于国家推荐的膳食营养素供给量水平的。只要按照符合健康要求的最佳剂量去补充营养，人们的健康状况都会明显好转，甚至疾病可以完全痊愈。

医疗行业只是忙于治疗疾病，而没有时间去教育人们改变生活方式的重要性，没有时间去教育人们营养均衡的重要性。这项非常重要的工作，可能主要靠各级政府的疾病控制中心及众多的公共营养师来完成，而政府的重视程度对这项工作的影响力最大。

各级医生保健意识、防病意识可能需要大大加强，强化预防胜于治疗的观念，要知道身体的神奇自愈能力防治疾病的效果最好，要把药物当作治疗疾病的最后一招而不是第一选择，要建议患者改变不良的生活方式、采取更积极方式去改善健康，优先采用自然疗法来防治疾病。

第四章　养生原则

一、增强健康意识，重视身体保健

人是具有高度智慧的生物，人的行为都受大脑意识的控制。吃什么、做什么，一举一动都由思想来指挥。一个人想要健康，或者想要一个人健康，都必须先改变意识，要先洗脑，必须先把大脑里不健康的意识删除掉，再想办法装进健康意识和健康观念。由健康意识来指导行为，来指导日常工作和生活，这样才愿意为了健康而改变，而且不嫌麻烦。改变，比如改变吸烟、酗酒的习惯，对有些人来说是很痛苦的，特别是当他不知道为什么要改变的时候。一个不愿意改变健康意识的人，是得不到健康的；想要帮助一个没有健康意识的人得到健康，可能是痴心妄想。给别人营养知识前，一定要先给观念和意识；当观念和意识还没有到位时，给了知识也是没有用的，往往是做无用功，白浪费时间。健康意识增强了，重视身体保健了，那就可能愿意学习保养知识，愿意为了健康而对饮食习惯、生活习惯和工作习惯做出调整和改变，那身体肯定会一年比一年好。

汽车需要保养，人体需要保健。汽车长期不保养会出大事，人体长期不保健易生大病。人体结构远比汽车结构复杂，汽车保养与故障排除都有几百问，人体保健与细胞修复学问更多，必须认真学习营养保健知识，方能做好有效保健。

世界卫生组织预测，从2005~2015年，中国因慢性病将累计损失5580亿美元；慢性病导致人们遭受痛苦，甚至过早死亡，危害比艾滋病要严重得多，必须制止慢性病的全球流行。导致慢性病的主要危险因素是不健康饮食、不锻炼身体和使用烟草。如果消除了这些主要危险因素，加强营养保健，至少80%的心脏病、脑中风和2型糖尿病是可以避免的，40%的癌症是可以预防的。

健康时人们普遍不珍惜身体，不明白健康是自己最大的财富，感觉为健康投资时间和金钱简直就是浪费。于是暴饮暴食、劳逸失度、烟酒过度和熬夜，从而透支了健康。许多人40岁之前拿命换钱，40岁之后拿钱来换命。但问题是，很多疾病到了中晚期拿再多的钱也无法换回生命。投资防病、投资保健才会有更好的效果。预防保健是投资，治病保命是消费。花相对少的投资来主动保健，往往可以取得最大的健康效益。

因此，预防疾病，未生大病时主动为自己的健康投资，投入时间、精力、金钱，是最明智的上策，不但省钱，更重要的是减少痛苦，增加健康寿命。关爱健康是回报最大的投资。每一个有识之士，都必须进行健康投资。预防保健是投资，治病保命是消费。详细论述请见第一章。

人们活在世界上的终极追求就是健康和幸福。当官、做生意、努力工作都是为了健康和幸福。因此，要像用心经营事业一样，同步来经营自己的健康。当您事业有成时，还有健康，才会有幸福。投资健康，善待自己，加强身体保健，把健康掌握在自己手里，才能真正得到健康和幸福!

博益健康咨询机构响应国家号召，带头开展营养教育、健康咨询和营养调理等专业工作，希望帮助到一批渴望健康的朋友得到健康，希望我们身边的更多朋友成为世界卫生组织警示的受益者。

二、养成良好的生活方式

生活方式是人们受社会文化、经济状况、风俗和家庭影响而形成的生活意识和生活习惯。世界卫生组织研究发现，生活方式对人们健康的影响最大，占到60%。不良的生活方式损害身心健康，而良好的生活方式则有益健康。生活方式病包括心血管疾病、中风、癌症、糖尿病和慢性肺病等，已是人类健康的头号杀手，全球至少有2/3的人死于与不良生活方式有关的疾病，并且这一比例还会不断增加。“冰冻三尺，非一日之寒”，对现代人构成重大威胁的慢性疾病常植根于青少年，发展于中年，发病于中老年，往往是十年、二十年不良生活方式累积造成的。在影响健康的诸多因素中，生活方式是我们普通人唯一能掌控的因素，我们可以通过改变生活方式，让自己生活得更美好。

良好的生活方式包括生活规律、饮食节制、戒烟限酒、适量运动、不熬夜、不过度劳累、积极乐观和睡眠充足等。美国疾病控制中心研究发现，不吸烟、合理膳食、经常锻炼的男性公民寿命可以延长19年。这些生活方式说起来都是生活中的小节，但它们直接关系到我们生命的健康。所以，千万不要小看日常生活中点点滴滴的行为和习惯。知道这些道理的人多，但做到的人就很少了；但是如果想得到健康就必须做到，打折扣的人健康也肯定会打折。

一个人如果有乐观的心态，他的抵抗力、免疫力会明显增强，从而有助于健康。科学研究显示，情绪低落时人体的抗癌能力衰退20%以上。人体的致癌基因每天产生3000多个癌细胞，如果免疫力强，体内的自然杀伤细胞等白细胞就可以很快杀死癌细胞；如果免疫力弱，癌细胞就可以生长繁殖，就会得癌症。故日常生活中要保持积极乐观，尽量不生气。不生闲气，不因鸡毛蒜皮的小事生气；不生怨气，抱怨解决不了问题；不生闷气，闷气对健康的影响最大。前国家药监局局长郑筱萸被立案查处后，短短几个月已是白发苍苍，心理压力大、心态问题是其快速衰老的主要原因。

每天保证6~8小时高质量的睡眠，对健康非常重要。我们每天吸入很多污染空气，每天都有压力，经常吃到残留农药的蔬菜，吃到苏丹红等，都会对我们的身体造成伤害，晚上睡眠的时间是修复身体的最好时间。中国有句老话“天天失眠，少活十年”，讲的就是睡眠的重要性。

运动是一把双刃剑，长期不运动体质会下降；运动过量对身体也有害。运动完后精神更好、脸色更好、胃口大开，运动量就掌握的比较好。运动完后精神更差、脸色苍白、胃口不好，运动就可能过量了。世界卫生组织的一个研究发现，每周步行超过4小时与少于1小时的人相比，心血管病发病率减少69%，病死率减少73%，由此可见运动的作用有多大。钟南山院士说，如果您把锻炼看成跟吃饭、工作、睡觉一样，是生活中不可缺少的一部分，那么您的健康状况将会达到一个新的高度。

三、做到营养均衡充分发挥人的生命力

均衡饮食，额外补充摄入不够的营养素，尽量做到营养均衡，发挥人的生命力，才比较容易维持健康或恢复健康。

（一）做到营养均衡需要按需供给

均衡营养的目标是尽量满足当天的营养需要，或者满足一段时间的平均需要。要做到营养均衡，说起来好像挺容易，但真要做到却比较困难。因为不容易判断一个人的营养需要量，而且营养素的需要量存在较大的个体差异，与遗传基因、压力水平、锻炼水平和环境负载（环境污染、抗营养物质）等因素有关。

不同的人遗传基因不同，营养需求不同；有遗传缺陷者，相关营养素的需求量大增，甚至可能增加数倍以上。比如，我们家族中许多人患心脑血管病，爷爷高血压脑出血，父亲高血压脑出血，姐姐高血压，表明父系心脑血管病相关基因可能存在缺陷，因此我们兄弟姐妹患心脑血管病的机率要比一般人群大，保护血管的相关营养素需求量大增，如果不能按身体需要增加相关营养素的摄入量，则很容易得心脑血管病。所以，虽然我现在还没有高血压，但要特别注意预防高血压，别人吃肥肉可能没事，而我可能不行；别人肥胖可能不会得心脑血管病，而我就要特别注意控制体重。有遗传缺陷者饮食习惯和生活方式都要作适当改变，而且相关营养素的摄入量要显著增加。我每天都摄入较大量的维生素C、维生素E、鱼油、维生素B族和蛋白粉等相关营养素，以便对遗传缺陷起一定的弥补作用，保护心血管系统，防止或延缓心脑血管病的发生。

另外，体质不同、压力不同、生活环境不同、锻炼水平不同、疾病不同、身体消耗不同，其身体所需的营养素都不相同。同一个人，年龄不同、工作量不同、季节不同、压力不同、环境不同，其身体所需的营养素也不相同。

即使判断准了一个人的营养需要量，但要做到均衡营养也不容易，因为可能需要改变一个人的饮食习惯。大多数人一般都是根据自己的口味来选择食物，很少会根据自己的营养需要来选择食物。多数老百姓不懂得该怎么选择，即使懂得也做不到，很多人嫌麻烦。

如果不能按照不同的人、不同时期的需要来正确地选择食物和补充营养素，那么就很难做到营养均衡。而做不到营养均衡，细胞修复所需要的原料就会不够用或者原料配送比例不当，就会影响到受损细胞的及时修复，就无法发挥组织细胞的自我修复能力，无法发挥人体强大的自愈能力。组织细胞将带病工作，慢慢就会出现亚健康甚至生病。疾病出现后也就无法真正祛除，身体无法恢复健康，逐渐导致疾病不断加重，甚至英年早逝。如果做到了均衡营养，细胞得到必需的营养素，那么受损的组织细胞就能很快自愈。

因此，均衡营养有利于保持健康，均衡营养可以预防疾病和治疗疾病。那么怎么来判断一个人需要的营养素量呢？这是一个很专业的问题，最好由有经验的营养师来判断，请您咨询身边的专业营养师，他能给您最佳的指导方案。本书第八章营养干预方法里也介绍了一种有效判断最佳营养增补量的实用方法，供您参考。如果您知道了您的营养素需要量，那么如何才能做到均衡营养呢？也请您参阅第八章营养干预方法，从中您将能找到满意答案。

（二）营养均衡才能发挥人的生命力

1. 体内神奇的自愈系统

35 亿年前地球上就诞生了生物，然后慢慢有了人类；是大自然经过几十亿年的进化创造了人类，在这漫长岁月里，人类不断进化，经历无数的优胜劣汰，体内的自愈系统已经达到了精妙绝伦的地步，非常复杂和精准，其精密程度目前的科技还根本没有办法模拟和合成。

自愈系统是生物调动自愈力，以维持机体健康的协同性动态系统。自愈力就是生物依靠自身的内在生命力，修复肢体缺损和摆脱疾病与亚健康状态的一种依靠遗传获得的维持生命健康的能力。对于包括人类在内的高等级生物，自愈系统包含抗氧化防御系统、免疫系统、应激系统、修复系统、内分泌系统和酸碱调节系统等若干个子系统。

抗氧化防御系统前面已经介绍，它的主要作用是对抗氧自由基、减轻氧化损伤，它在维护人体健康、防病治病方面发挥重要作用。免疫系统大家都比较熟悉，它的主要作用是对付外来的敌人，包括外来的污染物和病原体，属于军队和警察的角色，免疫力是自愈力的一部分。当免疫细胞抵挡不住病毒时，就需要借助药物，不过最好的药物依然是食物及营养素，一般情况下，通过改善饮食和补充缺乏的营养素，可以对抗大多数疾病。传统意义上的药物很多都会抑制人体的自愈能力，对人体都有不同程度的损害。

应激系统是当身体出现紧急情况时启动的一个系统，由神经系统及内分泌系统发生作用，分泌大量肾上腺素等应急激素。内分泌系统则是身体的管家，靠分泌激素来管理日常的工作。修复系统是解决组织损伤问题的一个系统，是对体内缺损进行修补恢复的系统。人体内存在新陈代谢、组织更新，人体组织细胞受损时有强大的自我修复能力，人体生病时有神奇的自愈能力。人体内的损伤原则上都能通过自我修复而治愈，而且速度很快。

经过漫长的进化，人体已经形成了一套非常复杂精密的酸碱调节系统。健康人的体液呈弱碱性，这样有利于机体对蛋白质等营养物质的吸收和利用，并使体内的血液循环和免疫系统保持良好状态，人精力充沛。正常情况下人的体液，包括血液、细胞内液、细胞外液等都是弱碱性，血液的 PH 为 7.35 ~ 7.45，当 PH 下降到 7.35 以下时就会使人体呈现“酸性体质”。

依靠体内完整的酸碱调节系统，健康人的机体都能自身调节 PH 值。体内 PH 值与进食的食物有密切的关系，如果摄入酸性食物过多，大大超过体内酸碱系统的调整能力限度，那就会使体内 PH 值失衡，进而引起酸碱平衡破坏。所以食物的酸性和碱性搭配对人体健康十分重要。经常进食酸性食物，会使人体由于消化器官的兴奋而使乳酸增高，还会增加体内钙、镁等矿物质的消耗，造成这些营养成分不足。

经常过多进食大鱼大肉，会使体内的酸性物质积聚，血液就会偏酸性，人体的内环境就开始恶化，便出现了极不健康的“酸性体质”，可出现头晕、焦躁、便秘、失眠、疲劳、抵抗力下降，易患上呼吸道感染等症状；由于血液的黏度增加了，还可导致动脉硬化。

另外，只有体液的 PH 正常时，体细胞和免疫细胞才有能力吞噬和消灭癌细胞，癌细胞周围的 PH 是 6.85 ~ 6.95，偏酸性，正常的 PH 值不利于癌细胞的存活。而且，人体的 PH 每下降 0.1 个单位，胰岛素的活性就下降 30％，从而增加 2 型糖尿病发病的危险。

酸性体质还是影响人体体态和健美的根本原因，血液酸度增高后，体内新陈代谢减弱，血液循环也减慢，致使表皮细胞失去弹性，变得松弛、粗糙、起皱或色素沉着，皮下脂肪过多，身段缺乏曲线美。近年来科学研究又发现，人体体液的酸碱度与智商水平也有密切关系，在体液的酸碱度允许的范围内，偏酸性者智商较低，偏碱性者智商高。

弱碱性食物有利于长寿，高加索地区的许多闻名于世的长寿村中，不少人能活到 130~140 岁，那里也没有什么特别好的食物或补药供人享用，唯一不同的就是他们的饮用水呈弱碱性，pH 为 7.2~7.4，与人的血液 pH 几乎相同。正是这弱碱性的水，使这些长寿者的血管保持柔软、不硬化，使他们的血压偏低，脉搏正常。

科学家由此认定，弱碱性食物有利于健康长寿。

当人体自愈系统中任何一个子系统产生功能性、协调性障碍或者遭遇外来因素破坏，其他子系统的代偿能力都不足以完全弥补时，自愈能力就会降低，从而在生物体征上表现为亚健康状态或者病态。

我们需要动态地理解人体为自愈所做的一切调度，不能越过自愈系统而随意去阻止、干扰和破坏人体的系统。因为，许多疾病的症状，都是人体自愈系统的调度所引起的，这种调度是一种折衷的技术，需要从身体的资源里进行重新分配，待病消除后再恢复正常。自愈系统在运转的时候，是身体从常态进入病态的过程，这个过程本身，有可能以减低身体的某些机能为代价，甚至暂时关闭某些机能，以减少养分的消耗，而将养分分配给身体急需的部位。这些调度极其复杂和精密，许多还不为人认识，可能会涉及整个人体。如果您还没有完全理解身体的语言，您就不要轻易干涉身体的策略。

很多人可能有过这样的体验，不小心碰破了手脚，一段时间自己就能长好；普通的感冒休息几天不治也可康复，什么原因？这些都是身体内神奇的自愈力在起作用。所以人生病，药物治疗往往只能起到一定程度的作用，更重要的是靠人体自身的自愈力来战胜疾病。

自愈力的发挥需要各种条件，其中最关键的就是水、氧气和营养，因为这些就是自愈力发挥作用所需要的各种材料。自愈力具体包含了断裂骨骼的接续，黏膜的自行修复或再生，皮肤和肌肉以及软组织愈合，通过免疫系统杀灭肿瘤和侵入人体的微生物，通过减食和停止进食的方式恢复消化道机能，通过发热的物理方式辅助杀灭致病微生物等诸多的与生俱来的能力，呕吐、腹泻和咳嗽等也是自愈力发挥作用的表现形式。好好爱惜自己，您的身体为了保护您，每天都在努力地忙碌着，请为您身体神奇的自愈力创造有利的条件，及时足量提供相应的原料。

现代人普遍工作和生活在压力巨大的环境里，思想焦虑、肢体疲劳，膳食结构不合理，营养不均衡、不断受到噪音、辐射、空气污染以及饮食污染的侵害，再加上吸烟、酗酒和不当用药等因素，破坏了体内的自愈力，身体经常处于亚健康或疾病状态，罹患恶性疾病的人数节节攀升。

人类可以通过调节生存环境、合理饮食、补充缺乏的营养素、适当运动以及接受低于致病量的微生物刺激等方法获得免疫力，通过激活骨髓造血干细胞等方法来巩固和提高自愈力。大力推广自然疗法，巩固和提高自愈力已经成为国家迫在眉睫的严重问题。

2. 合理补充营养素等原材料，发挥人体强大的自愈能力

人体作为大自然创造的精华，本身具备了大自然几十亿年来，抵抗各种伤害和压力的经验。这些经验以密码的方式写在人体的基因（DNA）内。一旦有需要的时候，这些密码就会打开，从而启动一系列的应急、修复措施。所以，人体有神奇的自愈能力和强大的修复系统。再高明的医疗手段都不能替代人的身体机制、都无法替代新陈代谢。医学仅是对人体的一种认识，目前这种认识还处于初级的阶段。利用人体的修复能力来治病，是最高明的医术，可以达到完美的效果。但是现在有很多人，都把自己的健康完全依赖现代医学和药物，不知道自己才是最好的医生，不配合体内神奇无比的自愈能力，那么想得到健康可能是痴心妄想。

前中华医学会会长钟南山院士，在他的《钟南山谈健康》专著中也反复提到，最好的医生是你自己。您有一个奇妙的身体，它会自动调节，心脏、肝脏、肺都在自动运作，比现行的任何医疗设备与技术都高明的多。对于奥妙无比的大自然而言，人类的科学技术包括医疗技术，还处于很初级的阶段。人类连自然界的小草都还不能合成。对于人类健康重要性而言，人类化学合成的药物，远远比不上天然食物和天然营养素。

人体有这么神奇的自愈能力，那为什么世界上还有那么多人生病呢？原因很简单，就是您体内没有好的原材料，没有充足的营养素，人体强大的修复能力和神奇的自愈能力无法发挥，从而导致很多人身体不好。体内出现这种情况犹如巧妇难为无米之炊；再比如，您是手艺最好的泥匠，可以修理好所有的坏墙，却修不好邻居家的墙，原因只能是邻居没有提供好的原材料，包括水泥、沙石和砖头。人体细胞损伤是随时发生的，细胞修复也是随时发生的。身体修复的规律可用下面的公式来表示：

$$\text{细胞损伤}\ \frac{\text{医药}}{\text{营养素}}\ \text{细胞修复}$$

急性病、危重病、传染病和癌症，医生和药物的作用较大，应该以医药为主，营养调理为辅。慢性病医药手段只有对症治疗疾病、控制疾病的作用，不能真正治愈疾病。只有补充细胞所需的必需营养素，发挥细胞新陈代谢、组织更新的作用，受损的组织通过新陈代谢、组织更新就能很快恢复健康，疾病才能痊愈。慢性疾

病体内新陈代谢的作用要比医药的作用大很多。如果您的身体细胞始终得不到必需的营养素，人体细胞的自愈能力得不到发挥，受损的组织将不能得到及时修补，疾病也就无法真正祛除。

为什么医生和药物解决不了慢性疾病的问题呢？因为药物的作用不在系统层面，而在细胞中的某个位置。药物只激活了体内的一二个反应，只作用体内的一二个位点，而很多慢性病往往有多个点、甚至多个系统出现了问题，系统问题一定要在系统层面才能解决。药物只能解决点的问题，很难解决系统紊乱问题，所以很难治愈慢性疾病。医生没有能力把系统紊乱纠正。唯一可行的方法是提供优质营养素，让系统自我修复！

许多人最大的失误是身体坏了，不用原材料来修理，不用营养素来修理，而只要靠药物来修理。可是我们身体不是用药物做成的， 而是由营养素构成的；这样修不合理，效果不好，是不可能成功的。现代医学违背这个基本规律，导致很多病治不好！西医学对慢性病束手无策！

比如 2 型糖尿病就是很常见的慢性疾病。2 型糖尿病是多系统功能紊乱的结果，药物不能纠正多系统功能紊乱，所以 2 型糖尿病用药物很难治愈。而补充足量蛋白质和 B 族维生素等营养素，发挥身体的自我修复能力，症状就会消失。

我们身体的每一个部位长什么样，身体自己最清楚，记在组织细胞的基因（DNA）上，身体有修复损伤的能力，但前提是您给它提供优质原料、优质营养素。比如外伤导致肝脏破裂，经过及时手术，补充足量的营养素，按照肝脏的基因密码，一般 1~2 个月就可以合成一个与原来一模一样的肝脏；手破了，营养充足时一周就长好了；骨折了，对好位三个月就可长好。

如果体内营养素不足，您的细胞、血液、血管就不可能健康，您的神经系统、免疫系统、血液循环系统都会相继出现异常，您的每一个脏器都会受损，您就会因此受到各种疾病的困扰。所以均衡营养非常重要，其重要性远远超过很多人的想象。营养素可以预防疾病，营养素可以治愈疾病。均衡营养是健康的基础，也是健康的支柱。

四、及时排除体内毒素

临床上发现，一个人呼吸停止后，体内的二氧化碳不能及时呼出，马上就会产生呼吸性酸中毒；呼吸停止 6~7 分钟后，一般体内都会出现严重的酸中毒，pH 可能从正常的 7.4 降至 7 以下，可能会立即引起心跳停止，对生命构成严重威胁。一个人如果几天没有尿，体内的很多有毒代谢产物，如肌酐、尿素氮、中分子毒物、小分子毒物等不能及时排出体外，蓄积在体内也会产生代谢性酸中毒，血液中硫酸根、磷酸根、碳酸根等有机酸大量增加，也会对生命构成极大威胁，这时往往需要做紧急血液透析，通过仪器把体内毒素马上排除。同样道理，一个人便秘，大肠里的毒素不能及时排出，也容易发生慢性中毒。

经常有人会问："身体内怎么会有这么多毒素？这些毒素从哪里来的？"体内的毒素一般有两个来源，一是内在的毒素，由身体新陈代谢过程中产生，如自由基、肌酐、尿素氮、碳酸、硫酸盐、磷酸盐、乳酸等；二是外来的毒素，由外界环境中摄入，如大气污染、蔬菜中的农药残留、汽车尾气、工业废气、化学药品、食物中的防腐剂、化妆品中超标的重金属，垃圾食品、病原微生物的毒素等。

人体有六大排毒系统，它们是呼吸、肾脏、肠道、肝胆、淋巴和皮肤。这些系统的协调工作使人体毒素的产生和排出处于平衡状态。但人体自身的排毒能力是有限的，如果体内有过多的毒素超出身体排毒的能力；或者身体某个或几个系统的功能衰弱，导致机体排毒能力下降、排毒不畅，这时就会引起体内毒素的蓄积，此时就必须靠外力帮助解决排毒问题。

那人体内部究竟有多少垃圾呢？

根据人体慢性中毒学说和各国专家大量的人体清理实践，发现一般成年人体内有 3~25 千克垃圾。如果在吃喝上放纵自己，又没有经常清除体内垃圾，体内还会有更多的垃圾。德国一位杰出的外科医生解剖了 280 名死者的内脏，结果发现在其中 240 名死者的肠道内壁上都淤积有硬石状粪便污垢。伦敦一名医生解剖一名死者的大肠，从中取出 10 千克陈旧的，已经变成象石头一样硬的粪便。日本医学博士甲田光雄在他撰写的《百病生菜食防治法》一书中说，到他医院救治的许多患者，通过少食、断食、生食等具有清肠性质的疗法，都排出了长期停滞淤积的陈旧大便，也就是所谓的"宿便"。俄罗斯著名的人体排毒专家马拉霍夫在专著《人体的全面清理》一书中提到，一个人长期坚持锻炼身体，实行过每周一天或者多次实行过 3 天、7 天、10 天断食疗法，并且自我感觉健康状况无问题，但在清理肝胆时，都能清理出许多"小石头"，往往能装满半升的玻璃罐。此外，还能清出许多陈腐的胆汁及黑色的膜状或片状的脏物。

人体慢性中毒学说的创始人是俄国的梅尼契可夫教授，他因为提出这个学说获得了诺贝尔医学奖，他说：“大肠积聚的食物腐败之后，形成有害物质引起自身中毒，于是发生疾病和衰老的现象”。

我们每个人的体内都存在着一定的毒素，这些各种各样的毒素会严重影响人们的身体健康，因此日常生活中做好排除体内毒素的工作是非常重要的，那么排除体内毒素的方法都有哪些呢？

（1）断食排毒法，最有效，详见本书第十二章。

（2）运动：运动时会加速汗液的排出，那么毒素也就会通过汗液从人体内排出，从而达到排毒的作用。

（3）饮食调整：比如喝蜂蜜水通便，多吃菜通便，多吃有机食品等可以减少体内毒素。

（4）其他：如按摩腹部，可以增加胃肠动力，促进排便；还可以加速血液和淋巴液循环，使排毒更通畅；做桑拿可以大量出汗，促进更多的毒素释放出来。

如果一个人有较强的健康意识，重视身体保健；愿意改变不良的生活方式，减少不良生活方式对细胞的伤害；并尽量做到饮食均衡、营养均衡，及时补充缺乏的营养素，充分利用大自然的阳光、空气、水和植物，发挥人体神奇的修复能力和自愈能力；合理应用医药因素，及时排除体内毒素，那么就比较容易得到梦寐以求的健康。

第五章　营养学基础

一、蛋白质——永葆青春的秘诀

（一）蛋白质的功能

1. 构成与修补机体组织的原料。

2. 调节生理功能。

3. 供应能量。

人体必需氨基酸有九种，包括缬氨酸、异亮氨酸、亮氨酸、苯丙氨酸、蛋氨酸、赖氨酸、色氨酸、苏氨酸和组氨酸。优质蛋白质要求含所有必需氨基酸，蛋白质含量高，消化率高，利用率高。蛋白质是构成细胞的主要成分，是人体内最重要的营养素。每天摄入足量的蛋白质，是永葆青春的秘诀。

（二）食物来源

动物性食物包括蛋类、鲜奶类、瘦猪肉、禽肉和鱼肉等，植物性食物包括豆类、谷类等含有蛋白质。动物蛋白和豆制品为优质蛋白。

（三）蛋白质推荐摄入量

成年男性 65 克 / 天，成年女性 55 克 / 天。

（四）最佳补充剂

蛋白质粉。

二、脂类——比例恰当有益健康

（一）分类

脂类包括脂肪和类脂。脂肪主要由甘油三酯和脂肪酸构成的，类脂主要包括磷脂、固醇、糖脂和脂蛋白等。

脂肪酸有很多种，根据碳链中碳原子间双键的数目可将脂肪酸分为饱和脂肪酸和不饱和脂肪酸两类。饱和脂肪酸是指碳链之间没有双键连接，只有单键相连；而不饱和脂肪酸碳与碳之间的连接有双键即“C = C”。根据双键的数目将不饱和脂肪酸分为单不饱和脂肪酸（含 1 个双键）和多不饱和脂肪酸（含 2 个或 2 个以上双键）两种。一般从脂肪酸碳链甲基端算起，依据第一个双键出现的位置不同来给脂肪酸命名，比如第一个双键出现在第三位碳原子则叫 ω-3 脂肪酸，出现在第六位碳原子则叫 ω-6 脂肪酸，出现在第九位碳原子则叫 ω-9 脂肪酸（表 5-1）。

表 5-1 常见脂肪酸的名称

C12:0	C16:0	C16:1	C18:0	C18:1	C18:2	C18:3	C20:5	C22:6
月桂酸	棕榈酸	棕榈油酸	硬脂酸	油酸	亚油酸	亚麻酸	EPA	DHA

注：C12：0 表示此脂肪酸由 12 个碳原子组成，没有双键连接；C18：3 表示此脂肪酸由 18 个碳原子组成，有 3 个双键连接，余依此类推。

C18:1 油酸，为 ω-9 脂肪酸，为单不饱和脂肪酸。有降低胆固醇、甘油三酯和低密度脂蛋白，升高高密度脂蛋白的作用。

C18:2 亚油酸，是 ω-6 脂肪酸，为多不饱和脂肪酸。是一种必需脂肪酸，体内不能合成。能降低血液胆固醇，预防动脉粥样硬化。亚油酸的体内代谢途径详见图 5-1，亚油酸会在体内代谢转化为花生四烯酸（AA），AA 具有较强致炎作用。

C18:3 亚麻酸，是 ω-3 脂肪酸，为多不饱和脂肪酸。α-亚麻酸的体内代谢途径详见图 5-1，它也是一种必需脂肪酸，而且是人体最缺的脂肪酸，在体内能衍生出二十碳五烯酸（EPA）和二十二碳六烯酸（DHA）。ω-3 脂肪酸能够降低血液黏稠度、有效抑制血栓性病症，预防心肌梗死和脑梗死，能降低血脂、降低血压，抑制癌症的发生和转移，且具有增长智力、保护视力、消除体内慢性炎症等多种功效。

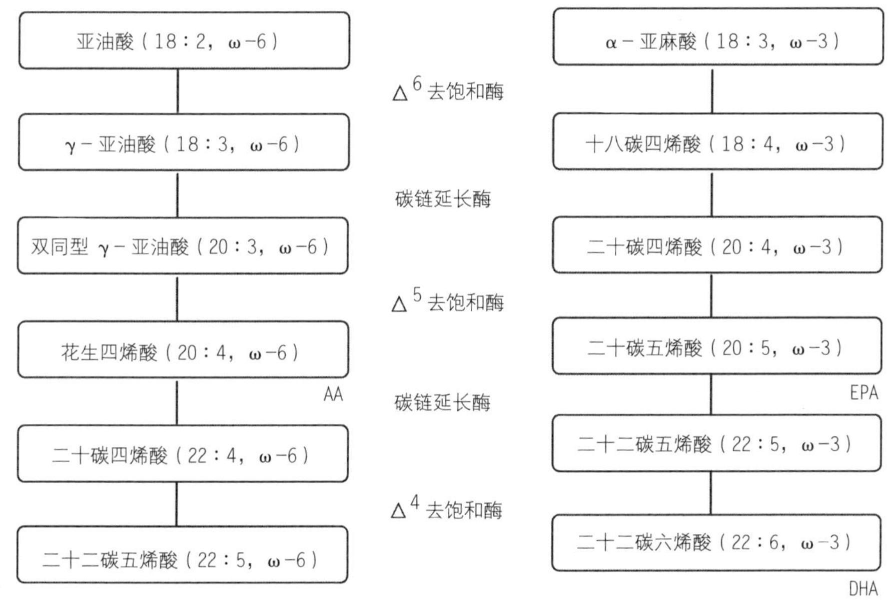

图5-1　亚油酸和α亚麻酸的体内代谢途径示意图

食用油按照油的来源可分为动物油和植物油两类。

（1）动物油：包括猪油、牛油、羊油等动物性油脂。

（2）植物油：包括棕榈油、椰子油，花生油、豆油、玉米油、芝麻油，茶油、橄榄油、亚麻籽油等。棕榈油、椰子油，饱和脂肪酸含量高；橄榄油不耐高温，不宜用来油炸食品；茶油、橄榄油富含单不饱和脂肪酸；花生油、玉米油、芝麻油含ω-6脂肪酸比较多，亚麻籽油（胡麻油）含ω-3脂肪酸比较多；玉米油含较多的维生素E，不耐高温，不适合油炸食品；小麦胚芽油富含维生素E，是一种对人体健康有益的抗氧化剂，可减少膀胱癌、结肠癌等癌症的发生，有较好的保健作用。

一般来说，动物脂肪含饱和脂肪酸多，在常温下为固体；植物脂肪含饱和脂肪酸少，不饱和脂肪酸较多，在常温下为液体。但也并非绝对，如鱼油含有的不饱和脂肪酸就较多，而前面提到的植物油椰子油和棕榈油含饱和脂肪酸较多。一般来说，动物油含有胆固醇，植物油不含胆固醇且维生素E的含量较高，所以应少吃动物油，而在食用植物油时，由于不同植物油的营养特点不同，建议经常更替食用多种植物油。食用油的其他详细介绍请参见本书第六章。

（二）脂类的功能

1. 脂肪的功能 储能与供能，维持体温，保护内脏，增进食欲，增强饱腹感，帮助脂溶性维生素的吸收。

2. 必需脂肪酸的功能 参与构成细胞膜，是合成前列腺素的原料，参与胆固醇的运输和代谢。高 EPA 和 DHA 膳食者心脑血管病及恶性肿瘤发病率较低。

3. 胆固醇、磷脂的功能 是细胞膜和神经髓鞘组成成分、血浆脂蛋白成分、体内合成重要生物活性物质的原料（类固醇激素、肾上腺素、维生素 D、胆汁酸），参与细胞内外的物质交流。

4. EPA 的作用 降低血液内低密度脂蛋白胆固醇（LDL）及甘油三酯的含量，有助于防止动脉硬化；减慢血液凝结速度，使血液稀释，有助于防止血管阻塞。

5. DHA 的作用 能减轻视力衰退的程度；可活化脑细胞，增强记忆力；可改变白细胞的化学作用，减轻发炎程度，有助于消除关节炎及其他炎症症状；也有一定的调节血脂的作用。

（三）脂类的食物来源

动物性油脂富含饱和脂肪酸（鱼油例外），植物性油脂富含不饱和脂肪酸（椰子油、棕榈油例外）。高胆固醇食物包括动物内脏、蛋黄等。大豆是良好的脂类营养食品。富含 ω-3脂肪酸的食物有深海冷水鱼、亚麻子油、紫苏油等。富含 ω-6 脂肪酸的食物有玉米油、葵花籽油、大豆油、棉籽油、玉米、大豆、猪肉、牛肉、羊肉等。富含 ω-9 脂肪酸的食物有茶籽油、橄榄油等多种油脂。

（四）脂类的供给量

成人脂肪供能比为 20%~30%；脂肪酸摄入最佳比例为饱和脂肪酸：单不饱和脂肪酸：多不饱和脂肪酸 =1：1：1；胆固醇摄入 <300 毫克 / 天。

（五）最佳补充剂

深海鱼油，亚麻籽油，紫苏油，橄榄油。

三、碳水化合物——粗粮杂粮有助健康

（一）碳水化合物的分类

1. 单糖　葡萄糖、果糖。

2. 双糖　蔗糖、麦芽糖、乳糖。

3. 寡糖　异麦芽低聚糖、低聚果糖、棉子糖、水苏糖。

4. 多糖　糖原、淀粉、膳食纤维。

（二）碳水化合物的功能：

1. 储能、供能。

2. 调节血糖。

3. 节约蛋白质。

4. 构成机体的重要物质：RNA、DNA、糖蛋白、糖脂等。

（三）食物来源

主要是粮谷类食物。

（四）推荐摄入量

碳水化合物的供能比占 55%~65%。

四、能量——能量平衡健康关键

（一）概述

能量是食物中的蛋白质、脂肪、碳水化合物这三大营养素在人体代谢过程中产生的。能量单位包括千卡（kcal），千焦耳（kJ），换算方法为 1kcal=4.184 kJ。

（二）人体的能量消耗

包括基础代谢、体力活动、食物热效应和生长发育等几个方面。

（三）能量平衡

人类疾病的发生、发展与能量的关系最大，与能量的积累和消耗都有关。身体内部的能量积累过多，会引发超重、肥胖等疾病；身体内部的能量消耗过多，会引发消瘦、营养不良等疾病。

能量过多或者过少都会引发疾病，人体需要均衡的能量。我们要健康，必须学会如何消耗多余的能量（适量运动），学会如何补充消耗的能量（摄取营养），做到能量平衡。

（四）食物来源

食物尽量多样化，主要来自粮谷类、动物性食物、豆类制品、水果蔬菜和食用油脂等。

（五）热能供给量及来源

能量供给量为轻体力劳动者每天每千克体重 30kcal，中体力劳动者每天每千克体重 35kcal，重体力劳动者每天每千克体重 40kcal。成人能量来源比例：碳水化合物占 55%~65%，脂肪占 20%~30%，蛋白质占 10%~15%。

五、膳食纤维——防富贵病卫士

（一）分类

分为水溶性纤维和非水溶性纤维两类。果胶和树胶属于水溶性纤维，纤维素、半纤维素及木质素属于非水溶性纤维。

（二）膳食纤维的作用

1. 改善肠道功能，防止便秘。
2. 调节血糖，防治糖尿病。
3. 降低胆固醇，预防心脑血管疾病。
4. 增加饱胀感，有助控制体重。
5. 稀释大肠中的致癌物质，缩短其通过肠道的时间，吸附某些食品添加剂、农药、洗涤剂等有害物质，促进排毒，预防大肠癌。

（三）膳食纤维的食物来源

非水溶性膳食纤维：水果和蔬菜的皮，全麦类和种子类；水溶性膳食纤维：水果、蔬菜、燕麦、大麦、豌豆、干豆类。

（四）推荐摄入量

膳食纤维每天摄入 25~35 克。

（五）最佳补充剂

纤维片。

六、维生素——维持生命的元素

（一）维生素 A（视黄醇）—— 护眼营养素

1. 维生素 A 的生理功能　促进眼部组织健康，保护视力；维持皮肤和黏膜等上皮组织的健康；帮助身体组织的生长和复原；促进骨骼及牙齿的正常发育；提高免疫力。

2. 维生素 A 缺乏症

（1）眼疾：夜盲症、干眼病、角膜软化症。图 5-2 显示维生素 A 缺乏引起的角膜软化症，角膜干燥、混浊至软化，易形成溃疡、穿孔、继发感染，以后角膜可形成瘢痕，导致失明。

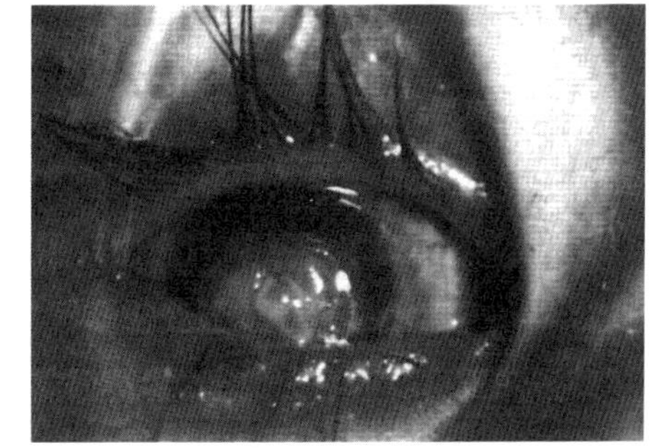

图 5-2　维生素 A 缺乏病（角膜软化症）

（2）皮肤病：皮肤粗糙、干燥、鳞状角化、脱屑。

（3）上皮组织恶化：口腔、消化道、呼吸道和泌尿道等上皮组织易受细菌感染而发炎，严重的会产生癌细胞。

（4）生长缓慢：特别是儿童，身体及骨骼生长发育迟缓、甚至变形，牙齿不健全甚至珐琅变态、凹陷和龋齿。

（5）生殖失调：妊娠不良、胎儿生长异常、胎盘损伤和胎儿死亡。

3. 维生素 A 中毒 一次或多次连续摄入大剂量维生素 A，常常以大于成人推荐摄入量（RNI）100 倍、儿童 RNI 20 倍即会产生急性维生素 A 中毒现象。长期摄入维生素 A 超过 RNI 10 倍即可引起维生素 A 慢性中毒。维生素 A 中毒表现：食欲减退、恶心、呕吐、头痛、唇裂、视觉模糊、皮肤干燥和搔痒、鳞片样脱皮、掉头发、骨关节痛、肝脾肿大。

4. 维生素 A 的食物来源 动物性食物有鱼肝油、动物肝脏、蛋、奶、芝士、牛油等都含有视黄醇；植物性食物则以深绿色蔬菜、黄色蔬菜为主，这类蔬菜含大量的胡萝卜素，经人体吸收后，在肝脏内转变为视黄醇。

5. 推荐摄入量 成年男性 800 微克 RAE/ 天，成年女性 700 微克 RAE/ 天。可耐受最高摄入量（UL）：成人 3000 微克 RAE/ 天。治疗量（美国）：2250~6000 微克 RAE/ 天。

单位换算关系：1 微克 RAE=1 微克视黄醇 =3. 3IU 视黄醇 =6 微克 β－胡萝卜素。RAE 为视黄醇当量。

6. 最佳补充剂 类胡萝卜素，鱼肝油，维生素 A 软胶囊。类胡萝卜素是维生素 A 的前体，当体内缺乏维生素 A 时，它会在肝脏的作用下转化为维生素 A，类胡萝卜素本身也有抗氧化和增强免疫力等作用。类胡萝卜素安全性更高，一般不会中毒，但有些人用后皮肤会发黄，停用一段时间后即逐渐恢复正常皮肤颜色。鱼肝油不是鱼油，鱼肝油是维生素 A+ 维生素 D，属于维生素类产品；鱼油是多不饱和脂肪酸，属于脂肪类产品。

（二）B 族维生素——最重要的催化剂

1. B 族维生素的作用

（1）最重要辅酶，维持蛋白质、脂肪、碳水化合物的代谢，是能量制造过程中重要的营养物质。

（2）维持神经系统的正常功能，缓解压力。

（3）抑制胆碱脂酶的活性，促进胃肠蠕动，帮助食物消化、吸收。

（4）维持皮肤健康必需的营养物质，可减少皮炎及过敏。

（5）维生素 B_6、维生素 B_{12}、叶酸能促进血液同型半胱氨酸的代谢，防治动脉粥样硬化。

（6）促进红血球生成，防治贫血。

（7）维持口腔健康，减少口腔发炎。

（8）增强肝酶活性，维持肝脏健康。

2. 维生素 B 缺乏症

（1）缺乏维生素 B_1 导致脚气病，主要损害神经系统、心血管系统。

（2）缺乏维生素 B_2 主要表现为口腔、皮肤和眼睛的炎症反应，引起唇炎、口角炎、舌炎、脂溢性皮炎、眼睛怕光流泪、睑缘炎等不适。图 5-3 显示维生素 B_2 缺乏引起的唇炎和口角炎，大家在身边人群也会时常见到这种缺乏症。

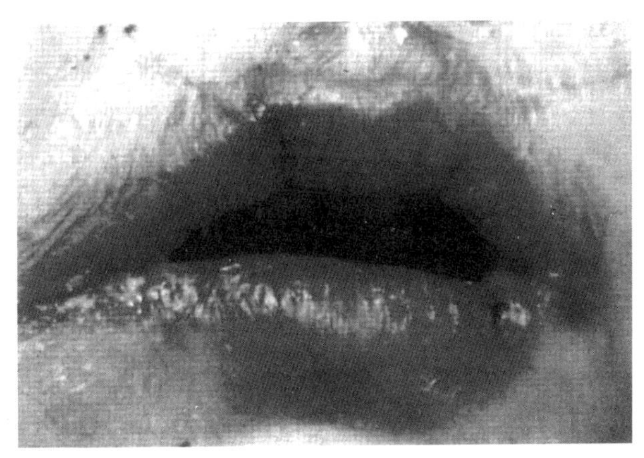

图 5-3 维生素 B_2 缺乏病（唇炎，口角炎）

（3）缺乏烟酸发生癞皮病，主要损伤皮肤、口、舌、胃肠道黏膜以及神经系统；即所谓“三 D 症状”：皮炎、腹泻和痴呆症。

（4）缺乏维生素 B_{12} 易引起恶性贫血；神经系统受损，出现精神抑郁、记忆力下降、四肢震颤等神经症状。

（5）缺乏叶酸导致巨幼红细胞贫血、胃肠功能紊乱。

3. 维生素 B 的特点

维生素 B_1 增强精力的作用强，烟酸可改变抑郁的性格，三种以上维生素 B 有缓解压力的作用，四种维生素 B（烟酸、维生素 B_6、胆碱、肌醇）有降低胆固醇的作用，精加工食品 B 族维生素大量流失。

4. 维生素 B 族的食物来源

酵母、肝脏、肾、心、肉类、米糠、麦麸、全谷、豆类、鸡蛋、各种绿叶植物。

5. 每日推荐摄入量

维生素 B_1 1.2~1.4 毫克，维生素 B_2 1.2~1.4 毫克，维生素 B_{12} 2.4 微克，烟酸 12~15 毫克，泛酸 5 毫克，生物素 40 微克。维生素 B_6 RNI1.4 毫克，UL60 毫克；叶酸 RNI400 微克，UL1000 微克。

6. 最佳补充剂

维生素 B 族。

（三）维生素 C——增强免疫力的斗士

1. 维生素 C 的功能

（1）参与羟化反应，促进胶原合成，保持皮肤、骨骼以及关节的牢固与强健；降低毛细血管脆性，防治坏血病。

（2）参与体内氧化还原反应，维持体内正常代谢，增强人体免疫能力，预防疾病；具有抗氧化作用，减少自由基对身体的损害，抗衰老防癌；有助于抗压力激素的分泌，有助于减压。

（3）促进铁和钙的吸收。

2. 维生素 C 的缺乏症

倦怠，疲劳，肌肉和关节瞬息性疼痛，急躁，齿龈出血，皮下渗血，易骨折，伤口难愈合，抵抗力降低，易患伤风、感冒等疾病。

3. 维生素 C 的食物来源

富含 C 的食物有猕猴桃、橙、柠檬、椰菜、葡萄、番石榴、鲜枣、莲藕、青椒或各种辣椒等。

4. 推荐摄入量

成人 100 毫克 / 天。可耐受最高摄入量（UL）：成人 2000 毫克 / 天。治疗量（美国）：1000~10000 毫克 / 天。

两次诺贝尔奖获得者，美国的鲍林博士认为人类每天应补充维生素 C 10~12 克。鲍林博士自己每天服用 18 克维生素 C，一生几乎没有得过病，而且活了 93 岁。

5. 最佳补充剂

维生素 C 片。

（四）维生素 D——骨骼的保护神

1. 维生素 D 的功能

（1）促进肠道钙磷的吸收，维持血钙稳定。

（2）动员骨钙，维持血钙稳定。

（3）促进肾脏重吸收钙磷。

2. 维生素 D 缺乏症

佝偻病、软骨病、骨质疏松症。

3. 维生素 D 的食物来源

脂肪多的鱼，如大马哈鱼、金枪鱼、肝、蛋黄、奶油、黄油、干酪等。在阳光暴晒下皮肤也能制造和活化维生素 D。

4. 推荐摄入量

中国标准：成人 10 微克 / 天，可耐受最高摄入量（UL）：成人 50 微克 / 天。单位换算关系：维生素 D 1 微克 = 40 IU。

2010 年 11 月 30 日，美国医学研究所（Institute of Medicine，IOM）发布报告，将美国人维生素 D 膳食营养素参考摄入量（DRI）做了较大幅度的提高。维生素 D 的 DRI：婴儿到 70 岁成人 600IU；71 岁以上成人 800IU；维生素 D 的 UL：6~12 月婴儿 1500IU，1~3 岁 2500IU，4~8 岁 3000IU，其余 4000IU。

5. 最佳补充剂

鱼肝油，维生素 D 制剂。

（五）维生素 E——长生不老丹

1. 维生素 E 的生理功能

（1）抗氧化作用：清除自由基，抗衰老防癌，与维生素 C、类胡萝卜素、硒有协同作用。维生素 E 主要保护细胞膜免受自由基侵害。

（2）抗动脉粥样硬化作用：维生素 E 可抑制脂质过氧化反应，抑制血小板在血管表面凝集和保护血管内皮的作用。

（3）对免疫功能的作用：维生素 E 对维持正常的免疫功能，特别是对 T 淋巴细胞的功能很重要。

（4）调节内分泌，对胚胎发育和生殖有很好的作用。

2. 维生素 E 缺乏症

可能引致红血球溶血现象及溶血性贫血，易提前衰老，易患某些癌症、心脏病、白内障等慢性退行性疾病。

3. 维生素 E 的食物来源

富含维生素E的食物有麦胚、坚果类（果仁、杏仁、花生等）、植物油（麦胚油、葵花籽油、芝麻油、玉米油、南瓜籽油、红花籽油富含维生素E），其余来自谷物、芦笋、黄油、奶酪、海产品、苹果、胡萝卜、牛肉、鸡、肝、豆类及深绿色蔬菜。

4. 推荐摄入量

成年人AI为14毫克 α－生育酚当量/天，UL为700毫克 α－生育酚当量/天。单位换算关系为 α－生育酚1毫克 =1.49IU。

5. 最佳补充剂

小麦胚芽油胶囊，维生素E软胶囊。

七、矿物质

（一）钙——松弛神经的基本元素

1. 钙的生理功能

（1）构成骨骼和牙齿。

（2）维持神经和肌肉的活动，促进神经和心脏的健康。

（3）维持毛细血管的通透性，防止过敏性疾病。

（4）参与血液凝固及激素分泌过程，维持体液酸碱平衡。

2. 钙缺乏症

可导致佝偻病、骨质软化症、骨质疏松症，引起抽搐。佝偻病患者骨骼会变形，参见图5-4。

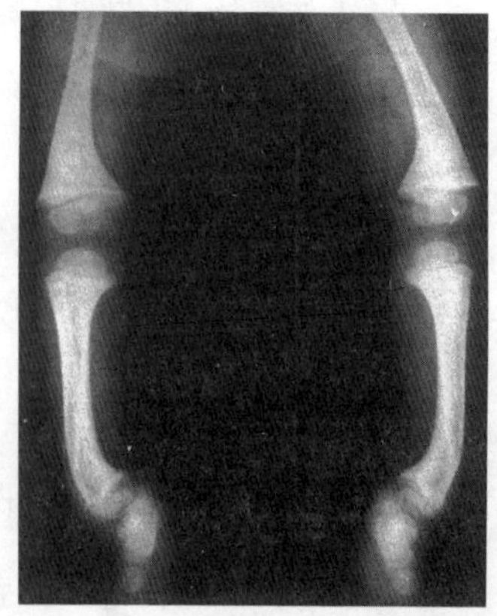

图 5-4　佝偻病

3. 影响钙吸收的因素较多，主要包括：

（1）机体因素：生命周期的不同年龄阶段。

（2）膳食因素：膳食钙的摄入量、膳食中维生素D的数量、乳糖和适量的蛋白质有利于钙的吸收利用，低磷膳食提高钙的吸收，高脂膳食影响钙的吸收，草酸、植酸、膳食纤维干扰钙的吸收。

4. 钙的食物来源

奶和奶制品是钙的最重要来源，豆类及其制品、虾皮、小鱼、芝麻酱、杏仁、

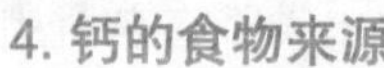

海带、发菜、绿色蔬菜也是较好来源。

5. 钙的需要量

成人钙推荐摄入量为 800 毫克 / 天，可耐受最高摄入量为 2000 毫克 / 天。

6. 最佳补充剂

钙片，钙镁片，儿童钙镁片。

（二）镁——天然的镇静剂

1. 镁的生理功能

（1）镁是重要辅酶，广泛参与体内各种代谢，包括蛋白质、脂肪、糖及核酸的代谢，是能量制造不可缺少的营养物质。

（2）维持神经肌肉的兴奋性，有安神镇静、营养心肌的作用。

（3）促进骨的形成，增强骨骼和牙齿。

（4）减少肝、胆、肾结石的形成。

2. 镁缺乏症

（1）神经过敏，肌肉痉挛、发抖。情绪不稳定，人会变得烦燥、紧张、对声音敏感、易冲动。

（2）心肌营养不良，易患心脏病。

3. 镁的食物来源

含镁丰富的食物有紫菜、麦胚、荞麦、杏仁、腰果、小米、豆类、绿叶蔬菜、粗粮、坚果。紫菜含镁最高，被誉为“镁元素的宝库”。

4. 镁的需要量

镁推荐摄入量为 350 毫克 / 天。

5. 最佳补充剂

钙镁片，儿童钙镁片，含镁多种矿物质片剂。

（三）钾——维护神经及心跳的重要元素

1. 钾的生理功能

（1）参与碳水化合物、蛋白质的代谢。

（2）维持细胞内正常渗透压。

（3）维持神经肌肉的应激性和正常功能。

（4）维持细胞内外的酸碱平衡。

2. 钾缺乏病

消化功能紊乱、肠麻痹，心律失常，弛缓性瘫痪。

3. 钾的食物来源

大部分食物都含钾，蔬菜和水果是钾的最好来源，富含钾的食物还有豆类、瘦肉、鱼类。

4. 钾的适宜摄入量

成人 2000 毫克 / 天。

（四）钠——维持身体水平衡的元素

1. 钠的生理功能

（1）调节体液与渗透压。

（2）维持酸碱平衡。

（3）增强神经肌肉的兴奋性。

2. 钠缺乏病

恶心、呕吐、血压下降，甚至昏迷、休克。

3. 钠的适宜摄入量

成人 1500 毫克 / 天。

（五）铁——造血必需元素

1. 铁的生理功能

（1）构成血红蛋白、肌红蛋白，参与氧的运输。

（2）酶组成成分，是能量制造不可缺少的营养物质。

（3）铁与免疫有关。

2. 铁缺乏症

可使人疲乏、无力、注意力不集中、失眠、食欲不振、指甲脆薄，皮肤及毛发干燥无光泽，并可导致抵抗力下降、易患感染、缺铁性贫血。

3. 铁的食物来源

良好来源有动物肝脏、全血、肉、鱼，蔬菜中含铁低、吸收率也低，奶类贫铁。

4. 适宜摄入量

成年男性 12 毫克 / 天，女性 20 毫克 / 天；可耐受最高摄入量为 42 毫克 / 天。

5. 最佳补充剂

铁片，铁质叶酸片，儿童铁片，含铁多种矿物质片剂。

（六）铬——葡萄糖耐量因子的重要成分

1. 铬的生理功能

（1）加强胰岛素的作用。

（2）降低血清胆固醇，预防动脉粥样硬化。

（3）与核酸结合调节细胞的生长。

2. 铬缺乏病

会出现糖耐量降低或血糖升高，且对胰岛素不敏感。

3. 食物来源

谷类、肉类、海产品、豆类、坚果类、黑木耳、紫菜、动物肝脏。

4. 铬的适宜摄入量

成年人 30 微克 / 天。

可耐受最高摄入量（UL）：成人 500 微克 / 天。

5. 最佳补充剂

含铬多种矿物质片剂，氨基酸螯合铬，甲基吡啶铬。

（七）锌——婚姻和谐素

1. 锌生理功能

（1）参与金属酶的组成，在蛋白质、脂肪及核酸代谢中有重要作用。

（2）促进机体的发育和组织再生。促进性器官与性机能的发育。

（3）促进食欲。

（4）参与免疫功能过程。

（5）促进维生素 A 的代谢和功能，保护皮肤健康。

2. 锌缺乏病

表现为生长发育障碍，性发育障碍、性功能低下，味觉、嗅觉、视觉障碍，出现异食癖。急性锌缺乏病主要表现为皮肤损害和秃发病。

3. 锌食物来源

动物性食品包括牡蛎、贝类、鱼虾、肝脏、肉类是锌的良好来源。干果类、谷类胚芽也富含锌。

4. 锌的适宜摄入量

成年男性 12.5 毫克 / 天，女性 7.5 毫克 / 天。

可耐受最高摄入量（UL）：成人 40 毫克 / 天。

5. 最佳补充剂

含锌多种矿物质片剂，葡萄糖酸锌胶囊。

（八）硒——心肌营养元素

1. 硒的生理功能

（1）抗氧化作用：谷胱甘肽过氧化物酶的成分，保护细胞膜，有抗肿瘤防衰老作用。

（2）保护心肌，保护心血管。

（3）促进生长发育，保护视觉器官。

（4）解除体内重金属的毒性作用。

2. 硒缺乏症

克山病，大骨节病，儿童恶性营养不良。

3. 食物来源

海产品、肝、肾等及肉类为硒的良好来源。粮谷类中随该地区土壤含硒量而异。

4. 硒的适宜摄入量

成人 60 微克 / 天。

可耐受最高摄入量（UL）：成人 400 微克 / 天。

5. 最佳补充剂

硒制剂，含硒多种矿物质片剂。

八、水——生命之源

大家都知道水是生命之源。星球必须要有水，才会有生命的痕迹。地球上的生命从咸水开始，在淡水中进化，虽然其形态和结构各有不同，但水对任何生命的重要性却是一样的。

人类可以在陆地上存活，就是因为体内有一套完善的储水系统和干旱管理系统。这个系统在人体内储备了大量的水，约占体重的60%。正因如此，人才能在短时间内适应暂时的缺水。与此同时，人体内还有一个干旱管理机制，其主要功能是在人体缺水时，严格分配体内储备的水。其运行原则是让最重要的器官先得到足量的水以及由水输送的养分。在水的分配中，大脑处于绝对优先的地位；大脑虽只占人体量的1/50，但却接受了全部水分的18%~20%。人体的干旱管理机制十分严格，分配水时身体内的所有器官都会受到监控，严格按照预先确定的比例进行分配。身体的所有功能都直接受制于水量的大小，身体缺水时，干旱管理机制首先要保证重要器官，于是别的器官的水分就会不足。这时人体内的干旱管理系统就会发出局部缺水信号，人立刻感到口渴；警报信号越强烈，口渴就越厉害；口渴越厉害，身体对水的需求就越急迫。

但很多人在身体急需水时，就引用含有大量脱水因子的咖啡、饮料、啤酒或茶饮料，而不是纯净的天然水。这些脱水因子进入人体后，不仅让人体的水迅速排出，而且还会带走人体储蓄的水分，这就是为何我们一喝咖啡、饮料、茶饮料，就想小便的原因。长期使用这种不恰当的方法，就会导致体内水的新陈代谢功能紊乱，引起其他多种症状和疾病，后面还要详细提到。

1. 水的生理功能

（1）水是构造人体的最主要成分，占体重的60%。以成年人体内水分的百分含量计算，最多的是脑脊髓约占99%；其次为淋巴腺约占94%；血液中的水分约占83%；肌肉中的水分约占77%；骨骼虽然坚硬也含有20%的水分。

（2）水是人体内运输各种营养物质及废物的载体。人体细胞需要的营养物质和氧气，主要是通过水来运输的。人体代谢过程中产生的毒素、废气和废物，必须经由汗、呼吸和大小便来排出体外，排泄方法虽有不同，但都需要水分帮助才能顺利进行。

（3）水有平衡体温和调节体温的作用。水与体温的关系非常密切。天冷时血管会收缩，流到皮肤的血液量减少，水分也就不容易排出，体温才能保持平衡。炎热时血管膨胀，流到皮肤的血液量增加了，水也藉由血液流到皮肤，再由汗腺排出皮肤表面。因为汗液蒸发，皮肤表面的热量就减少，体温也就可以保持平衡了。

（4）水可滋润皮肤，润滑关节等组织。皮肤缺水就容易起皱、干燥、粗糙、皲裂，可以带来许多皮肤问题甚至皮肤疾病，导致人体早衰。人体的关节如果没有润滑剂，骨与骨之间发生摩擦就会活动不灵活，水就是关节润滑剂的来源。

（5）水能够帮助食物的消化和吸收。水在食物消化、吸收过程中作为溶剂，食物被分解后所产生的营养素溶解在水中，经由肠道的黏膜吸收后进入血液里。

（6）水可以促进血液循环，维持细胞生存。血液、淋巴液以及身体的分泌物等都与水有关，血液含水量达 80% 以上。血液循环运送营养物质、氧气和代谢废物，都是靠水流来带动。人体是由无数细胞组成的，这些细胞的活动即新陈代谢，也需要水来维持。

（7）水还可以预防及治疗多种疾病。研究表明，身体缺水会造成水代谢功能紊乱，生理功能紊乱最终又导致了诸多疾病的产生，而治疗这些疾病的有效方法之一就是喝足够的水。多喝水可降低尿酸、预防痛风的发生，还可以降低尿中钙的浓度避免尿结石。感冒发烧时多喝水，可以及时补充因发烧失去的水分，促进感冒的康复。哮喘患者多喝水，可以使痰液稀释，容易咳出，不会因痰液粘稠堵塞支气管而加重哮喘。

从以上分析可以看出，水是构成人体的重要成分，是身体新陈代谢的最主要溶剂，身体细胞需要的营养物质和氧气及代谢废物的排出都是通过血管、淋巴管里的水来运输的。水分补充不足，血液就会变浓，血液流动就会变慢，运输效率降低，细胞缺营养和氧气，能量产生降低；体内代谢废物和毒素不能及时排除体外，蓄积在体内损伤细胞，细胞容易生病甚至坏死；血流缓慢，狭窄的血管容易堵塞，容易导致心肌梗死和脑梗死，直接威胁到生命。可以说，没有水就没有生命。

根据联合国统计资料，人类 80% 的疾病与水源、水质污染有直接关系。英国的调查发现，有很多人处于轻度缺水的状态；英美的研究表明，一天喝 5 杯水的女性，乳腺癌发病的危险比一天只喝 1~2 杯水的女性减少了 79%~80%，总体癌症风险降低 45%。美国医学家达玛狄恩研究发现，正常细胞周围的水结构，水分子整齐地排列着，但癌细胞周围的水结构，水分子却紊乱而不稳定。日本著名的林秀光博士认为“不是因为癌症导致水紊乱，而是由于水分子紊乱才形成癌症”，以上两位教授和韩国科学院全武植教授等均提出改善水质能预防癌症的观点。

2. 水的需要量

体内水的来源包括饮水、食物中水及内生水三大部分。通常每人每天饮水约1200毫升，食物中含水约1000毫升，内生水约300毫升。故人体一天的水需要量总计约为2500毫升。

台湾地区、国外一些营养专家和水专家认为，合理的饮水量是体重×40毫升，比如一个体重50千克的人，每天饮水量至少要2000毫升，比中国大陆的标准要高一些。

水是维持正常生理机能所不能缺乏的，一旦身体缺失了15%的水分，生命就会遭到威胁。在我们经由口所摄取的食物里，没有那种作用比水更重要。根据生理学家的研究，人不吃东西大约可以活1~3个月，但是如果不喝水，在常温下最多只能忍受3天，若是在炎热的夏天恐怕一天半就会受不了。人在孤立无助的困境中，只要有水生命就会维持较长时间；生病时若无法进食，需要补充的首先是水。

3. 饮用水的标准

中国饮用水分类

（1）饮用水类

饮用水Ⅰ类：国家级自然保护区，水质未受污染。

饮用水Ⅱ类：较清洁，过滤后可成为饮用水。

饮用水Ⅲ类：过滤清洁后可用作普通工业用水。

（2）污水类

Ⅳ类：普通农业用水，灌溉用。

Ⅴ类：普通景观用水。

劣Ⅴ类：无用脏水。

健康水的七条国际标准：

（1）无污染，不含任何对人体有毒、有害及有异味的物质，包括致病菌、重金属、有机物等。

（2）水的硬度适中，介于50~200mg/L（以碳酸钙计）。水中的硬度是指溶解于水的钙盐、镁盐的总含量，常见的成分有钙、镁的碳酸盐、硫酸盐和氯化物。

（3）含有人体健康所必须的适量矿物质，如电解质钠、钾、钙、镁等。

（4）PH呈弱碱性（7~8）。

（5）水中溶解氧的含量6mg/L，具有氧化还原的特性。只有溶解了氧的水，才是活水。

（6）小分子团水（半幅宽度不大于100Hz），排列整齐、密度高，进入人体容易吸收与代谢。

（7）水的营养生理功能要强，包括溶解力、渗透力、扩散力、代谢力等。

一般而言，煮沸的水成为“死水”，而蒸馏水、过滤过度的纯水成为“穷水”，这两种水都是精致水，为了去除杂质连同营养成分也一并去除了，只剩下单纯的H_2O，就像白米一样没有营养。我们应该喝“硬水”，它保存了天然的矿物质，水中含氧量也较高，能补充人体需要的营养。缺乏钙、镁离子的水从碱性变为酸性，当我们的身体长期无法从饮食中获得碱性来中和体内的酸性物质时，就必须以酵素从自身的骨骼中提出碱（比如钙离子）来中和，这些人容易罹患骨质疏松症。

美国国家科学院在九个国家里进行的50多项研究，均显示“水坚硬度和心血管疾病致死“两者间有相关性；发现人长期喝缺乏镁、钾和钙的水，较易罹患疾病。瑞典曾进行一项大规模的流行病学调查，发现饮用水中钙、镁离子太低或接近零，会增加心脑血管发病率四成，该研究结果在加拿大、南非和芬兰等地区也获得证实。中国心血管病专家，中科院的王士雯教授指出，长期饮用矿物质少的软水，是造成动脉硬化的原因之一。

日本生命之水研究所古守丰埔博士，在调查日本第一长寿村棡原村的水质时，惊讶地发现里面含有惊人的矿物质，其水分子团也因为地球磁场作用变得相当微小，且呈现完美的六角结晶，相当有利于人体吸收代谢。这种优良的水质，结合含有丰富维生素E的味增，以及蔬果杂粮，提供村民相当完整的营养，为抗老化筑起了坚强的防护罩。台湾高雄医学院公共卫生系研究发现喝硬水可降低中风死亡率，所以不要刻意软化饮用水。常喝硬水能补足人体所需的矿物质，可以预防骨质疏松症及脑中风的发生。美国国家科学院估计，适当增加水中的钙和镁，可使美国每年减少心血管病死亡人数15万以上。

有些地方的人喝电解水，这种饮水设备是从日本传过来的，以电解板来电解水，将水中的矿物质分离。但是许多人可能不知道，这种设备在日本其实是作为医疗器材，而不是家用民生设备。日本发明电解水是为了治疗胃病，日本人普遍有胃酸过多的问题，大部分人用氢氧化铝等强碱来中和胃酸。为了减少胃药的使用，才发明了碱度高的电解水来代替胃药中和胃酸。但是电解水到了台湾和中国大陆等地却被当成民生饮用水。喝电解水不一定不好，但它既然是医疗设备，一定有特殊条件，必须谨慎使用，比如电解质浓度太高可能会对肾脏病患者造成负担。

4. 正确的饮水方法（饮水时间表）

喝水要少量多次，慢慢饮用，早上起床空腹、晨间运动后、上午 10~11 点、下午 3~4 点、晚上 8 点和睡前 1 小时，都是喝水的重要时间。用餐前后不要大量喝水，以免稀释胃酸、妨害消化吸收。

早上起来喝一杯温白开水，晚上睡觉之前一小时喝一杯 200 毫升的白开水，可以减低血液黏稠度，减少心脑血管病的发生。

人体缺水的十大表现

（1）口腔干燥，舌头肿胀。

（2）小便深黄色。

（3）便秘。

（4）皮肤缺乏弹性。

（5）心悸。

（6）肌肉痉挛。

（7）头晕目眩。

（8）疲惫。

（9）没有眼泪。

（10）感觉过热。

不要等有口渴等上述明显缺水的表现时再去喝水，这时身体许多细胞，特别是皮肤等非生命器官的细胞已经明显缺水了，会影响皮肤等细胞的健康，久而久之就会影响到整个身体的健康，尽量刻意养成到时间即喝水的好习惯。

5. 中国水污染现状

中国大陆目前水污染问题相当严重。全国 78 条主要河流有 54 条遭到污染。我国七大水系，包括长江、珠江、松花江、黄河、淮河、海河、辽河，有一半河段受到污染，86% 的城市河段污染超标，比较严重的有黄河、淮河、辽河、太湖、巢湖、滇池等河流湖泊。在 26 个国家重点监测的湖泊中，超过 60% 的湖泊处于Ⅴ类和劣Ⅴ类水平；在 9 个国家重点监测的大型水库中，2/3 的大型水库处于Ⅳ

类、V类和劣V类水平。我国污染水有70%~80%直接排放，污水的处理能力只达20%左右，全国每年排污量约300亿吨。全国各大城市地下水均不同程度地受到污染。

城镇自来水地下管网造成严重的二次污染，污染物包括余氯、三卤甲烷、重金属、铁锈、杂质、细菌和病毒等。自来水二次污染物也会对身体造成严重的伤害，如余氯的刺激性很强，对呼吸系统有伤害；易与水中有机物反应，生成三卤甲烷等致癌物；三卤甲烷有致癌作用，对人体健康有重大威胁，动物实验也证明其有致突变性、致畸性和神经毒性作用，可引起肝、肾和肠道肿瘤。

据统计，目前水中污染物已达2221种，主要为有机化学物、碳化物、金属物，其中自来水里有765种，190种对人体有害，20种致癌，23种可疑致癌，18种促癌，56种致突变和肿瘤。

6. 饮水设备的选择

中国大陆比较严重的水污染问题，已经引起许多居民的担心，许多人都在想办法解决自家水污染问题。近几年，市面上家用净水设备开始大量增加，仅广州市郊就有100多家小工厂，净水产品种类繁多，质量参差不齐，有些甚至很差，根本没有起到净化水质的作用。目前市面上常用的净水技术及其比较，请见表5-2，以高密度活性炭滤芯配紫外线灯管消毒杀菌的技术最好。

表5-2　常见净水技术比较

评价指标	煮沸法	中空丝膜	颗粒活性炭	高密度活性炭滤芯紫外线灯管消毒
改善口感	×	?	√	√
改善气味	×	?	√	√
去除杂质微粒	×	√	√	√
去除氯/余氯	×	×	?	√
去除有机化合物	×	×	?	√
去除铅、汞	×	×	×	√
杀灭细菌及病毒	?	×	×	√

不懂专业的普通居民如何在琳琅满目的市场上挑选合格的净水设备？有一种简单有用的方法，就是学会看国内和国际专业认证机构的认证，由权威专业机构

来帮我们挑选合格的净水设备。

可惜的是，现在我国净水设备还没有统一的国家标准，也没有权威的认证机构。目前全球最权威的净水设备检测机构是美国国家卫生基金会的 NSF 标准。NSF 是提供有关水质和食品安全产品的认证和测试机构，是一家非盈利组织，并被世界卫生组织（WHO）指定为全球饮用水安全与滤净合作中心。 NSF 制定的标准是评鉴全球各地净水器效能最广泛与最严格的标准，并被美国国家标准协会（ANSI）认可作为美国国家标准，NSF 标志如图 5-5，想购买净水器的朋友要学会辨识。

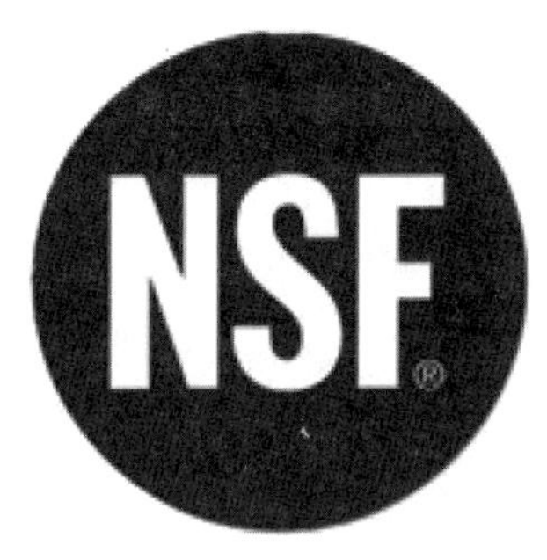

图 5-5　NSF 认证标志

美国国家卫生基金会检验净水器的分级标准（NSF）：

（1）NSF/ANSI 53（第 53 号标准）：评价饮用水处理器的健康效果。本项标准测试净水器可去除多种危害健康之污染物的能力，例如三卤甲烷、铅、杀虫剂、挥发性有机化合物等。

（2）NSF/ANSI 42（第 42 号标准）：评价饮用水处理器的感官效果。本项标准测试净水器改善水的口感、气味与清澈度的能力。

（3）NSF/ANSI 55（第 55 号标准）：评价紫外线处理微生物水系统的效果。本项标准测试紫外线技术杀灭水中微生物的能力。

净水器整机检验均符合以上三个标准的净水设备质量最好，最有保障，可以放心选用。有些厂家符合其中一两项标准，目前看来质量也算可以，应该谨慎选用；如果不符合 NSF 这个国际权威认证标准的任何一项，则这样的净水设备不宜使用。前两年泰国发生特大洪水，江河水、湖水均受到严重污染，泰国政府大量采用净水器救急供水，保证了大灾期间居民用水的安全，受到泰国民众的一致赞扬，也给全球专业人士留下深刻影响。

九、植物化学物——营养素之外的“营养物质”

植物化学物是植物在进化过程中维持其与周围环境相互作用的生物活性物质。大量的流行病学调查结果表明，蔬菜和水果中含有的这些生物活性物质具有保护人体和预防心脑血管病、癌症的作用。下面选择几种较为重要的植物化学物作一简单的介绍。

（一）类黄酮——防治诸多疾病的有力武器

1. 类黄酮概述

是植物体内的代谢产物，迄今发现的类黄酮物质已超过了 8000 种，分为黄酮类、异黄酮类、花色素类等十几种。常见的几种类黄酮物质包括槲皮素、儿茶素类、大豆素、染料木素、芹菜素、原花色素类、芦丁等。

2. 类黄酮的保健作用

（1）抗氧化作用：清除自由基，抗衰老防癌，保护心血管。研究显示，其抗氧化作用比维生素 C、维生素 E 强。

（2）消炎、抗过敏。

（3）抑菌、抗病毒。

（4）异黄酮类有雌激素样的作用，有助骨质疏松的防治。

（5）槲皮素等类黄酮物质有保肝解毒的作用。

（二）大豆异黄酮——天然植物雌激素

1. 大豆异黄酮概述

是存在于大豆中的一类喹啉类化合物，有 12 种同系物，分为游离型甙元和结合型糖甙两类。大豆、豆粉、腐竹、豆腐干、豆酱、速溶豆粉、豆腐等大豆及其制品中异黄酮含量较高。

2. 异黄酮的保健作用

具有弱雌激素样作用，有助于防治乳腺癌等与雌激素相关的肿瘤，防治骨质疏松症，防治心血管疾病，防治围绝经期综合征，推迟停经。

（三）茶多酚——辐射克星

1. 茶多酚概述

是茶叶的主要成分，占茶叶干重的 15%~30%。茶多酚是一个大家族，是含酚羟基的多酚类衍生物的混合体，可分为儿茶素类、花色素类、花黄素类、酚酸及缩酚酸类 4 类。根据茶多酚含量的多少将茶叶分为绿茶、青茶、红茶、黄茶、白茶、黑茶 6 大类。

2. 茶多酚的保健作用

（1）防治心血管疾病：茶多酚能够调节血脂，降低胆固醇、甘油三酯，提高高密度脂蛋白，抑制动脉粥样硬化。

（2）抗氧化作用：茶多酚中的酚羟基可提供活泼氢，清除自由基，有抗衰老防癌作用。

（3）提升免疫力，主要提升体液免疫功能。

（4）消炎作用：茶多酚可抑制炎症的发生、减轻炎症程度及缩短炎症的持续时间。对肾炎、皮炎、口腔炎等炎症都有作用。

（5）防辐射损伤，减轻放疗的反应。

（四）大蒜素——天然广谱抗生素

1. 大蒜素概述

大蒜中的生物活性物质是含硫化合物。大蒜含硫成分多达 30 余种，其中二烯丙基三硫化物为大蒜素。大蒜素对昆虫和微生物是一种毒素，它能破坏细菌必需的巯基，破坏细菌的繁殖和生长。

2. 大蒜素的保健作用

（1）有抗病毒、抗细菌的作用：大蒜素对多种病毒、微生物、寄生虫均有强大的杀灭作用，被称为广谱抗生素。

（2）防治心脑血管病，抗心律失常，保护心肌，治疗脑缺血。大蒜素主要通过提升抗氧化活性等机制而起作用。

（3）大蒜素又称抗癌之王，可以降低肿瘤的患病率。主要作用机理包括抗氧化、清除自由基；免疫激发作用；诱导肿瘤细胞凋亡；增敏抗肿瘤药物。

（五）类胡萝卜素——清除有害自由基

1. 类胡萝卜素概述

类胡萝卜素是一组脂溶性的、多烯色素化合物，可分为两大类。完全由碳和氢两种元素组成的，称为胡萝卜素，包括 α－胡萝卜素、β－胡萝卜素、r－胡萝卜素和番茄红素等；如果分子中还含有氧元素，则称为叶黄素类，包括叶黄素、玉米黄质、β－隐黄质、角黄素等。各种新鲜的蔬菜水果是类胡萝卜素的丰富来源。

2. 类胡萝卜素的保健作用

（1）具有维生素A的营养作用，β－胡萝卜素、α－胡萝卜素、β－隐黄质在身体需要时可以转化成维生素A。

（2）抗氧化作用，清除有害自由基，预防慢性疾病风险，包括癌症、心脑血管病、糖尿病等。

（六）叶黄素——护眼营养素

1. 叶黄素概述

人体视网膜黄斑色素是由叶黄素和玉米黄质组成，这两种色素在黄斑乃至整个视网膜含量都很高。叶黄素主要来源于深色蔬菜水果，含量较高的食物有菠菜、羽衣甘蓝、西芹、莴笋、韭菜、南瓜等。

2. 叶黄素的保健作用

（1）保护视功能：蓝光对视网膜的损伤最严重，叶黄素有过滤蓝光的功能，可降低视网膜受到光损伤的程度，有助于防治黄斑变性和白内障，对视功能有很强的保护作用。

（2）抗氧化作用：叶黄素的还原性可以淬灭活性氧自由基，有抗癌作用，可显著减少乳腺癌、前列腺癌、肠癌、皮肤癌的发生。

（3）延缓动脉粥样硬化的进程。

（七）原花青素和花青素——最高效抗氧化剂

1. 原花青素和花青素概述

原花青素是由不同数量的儿茶素或表儿茶素结合而成，常呈二聚体、三聚体或多聚体；原花青素在酸性介质中加热，可以产生花青素。花青素是水溶性单体色素，常与葡萄糖、鼠李糖等通过糖苷键形成花色苷；花青素是构成花瓣和果实的主要色素之一。原花青素、儿茶素、表儿茶素和花青素等都是葡萄籽提取物（OPC）中最重要的抗氧化成分，发挥着重要的抗氧化作用，是目前最强力的抗氧化剂，其抗氧化作用是维生素C的20倍、维生素E的50倍。葡萄含花青素最高，松树皮、紫甘薯、越橘、酸果蔓、苹果、红酒、山楂、红莓、草莓、樱桃等红紫色蔬果中含量也较高。

2. 花青素和原花青素的保健作用

花青素和原花青素是纯天然的抗氧化剂，生物有效性达百分之百，它们能通过血脑屏障，直接保护大脑和神经系统，其作用很多，主要有以下几种。

（1）保护心血管和预防高血压。

（2）抗肿瘤：保护细胞 DNA 免受自由基的攻击。

（3）抗辐射：OPC 具有清除自由基，抑制氧化损伤的功效。

（4）美容抗皱：对抗自由基，减少皮肤胶原蛋白的过度交联，防止皮肤皱纹。

（5）其他。包括改善睡眠、抗过敏、增进视力、治疗炎症等作用。

（八）番茄红素——植物黄金

1. 番茄红素概述

1873 年植物化学家就从果酱中分离出番茄红素，研究发现它属于不含氧的类胡萝卜素，它的分子结构上有 11 个共轭双键和 2 个非共轭双键，这么多的双键使得番茄红素具备了非同一般的抗氧化特性和预防疾病的功能。番茄红素在许多水果和蔬菜中都含有，含量较高的食物有西红柿、西瓜、葡萄、番木瓜、石榴、葡萄柚、柿子、芒果、柑橘、胡萝卜等。番茄红素具有脂溶性，与油脂同时加工后吸收率较高，血浆番茄红素的浓度要比生吃番茄增加 3 倍，说明合理的烹调加工可使番茄红素得到更好的释放和吸收。

2. 番茄红素的作用

（1）预防癌症：仅十多年来，科学家对番茄红素与癌症的关系进行了十多项调查研究。1986 美国哈佛大学 Giovannucci 教授的课题组，对 4. 7 万名居民进行了长达 6 年的追踪调查，发现每周摄入番茄类蔬菜达到 10 份以上的人群，发生前列腺癌的危险性下降 35%。日本和意大利科学家的研究也证实，番茄红素能够显著降低发生胃、结肠和直肠肿瘤的危险性。

（2）保护心脑血管：番茄红素能够保护低密度脂蛋白免受自由基破坏，因而对心脑血管起到保护作用。许多研究发现，血清番茄红素水平较低者，冠心病和脑血管病死亡危险性显著增加。

（3）抗氧化：番茄红素通过物理和化学方式淬灭单线态氧，捕捉过氧化自由基。研究人员发现，给健康人补充番茄红素和胡萝卜素，结果使紫外线照射引发的红斑面积和程度都明显减少。

十、空气——生命之本

人是需氧动物，摄入人体内的食物必须要在氧气的作用下，进行有氧代谢、有氧氧化才能产生较多的能量，满足身体细胞的需要。食物在无氧的情况下只会进行发酵，仅能产生少许的能量，只有有氧代谢的1/21，远远不能满足身体的需要，会导致细胞大量坏死，马上威胁生命。时常有媒体报道，某个地方大火烧死多少人，气体爆炸熏死多少人等等，这些意外死亡多是窒息所致。窒息时呼吸停止，导致没有氧气吸入肺内，引起细胞、尤其是脑细胞缺氧，很快就造成不可逆的损害、甚至死亡。

没有空气，人体只能存活几分钟；没有水可以存活几天；没有食物可以存活几周。由此可见空气的重要性。如果说水是生命之源，那么空气也是生命之源，而且是生命之根本。没有空气、氧气的地方，只能适合厌氧菌等厌氧生物的生长，所有需氧的生物都不能生存，人类当然也不能生存。所以说，空气及氧气是所有需氧生物的生命之本。氧气对人体健康的重要作用请参考本书“呼吸系统疾病的防治与营养调理”一章。

1. 空气质量监测情况

空气对人体健康这么重要，可惜的是我们国家现在空气污染非常严重。世界银行《世界发展指标2006》提到，世界上污染最严重的20个城市竟有16个在中国。改革开放三十多年，中国经济得到飞速发展，但付出的环境代价也非常巨大，老百姓付出的健康代价也非常巨大，今后一段时间内还需要付出更大的健康代价。人均每天呼吸22000次，吸入空气约12立方米，即12000升；这么大量的污染空气吸入肺内、身体内，容易导致呼吸系统疾病、肺癌等很多疾病。世界卫生组织研究发现，人类68%的疾病与空气污染有关，并把空气污染列为18类致癌物质之首。

近几年大家对一些环保新词，比如$PM_{2.5}$等有了深刻的理解。PM是颗粒物(Particulate Matter)的英文缩写，是指大气中的固体或颗粒状物质。环保专家解释，颗粒物按空气动力学当量直径来分主要可分成总悬浮颗粒(TSP)、PM_{10}、$PM_{2.5}$三类。$PM_{2.5}$是指空气中直径小于或等于2.5微米的可吸入颗粒物，也称为细颗粒物或可入肺颗粒物。这些细颗粒物黏附空气中的许多有毒有害物质，对人体健康和大气环境质量的影响更大。

北京大学医学部教授潘小川告诉记者，相比 PM_{10}，$PM_{2.5}$ 更容易长时间悬浮在空中，由于它粒径小，大约是一根头发丝的 1/20，吸入几率变得更大，它可直接抵达肺的深部，深入下呼吸道，甚至穿透肺泡膜，对人体健康造成很大的伤害。他和同事还发现一种微妙联系：2004 年至 2006 年期间，当北京大学校园观测点的 $PM_{2.5}$ 日均浓度增加时，在约 4 公里以外的北京大学第三医院，心血管病急诊患者数量也有所增加。

全国空气污染这么严重，令人吃惊的是室内空气污染比室外还要严重很多。而城市居民每天约有 70%~90% 的时间是在各种室内环境中度过的。经权威调查，我国城市居民每天在室内时间长达 21. 53 小时。

据有关部门统计，室内空气污染是室外的 5~10 倍。可能很多人会好奇，为什么室内空气还比室外差？专家分析可能有以下几个原因，一是密闭式建筑结构流行，空气流通率低，新鲜空气不能及时流入室内，室内污染物也不能及时排出；二是人体本身就是一个大污染源，呼吸时除了呼出二氧化碳外还排出 20 多种毒物，皮肤产生的污染包括皮屑、毛发、细菌、病毒等，消化和泌尿系统产生的污染包括细菌、病毒、大小便、臭味；三是家居装修、电器设备产生的污染，如装修材料甲醛、苯、氨、酯类，烹煮等产生的油烟、垃圾、电器臭氧、空调杆菌等。

室内空气中的污染源可以分为三类，包括生物性污染源、化学性污染源和异味。生物性污染源包括螨虫、病毒、细菌等多种。螨虫在室内很常见，在家里到处都是，一个枕头上就有 100 万个，一个卧室可能有 1000 万个。螨虫体积微小，但扩散范围广，速度快。易引起打喷嚏、过敏、咳嗽、眼睛不适、气喘等过敏反应。室内常见的病毒也有几十种以上，包括鼻病毒、冠状病毒、流感病毒等。室内的细菌，甚至是致病菌也很多。中国疾病预防控制中心对 60 多个城市的空调系统风管积尘量和积尘细菌含量的检测，发现存在严重污染的空调风管占 47.1%，中等污染的 46.2%，合格的仅占 6.1%。上海疾控中心家用空调入户调研结果，显示空调散热片中检出细菌最高可达 91259 个 / 平方厘米，超标近 40 倍。此外，还检测出大量金黄色葡萄球菌、军团菌和芽孢杆菌。

室内化学性污染最为严重，对健康的影响也最大。资料表明，家居装修中的许多装修材料含较多有害物质，美国环保署的一份公布资料提出这些有害物质有 189 种之多，我国室内可检测出约 300 多种污染物，其中危害较大的化学物质就有甲醛、苯、氨、酯、氡、三氯乙烯和石棉等。装修材料中的毒物造成室内空气中的有毒有机物质含量严重超标。总挥发性有机化合物（TVOC）超标会引起头晕、头痛、嗜睡、无力、胸闷等症状，重度升高可以致命。苯长期吸入会导致再生障碍性贫血，氨气对眼、喉、上呼吸道均有伤害，可引起肺水肿、喉炎、声音嘶哑等。放射性物质氡等短期可能会导致脱发等，长期则会引起肺癌。

甲醛升高比较常见，对人体健康的威胁也最大，过量超标容易导致人的呼吸道和肺部产生癌变，脑肿瘤，胎儿畸形和白血病等疾病，对儿童、孕妇和老人的危害最为严重。许多儿童的白血病与家庭装修有关。中国室内环境监测委员会曾发布警示，要警惕甲醛超标引发儿童白血病。甲醛已经被世界卫生组织确定为一类致癌物，并且认为甲醛与白血病发生之间存在着因果关系。从室内环境监测中心的调查资料来看，目前甲醛是我国新装修家庭中的主要污染物，儿童是室内环境污染的高危人群，甲醛污染与儿童白血病之间的关系应该引起全社会关注。

有关统计显示，我国每年有约 210 万人死于室内空气污染引发的呼吸系统疾病，其中 100 多万是五岁以下幼儿。装修不只与儿童白血病有关，资料调查发现，在近十年的1200多名老年白血病患者中，有54. 6%的人家中也曾在半年内装修过。

世界卫生组织（WHO）报告，全世界每年死于室内环境污染的人数目前已经达到 400 万人；室内环境污染已经引起 35. 7% 的呼吸道疾病，22% 的慢性肺病和 15% 的气管炎、支气管炎和肺癌。

2. 如何解决空气污染尤其是室内空气污染问题?

面对如此严重的空气污染，怎么办?

大气污染、室外空气污染主要靠国家和各级政府来治理。而室内空气污染主要靠我们自己。我们要用真正环保材料装修，装修完的房子最好放置一段时间再入住，入住前最好找环保部门来做一个检测，合格再搬入，房间一定要保持空气流通。经常打扫房间，可以清除较大的污染物颗粒。

面对如此严重的空气污染，国内外最有效的办法还是使用空气净化器。空气净化器在许多国家已经普及或开始普及，如美国家庭的普及率为 27%，日本为 17%，韩国 70%，而中国还不到 1%。中国室内外空气污染最严重，最需要使用空气净化器来净化空气。这么多的污染空气、污染源，用空气净化器来净化、吸附效率很高，效果很好，用我们自己的肺来吸附就很不合算，对健康的影响很大。肺移植技术尚不成熟，且容易发生排异反应，移植效果不好，而且移植肺的来源很少，机会很少。所以，在环境严重污染的情况下，一定要重视肺的保护。目前，国内市场上空气净化器的销量大增，反映了一些市民已经开始重视这个问题，这是个很可喜的现象。中央电视台及一些地方电视台等媒体也多次介绍“如何专业挑选空气净化器”等专题，收视率很高，受到大众的欢迎。我是呼吸内科博士毕业的，在呼吸内科和内科 ICU 等专科工作 20 多年，有些熟人和学员也时常问我，究竟应该怎样挑选空气净化器？在此分享本人的一些经验。

选择合格空气净化器的主要方法：

（1）国内外权威专业机构认证

国内比较权威的专业认证机构之一是清华大学建筑环境检测中心，该中心依托于清华大学建筑学院，拥有大量先进的实验设备，遵循严格的质量管理体系。清华大学建筑环境检测中心，通过了中国计量认证（CMA）和中国合格评定国家认可委员会（CNAS）的认可，其空气检测、评估报告具有法律效力。

国际比较权威的专业认证机构包括美国家电制造商协会（AHAM）。AHAM 采用的洁净空气量（CADR）认证标准，于 1988 年被美国国家标准协会 ANSI 所采用，为小型空气净化器设备的认证标准，至今成为空气净化器效能最重要的检测指标。符合 AHAM 标准的产品必须通过第三方实验室测试，并须每年复检，方可在机身和外包装上标注 AHAM 认证标志，以供消费者鉴别。挑选国内外专业机构认证的产品质量更有保证。

（2）空气净化器采用的主要过滤技术。目前市面上常见的包括 HEPA 过滤，吸附，静电等。HEPA 过滤技术效果比较好。

（3）净化器过滤悬浮粒子的直径。粒子直径越小，净化效果越好。国内市面上的产品过滤悬浮粒子的直径在 0.009~0.3 微米之间，相差 30 多倍，有些国产的产品没有标示。有些病毒及有害物质的粒子比较小，比如甲型流感病毒（H1N1）直径为 0.098 微米，SARS 病毒 0.11 微米，手足口病病毒 0.27 微米，香烟烟雾 0.01~1 微米；如果某净化器过滤悬浮粒子的直径为 0.3 微米，那么它就不能挡住上述所有粒子，它对上述病毒和烟雾均没有起到过滤和洁净作用。

（4）过滤器的滤净效率。滤净效率越高，净化效果越好。国内市面上的产品过滤器的滤净效率分别在 86.9%~99.99% 之间。

（5）净化器的功率、耗电量和噪音等指标。净化器的功率越大，一般耗电量越大，国内市面上的产品功率一般在 4~100 瓦之间。噪音越大，当然越不好，会影响休息；国内市面上的产品噪音在 22~61 分贝之间。

（6）净化器的价格和性价比。净化器首先是要有用、有效果，性价比当然越高越好。国内市面上的一台产品价格大多在 5000~13000 元之间。

不懂专业的普通居民，如何挑选到好的空气净化器呢？我个人觉得简单有效的方法，还是要学会辨识国内和国际专业认证机构的认证标识，这样我们外行就借助了权威内行的专业能力来选择产品，就容易选到合格的产品。要不能的话，花了钱买到不合格的产品，还解决不了问题，没有达到增进健康的目的，就令人十分遗憾。通过上面这些挑选方法，如果还是拿不定主意，或还是不会挑选的人，最好咨询专业人士，以便获得更多的帮助，买到合意的产品。

十一、营养素之间的相互作用

1. 营养素之间的拮抗作用

营养素之间拮抗作用的含义，就是营养素之间有一个互相之间抗衡的比例，如果打破这个平衡，有些营养素的作用就受到抑制。以钙为例，钙和磷都是健骨非常必要的元素，但它们之间也是一种互相抗衡的拮抗关系，一种多了就会压制另外一种，所以每天需要吸收大致相应的量。根据调查，中国人大多磷摄入过量，磷与钙的拮抗作用使钙的吸收利用受到影响，需要额外补充更多的钙才能满足身体的需要。

2. 营养素之间的协同作用

营养素之间的另外一种作用是协同作用，不同营养素之间起着相互促进、相互加强的共同作用。这种作用是很正面的，因为可以用较少的营养素达到同样的效果，或者是用同样量的营养素达到更强的效果，达到 1+1 大于 2 的效果。再以钙为例，能与钙发生协同作用的有维生素 D、维生素 K、镁、锰、硫、硼和必需脂肪酸等营养素。

赵查理在《现代全营养新观念》中引用的图表可以清晰地看到各种细胞营养成分之间的相互协同作用，见图 5-6、表 5-3，从图表中可见，维生素、矿物质和氨基酸互相之间有密切关系，互相配合，协同作用。

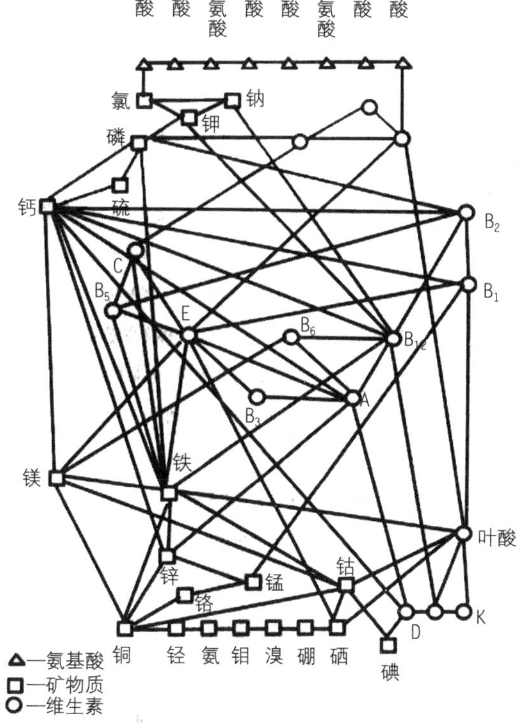

图 5-6 各种营养素协同作用示意图

表 5-3 各种营养素之间的协同作用

缺乏的营养素	有协同作用的其他营养素
维生素 A	胆碱、必须脂肪酸、锌、维生素 C、维生素 D、维生素 E
复合维生素 B	钙、维生素 C、维生素 E
硫胺素（维生素 B_1）	镁、复合维生素 B、维生素 C、维生素 E
核黄素（维生素 B_2）	复合维生素 B、维生素 C
烟酸	复合维生素 B、维生素 C
泛酸（维生素 B_5）	复合维生素 B、维生素 A、维生素 C、维生素 E
吡哆醇（维生素 B_6）	复合维生素 B、钾、维生素 C
生物素	复合维生素 B、叶酸、泛酸、维生素 B_{12}、维生素 C
胆碱	复合维生素 B、维生素 B_{12}、叶酸、肌醇
肌醇	复合维生素 B、维生素 C

续表

缺乏的营养素	有协同作用的其他营养素
对氨基苯甲酸	复合维生素 B、叶酸与维生素 C
维生素 C	生物类黄酮、钙、镁
维生素 D	钙、胆碱、必需脂肪酸、磷、维生素 A、维生素 C
维生素 E	必需脂肪酸、锰、硒、维生素 A、硫胺素、肌醇、维生素 C
必需脂肪酸	维生素 A、维生素 C、维生素 D、维生素 E
钙	硼、必需脂肪酸、赖氨酸、镁、锰、硫、维生素 A、维生素 C、维生素 D、维生素 E
铜	钴、叶酸、铁、锌
碘	铁、锰、硫
锰	钙、硫、钾、维生素 C、维生素 D、维生素 B_6
镁	钙、铁、复合维生素 B、维生素 E
硫	钙、铁、锰、钠、维生素 B_6
硅	铁、硫
钠	钙、钾、硫、维生素 D
硫	钾、硫胺素、泛酸、生物素
锌	钙、铜、硫、维生素 B_6

已经有数百项研究表明，单一营养素在没有其他营养素的协同作用下，无法发挥很好的效力。P. Holford 博士在他的《营养圣经》里提到，恰当的营养素组合可以提高健康水平，其效果与单一营养素不在一个水平上。比如，B 族维生素需要共同作用才能有效降低同型半胱氨酸的水平。同型半胱氨酸在血液中的水平是疾病风险极准确的预测因素，要降低它的水平需要摄入最佳量的维生素 B_6、维生素 B_{12} 和叶酸，再加上维生素 B_2、锌、锰和三甲基甘氨酸的协同作用。

诺贝尔奖获得者 L. J. Ignarro 博士在专著《一氧化氮让你远离心血管疾病》提到，体内一氧化氮的产生也是营养素协同作用的结果，包括两种氨基酸、三种维生素和内源性营养素 α－硫辛酸等，他特别强调了每种营养素之间的精确含量，并指出缺少其中任何一种营养素，以及含量上有明显差别，都不会产生足够理想的一氧化氮。这就是营养素的种类、含量及之间的比例产生最大协同效应的另一个典型例子。

营养均衡首先是要关注摄入营养素的种类是否齐全，然后再关注各种营养素的量及相互之间的比例是否恰当，这样才能发挥营养素之间的协同作用，避免或减少拮抗作用，才能起到更好的调理效果，达到改善健康的目的。

第六章　食物营养及营养保健品

一、各类食物的营养价值

（一）食物的分类

根据食物的来源，可将食物分为三大类，包括：

1. 植物性食物　粮谷类、豆类、油料、蔬菜、水果、薯类、硬果等。

2. 动物性食物　畜禽类、蛋类、水产品、乳类。

3. 工业加工食品　各种糖、油、酒、罐头和糕点。

（二）食物的主要营养成分与特点

各种食物的主要营养成分与特点，用下面几个表格来进行概括，以方便比较食物和选择食物。

表 6–1　粮谷类的主要营养成分与比较（每 100 克）

食物名称	蛋白质（克）	脂肪（克）	膳食纤维（克）	碳水化合物（克）	维生素 B_1（毫克）	维生素 B_2（毫克）	钙（毫克）	铁（毫克）
稻米	7.4	0.8	0.7	77.9	0.11	0.05	13	2.3
黑米	9.4	2.5	3.9	72.2	0.33	0.13	12	1.6
小米	9.0	3.1	1.6	75.1	0.33	0.10	41	5.1
小麦	11.9	1.3	10.8	75.2	0.40	0.10	34	5.1
玉米粉	8.1	3.3	5.6	75.2	0.26	0.09	22	3.2
荞麦	9.3	2.3	6.5	73.0	0.28	0.16	47	6.2

表 6-2　各种豆类的主要营养成分与比较（每 100 克）

食物名称	蛋白质（克）	脂肪（克）	膳食纤维（克）	碳水化合物（克）	维生素 B_1（毫克）	维生素 B_2（毫克）	钙（毫克）	铁（毫克）
黄豆	35.0	16.0	15.5	34.2	0.41	0.20	191	8.2
绿豆	21.6	0.8	6.4	62.0	0.25	0.11	81	6.5
小豆	20.2	0.6	7.7	63.4	0.16	0.11	74	7.4
芸豆	21.4	1.3	8.3	62.5	0.18	0.09	176	5.4
扁豆	25.3	0.4	6.5	61.9	0.26	0.45	137	19.2
豌豆	20.3	1.1	10.4	65.8	0.49	0.14	97	4.9

表 6-3　几种豆制品的主要营养成分与比较（每 100 克）

食物	蛋白质（克）	脂肪（克）	膳食纤维（克）	碳水化合物（克）	维生素 E（毫克）	维生素 B_2（毫克）	钙（毫克）	镁（毫克）
豆腐皮	44.6	17.4	0.2	18.8	20.63	0.11	116	111
腐竹	44.6	21.7	1.0	22.3	27.84	0.07	77	71
豆腐干	16.2	3.6	0.8	11.5	—	0.07	308	64
豆腐（北）	12.2	4.8	0.5	2.0	6.70	0.03	138	63
豆腐（南）	6.2	2.5	0.2	2.6	3.62	0.04	116	36
豆浆	1.8	0.7	1.1	1.1	0.80	0.02	10	9
豆腐脑	1.9	0.8	–	0	10.46	0.02	18	28
油豆腐	17.0	17.6	0.6	4.3	24.70	0.04	147	72

表 6-4　叶菜类维生素和矿物质含量与比较（每 100 克）

食物名称	胡萝卜素（微克）	维生素 B_2（毫克）	维生素 C（毫克）	钙（毫克）	镁（毫克）	铁（毫克）	锌（毫克）	硒（微克）
芹菜叶	2930	0.15	22	40	58	0.6	1.14	2.00
白菜	250	0.07	47	69	12	0.5	0.21	0.33
菠菜	2920	0.11	32	66	58	2.9	0.85	0.97
韭菜	1410	0.09	24	42	25	1.6	0.43	1.38
金针菜	1840	0.21	10	301	85	8.1	3.99	4.22
苜蓿	2640	0.73	118	713	61	9.7	2.01	8.53
油菜	620	0.11	36	108	22	1.2	0.33	0.79

表 6-5　根茎类维生素和矿物质含量与比较（每 100 克）

食物名称	胡萝卜素（微克）	维生素 C（毫克）	钙（毫克）	镁（毫克）	铁（毫克）	锌（毫克）	硒（微克）
白萝卜	20	21	36	16	0.5	0.30	0.61
胡萝卜	4130	13	32	14	1.0	0.23	0.63
莲藕	20	44	39	19	1.4	0.23	0.39
山药	20	5	16	20	0.3	0.27	0.55
大蒜	30	7	39	21	1.2	0.88	3.09
洋葱	3	8	24	15	0.6	0.23	0.92
土豆	30	27	8	23	0.8	0.37	0.78

表 6-6　瓜类维生素和矿物质含量与比较（每 100 克）

食物名称	碳水化合物（克）	胡萝卜素（微克）	维生素 C（毫克）	钙（毫克）	镁（毫克）	铁（毫克）	锌（毫克）
冬瓜	2.6	80	18	19	8	0.2	0.07
黄瓜	2.9	90	9	24	15	0.5	0.18
苦瓜	4.9	100	56	14	18	0.7	0.36
南瓜	5.3	890	8	16	8	0.4	0.14
番茄	4.0	550	19	10	9	0.4	0.13
辣椒	8.9	1390	144	37	16	1.4	0.30

表 6-7　菌藻类维生素和矿物质含量与比较（每 100 克）

食物名称	蛋白质（克）	膳食纤维（克）	碳水化合物（克）	胡萝卜素（微克）	钙（毫克）	铁（毫克）	锌（毫克）	硒（微克）	镁（毫克）
蘑菇干	21.0	21.0	52.7	1640	127	51.3	6.29	39.18	94
木耳干	12.1	29.9	65.6	100	247	97.4	3.18	3.72	152
香菇干	20.0	31.6	61.7	20	83	10.5	8.57	6.42	147
海带干	1.8	6.1	23.4	240	348	4.7	0.65	5.84	129
紫菜干	26.7	21.6	44.1	1370	264	54.9	2.47	7.22	105

表 6–8　鲜果类维生素和矿物质含量与比较（每 100 克）

食物名称	碳水化合物（克）	胡萝卜素（微克）	维生素 C（毫克）	钾（毫克）	钙（毫克）	镁（毫克）	铁（毫克）	锌（毫克）
菠萝	9.5	200	18	113	12	8	0.6	0.14
柑	11.5	890	28	154	35	11	0.2	0.08
鸭梨	10.0	10	4	77	4	5	0.9	0.10
苹果	12.3	20	4	119	4	4	0.6	0.19
葡萄	9.9	50	25	104	5	8	0.4	0.18
香蕉	20.8	60	8	256	7	43	0.4	0.18
木瓜	7.0	870	43	18	17	9	0.2	0.25
橙	11.1	160	33	159	20	14	0.4	0.14
柠檬	6.2	—	22	209	101	37	0.8	0.65
石榴	18.7	—	9	231	9	16	0.3	0.19
柚子	9.5	10	23	119	4	4	0.3	0.40
猕猴桃	14.5	130	62	144	27	12	1.2	0.57

表 6–9　畜禽肉主要营养素含量与比较（每 100 克）

食物名称	蛋白质（克）	脂肪（克）	维生素 A（微克）	维生素 B_2（毫克）	钙（毫克）	铁（毫克）	锌（毫克）	硒（微克）
牛肉（肥瘦）	19.9	4.2	7	0.14	23	3.3	4.73	6.43
羊肉（肥瘦）	19.0	14.1	22	0.14	6	2.3	3.22	32.20
猪肉（瘦）	20.3	6.2	44	0.10	6	3.0	2.99	9.50
鸡肉	19.3	9.4	48	0.09	9	1.4	1.09	11.75
鸭肉	15.5	19.7	52	0.22	6	2.2	1.33	12.25
鹅肉	17.9	19.9	42	0.23	4	3.8	1.36	17.68
猪肝	19.3	3.5	4972	2.08	6	22.6	5.78	19.21
猪肾	15.4	3.2	41	1.14	12	6.1	2.56	111.77

表 6-10 畜蛋主要营养素含量与比较（每 100 克）

食物名称	蛋白质（克）	脂肪（克）	维生素 A（微克）	维生素 B_2（毫克）	钙（毫克）	铁（毫克）	锌（毫克）	磷（毫克）
鸡蛋（白皮）	12.7	9.0	310	0.31	48	2.0	1.00	176
鸭蛋	12.6	13.0	261	0.35	62	2.9	1.67	226
咸鸭蛋	12.7	12.7	134	0.33	118	3.6	1.74	231
鹅蛋	11.1	15.6	192	0.30	34	4.1	1.43	130
松花蛋（鸡）	14.8	10.6	310	0.13	26	3.9	2.73	263

表 6-11 几种鱼类主要营养素含量与比较（每 100 克）

食物名称	蛋白质（克）	脂肪（克）	碳水化合物（克）	维生素 A（微克）	维生素 E（毫克）	钙（毫克）	镁（毫克）	锌（毫克）
草鱼	16.6	5.2	0	11	2.03	38	31	0.87
黄鳝	18.0	1.4	1.2	50	1.34	42	18	1.97
鲢鱼	17.8	3.6	0	20	1.23	53	23	1.17
鲈鱼	18.6	3.4	0	19	0.75	138	37	2.83
鲑鱼	17.2	7.8	0	45	0.78	13	36	1.11
鲫鱼	17.1	2.7	3.8	17	0.68	79	41	1.94

表 6-12 乳类及其制品的主要营养素含量与比较（每 100 克）

食物名称	蛋白质（克）	脂肪（克）	碳水化合物（克）	维生素 B_1（毫克）	维生素 B_2（毫克）	钙（毫克）	铁（毫克）	锌（毫克）
牛乳	3.0	3.2	3.4	0.03	0.14	104	0.3	0.42
羊乳	1.5	3.5	5.4	0.04	0.12	82	0.5	0.29
酸乳	2.5	2.7	9.3	0.03	0.15	118	0.4	0.53
全脂奶粉	20.1	21.2	51.7	0.11	0.73	676	1.2	3.14

特别需要说明的是大豆类食物。大豆是一类营养价值很高的食物，但大豆中的抗营养因子也较多。所以，大豆及其制品必须经过正确的加工处理才能食用。大豆中的抗营养因子有：

（1）胰蛋白酶抑制因子：抑制胰蛋白酶的活性，妨碍蛋白质的消化吸收，引起胰腺肥大。

（2）红细胞凝集素：使红细胞凝集，食用后能引起头痛、腹痛、腹泻等症状。

（3）胀气因子：大豆中的水苏糖和棉籽糖在结肠微生物作用下发酵，产生二氧化碳、氢气及少量甲烷，从而造成胀气现象。

（4）植酸：大豆中的植酸可与锌、钙、镁、铁等结合，影响其吸收利用。在 PH4.5~5.5 时，植酸溶解度较低，因此在酸性环境下可得到植酸含量低的大豆蛋白。

（5）大豆皂苷：具有溶血作用。

（6）脂肪氧化酶：水解大豆脂肪，分解物有豆腥味。

加热煮透即可去除这些抗营养因子。传统的豆制品加工方法都有科学道理，都不自觉地消除了抗营养因子。

（三）食用油

1. 油的种类和作用

食用油按照脂肪酸的不同可以分为饱和脂肪酸和不饱和脂肪酸两类，不饱和脂肪酸按照分子结构中碳链上双键数目的多少分为单不饱和脂肪酸和多不饱和脂肪酸两类，多不饱和脂肪酸按照脂肪酸碳链甲基端第几个碳原子出现第一个双键，分为 ω-3 多不饱和脂肪酸和 ω-6 多不饱和脂肪酸，详细说明请见本书第五章脂肪一节。油的种类、食品来源和作用详见表 6-13。

表 6–13　油的种类和作用一览表

<table>
<tr><th colspan="3">分类</th><th>食品</th><th>重要的脂肪酸</th><th>作用</th></tr>
<tr><td colspan="3">饱和脂肪酸</td><td>牛油
猪油
椰子油
棕榈油</td><td>饱和脂肪酸</td><td>增加血液中的中性脂肪及胆固醇</td></tr>
<tr><td rowspan="7">不饱和脂肪酸</td><td colspan="2">单不饱和脂肪酸</td><td>橄榄油
茶籽油
芥花油</td><td>油酸</td><td>降低胆固醇及甘油三酯，调整胃酸的分泌</td></tr>
<tr><td rowspan="6">多不饱和脂肪酸</td><td rowspan="3">ω-6脂肪酸</td><td>红花油
大豆油
葵花油
玉米油
芝麻油</td><td>亚油酸</td><td>适量可以降低胆固醇
预防动脉硬化
摄入过多会引起动脉硬化、过敏、炎症及高血压</td></tr>
<tr><td>月见草油
母奶</td><td>γ 次亚麻油酸</td><td>降低血糖、胆固醇、血压</td></tr>
<tr><td>内脏
红肉
动物脂肪
种子</td><td>花生四烯酸</td><td>适量时可以调整血压和免疫系统功能
过剩时引起发炎、动脉硬化及湿疹</td></tr>
<tr><td rowspan="3">ω-3脂肪酸</td><td>亚麻子油
紫苏油</td><td>α －亚麻酸</td><td>降低血脂，抗过敏，预防高血压、心脏病及癌症</td></tr>
<tr><td>DHA
（二十二碳六烯酸）</td><td>鲑鱼（三文鱼）
鲔鱼（金枪鱼）
鳗鱼
鰤鱼
秋刀鱼
鲭鱼</td><td>降低甘油三酯
防治高脂血症、高血压
脑中风及老年性痴呆
防治慢性炎症</td></tr>
<tr><td>EPA
（二十碳五烯酸）</td><td>鲑鱼（三文鱼）
鲔鱼（金枪鱼）
鳗鱼
鰤鱼
秋刀鱼
鲭鱼</td><td>抗血栓、抗炎
降低甘油三酯
防治高血脂、高血压
动脉硬化及脑血管疾病</td></tr>
</table>

2. 食用油中总脂肪酸和各类型脂肪酸的具体含量，见表 6–14。

表 6–14　常见食用油中总脂肪酸和各类型脂肪酸含量（克）（以 100 克可食部计）

食物名称	饱和脂肪酸	单不饱和脂肪酸	亚油酸	α －亚麻酸
亚麻籽油	9.1	17.0	13.4	56.4
紫苏油	7.6	15.5	13.2	62.9
胡桃油	16.0	28.0	48.0	8.0

续表

食物名称	饱和脂肪酸	单不饱和脂肪酸	亚油酸	α —亚麻酸
小麦胚芽油	18.0	24.8	50.2	5.7
月见草油	9.5	9.7	70.4	γ 亚麻酸 9.2
茶籽油	9.6	75.3	9.5	1.1
橄榄油	13.0	72.0	9.8	0.8
甜杏仁油	8.2	69.9	17.4	0
色拉油	13.7	43.0	33.1	6.1
葵花籽油	13.4	18.4	60.6	4.6
核桃油	7.2	18.6	61.8	7.8
大豆油	15.2	23.6	50.0	6.7
菜籽油	12.6	56.2	16.3	8.4
玉米油	13.8	26.3	53.5	0.6
芝麻油	13.4	37.6	43.5	0.7
红花籽油	9.1	12.1	74.1	0.4
花生油	17.7	39.0	37.8	0.4
棉籽油	23.2	25.8	42.2	0.4
葡萄籽油	9.6	16.1	69.6	0
南瓜籽油	19.8	23.5	51.0	0
米糠油	14.0	35.0	45.0	0
猪油（炼）	41.1	45.6	8.5	0
棕榈油	41.5	42.4	11.6	0
奶油	42.8	31.3	17.4	0
牛油	54.4	29.9	4.0	0
椰子油	86.5	6.7	1.4	0

3. 单不饱和脂肪酸的健康效应与摄入策略

单不饱和脂肪酸是指分子结构中碳链上只有 1 个双键的脂肪酸。日常食物中最常见的单不饱和脂肪酸是油酸。油酸在橄榄油、茶籽油和葵花籽油中含量较高，其他常见油脂如大豆油、花生油中含量较低，详见表 6-14。

单不饱和脂肪酸是一类特别有益的脂肪酸，它能降低 TC、TG 以及“坏”胆固醇 LDL-C，但却不会降低“好”胆固醇 HDL-C。HDL-C 是心脑血管系统的保护因素，可以防治动脉硬化。单不饱和脂肪酸这种独特的作用，不但是其他脂肪酸所没有的，也是其他食物成份很难做到的。这通常是需要体育锻炼才能达到的效果。

单不饱和脂肪酸（主要是油酸）对心脑血管系统的保护作用也被流行病学调查所证明。在环地中海地区，包括希腊、西班牙和意大利的一些地区，居民摄入脂肪虽然也比较多，但心脑血管发病率却比较低，比欧洲其他国家明显少，人们身材较好、普遍长寿。世界卫生组织对此进行研究，发现与该地区的饮食习惯，即所谓“地中海”膳食有关。该地区居民吃鱼比较多，且把橄榄油作为主要的食用油，而橄榄油中单不饱和脂肪酸含量高达 70% 以上。

按照中国营养学会的建议，单不饱和脂肪酸的摄入量应达到总能量的 10%，多不饱和脂肪酸推荐摄入量也为 10%，饱和脂肪酸的推荐摄入量应〈10%，即多不饱和脂肪酸、单不饱和脂肪酸与饱和脂肪酸三者的摄入比例是 1 ∶ 1 ∶ 1。在中国城市居民的日常生活中，最常出现的问题是饱和脂肪酸、亚油酸摄入过多，单不饱和脂肪酸和 α－亚麻酸摄入过少。人们应该在日常食用油中引入富含单不饱和脂肪酸的品种，如橄榄油、茶籽油、甜杏仁油等。

4. 多不饱和脂肪酸的健康效应与摄入策略

日常生活中最多见的多不饱和脂肪酸是亚油酸和 α－亚麻酸，次多见的是花生四烯酸。其中亚油酸、花生四烯酸属于 ω-6 多不饱和脂肪酸，α－亚麻酸属于 ω-3 多不饱和脂肪酸，它们广泛存在于上表所列的许多植物油中，见表 6-14。

关于多不饱和脂肪酸对健康的影响，一般要从以下两个方面来考虑。一个是它们的摄入量，另一个是亚油酸和 α－亚麻酸的比例。与饱和脂肪酸相比，亚油酸和 α－亚麻酸可以说是“健康”的，尤其是它们在人体内无法合成，必须依赖食物摄取，否则人体就会患病，故又被视为必需脂肪酸，其他脂肪酸都可以在人体内合成。过去一度认为它们都有益无害，植物油可以随意食用。然而，近 20 年的研究表明，亚油酸和 α－亚麻酸容易发生脂质过氧化作用反应，产生自由基，对细胞和组织可造成一定的损伤，并增加患某些肿瘤的危险。因此，现在普遍反对摄入过量的多不饱和脂肪酸。根据中国营养学会的建议，多不饱和脂肪酸的适宜摄入量占总能量的 10%。

许多研究表明，用亚油酸和 α－亚麻酸代替饱和脂肪酸后，可以降低总胆固醇（TC）、甘油三酯（TG）和“坏”胆固醇低密度脂蛋白胆固醇（LDL-C），但同时也可能会降低“好”胆固醇高密度脂蛋白胆固醇（HDL-C），而后者是心脑血管系统的保护因素。

除了多不饱和脂肪酸摄入总量对健康有影响外，亚油酸（ω-6 脂肪酸的主要代表）和 α－亚麻酸（ω-3 脂肪酸的主要代表）的摄入比例也很重要。中国营养学会建议，膳食中 ω-6 多不饱和脂肪酸与 ω-3 多不饱和脂肪酸的比例最佳是（4~6）：1。然而，在大多数食用油或食物中，亚油酸的含量都远远超过 α－亚麻酸，比如花生油的比例是 95：1，玉米油的比例是 94：1，芝麻油是 57：1，橄榄油是 12：1。详见表 6-14。这就很不利于保持 ω-6 多不饱和脂肪酸与 ω-3 多不饱和脂肪酸之间的平衡。

在日常生活中最常见的问题是 ω-6 多不饱和脂肪酸摄入太多，而 ω-3 多不饱和脂肪酸摄入太少，两者摄入比例严重失调。大量的研究表明，保持 ω-6 多不饱和脂肪酸与 ω-3 多不饱和脂肪酸的平衡具有重要健康意义。ω-6 多不饱和脂肪酸与 ω-3 多不饱和脂肪酸进入人体后按照不同的途径进行代谢，详见图 5-1。

从图 5-1 中可见，亚油酸会转化为其他 ω-6 多不饱和脂肪酸，如花生四烯酸（AA）；花生四烯酸可继续代谢为一系列体液因子，如前列腺素、血栓素和白三烯等，这些体液因子多为致炎因子，过量摄入都对身体有不同程度的伤害作用，容易引起体内的炎症反应，对细胞造成伤害。许多研究表明，这些体液因子过度活跃可造成炎症反应、血管栓塞、血压升高、血脂异常、过敏、大脑功能减退和恶性肿瘤等诸多问题。α－亚麻酸也可转化成其他 ω-3 多不饱和脂肪酸，如 EPA 和 DHA 等。EPA 也能转化为一些体液因子，但其活性较弱，有的还与来自花生四烯酸的体液因子作用相反，两者之间形成了互相制约的竞争关系。因此，ω-3 多不饱和脂肪酸有助于抑制前列腺素、血栓素和白三烯等体液因子的过度活跃，有明显的抑制和消除体内炎症的作用。当饮食摄入适量的 ω-3 多不饱和脂肪酸后，体内合成一定的 EPA，可以竞争性抑制血栓素的合成，避免血栓形成。当然，如果 ω-3 多不饱和脂肪酸摄入过多，也不利于健康。当饮食摄入过多 ω-3 多不饱和脂肪酸后，体内合成过多的 EPA，则会影响血液的正常凝固，增加出血倾向的危险。

从图 5-1 中还可见，在体内多不饱和脂肪酸的整个代谢过程中，ω-6 多不饱和脂肪酸与 ω-3 多不饱和脂肪酸不能互相转化，而且由于需要共同的酶来催化，他们之间还表现出一定程度的互相竞争关系。

总而言之，保持摄入食物和体内 ω-6 多不饱和脂肪酸与 ω-3 多不饱和脂肪酸的平衡关系，具有重要的健康意义，对维持正常血压、血脂、血糖、血液凝固、免疫功能以及婴幼儿生长发育均十分有益。为此，人们应该在日常食用油中引入富含 α-亚麻酸的品种，如亚麻籽油、紫苏油等，增加每天饮食中 ω-3 多不饱和脂肪酸的摄入，使 ω-6 多不饱和脂肪酸与 ω-3 多不饱和脂肪酸的比例维持在最佳比例，即（4~6）：1。

5. 两种非常重要的多不饱和脂肪酸

EPA 和 DHA 是两种很特殊的多不饱和脂肪酸，它们的分子结构中碳链很长，双键很多，且都属于 ω-3 多不饱和脂肪酸。它们在日常食物中的含量很少，主要来自深海鱼类、海鲜以及某些藻类的脂肪。现在市场上的深海鱼油类产品，其主要功效成分就是 DHA 和 EPA。在成年人体内，EPA 和 DHA 可由 α-亚麻酸转化而来。虽然人体可以用 α-亚麻酸合成 EPA 和 DHA，但是往往由于 α-亚麻酸摄入不足而导致 EPA 和 DHA 合成不够，不能满足身体的需要。所以，额外补充 DHA 和 EPA 对身体健康有很大的好处。

20 世纪初，到格林兰岛工作的探险家和医生发现，当地爱斯基摩人尽管脂肪摄入量很高，但心血管疾病的发病率却很低，研究证实与当地人吃鱼较多有关。每周吃鱼 4 次以上与吃鱼很少的相比，冠心病发病率减少 28%；证明吃鱼的确具有防治心脑血管疾病的作用，并且与其富含的 DHA 和 EPA 有关。

DHA 和 EPA 除有降低血脂的作用外，还有维护大脑和视网膜的功能，促进生命早期智能发育和视力形成，抑制过敏反应等。由于 EPA 和 DHA 分别含有 5 个和 6 个双键，很不稳定，容易被氧化，引发脂质过氧化反应，产生脂质过氧化物。脂质过氧化物可破坏细胞膜，从而影响免疫功能，还能加速人体衰老。所以，深海鱼油要注意低温保存，尽量防止其被氧化。动物实验发现，过量的 EPA 摄入还会使出血时间延长、血小板减少。因此，有活动性出血的患者要暂时停用深海鱼油，防止出血加重。

6. 如何挑选合适的食用油

食用油的主要成分是脂肪，而脂肪是由脂肪酸构成的。评价一种食用油的好坏，主要看它所含脂肪酸的种类、数量和比例，此外还要结合中国居民膳食的实际情况。离开膳食实际情况，单独说某种脂肪酸更好或含有该种脂肪酸的植物油更好，都是片面的。在现实生活中，这样的误区比比皆是。比如，有人说红花籽油中亚油酸含量是最高的，而亚油酸又是一种必需脂肪酸，所以红花籽油就是最好的食用油，完全不顾及红花籽油中亚麻酸的含量几乎是零的事实；也有人说橄榄油中单不饱和脂肪酸含量是植物油中最高的，而单不饱和脂肪酸有助于预防心脑血管疾病，所以橄榄油才是最好的食用油，完全不理会橄榄油中亚麻酸和亚油酸等必需脂肪酸含量很低的问题；还有人说，棕榈油中单不饱和脂肪酸含量比大豆油、花生油、普通菜籽油等都要高一些，所以它其实比这些食用油更好，完全不管棕榈油中含有大量对心脑血管系统有害的棕榈酸。

评价一种食用油的优劣，不但要看其所含脂肪酸的种类、数量和比例，还要结合人们日常饮食中膳食脂肪摄入的实际情况。比如说，某种食用油（例如亚麻籽油、橄榄油等）含有人们日常膳食中最易缺乏的 ω-3 多不饱和脂肪酸、单不饱和脂肪酸等较多，那么它就是“好”的；如果某种食用油（如奶油、猪油、椰子油等）含有人们日常膳食中容易过量的饱和脂肪酸较多，那么它就是“坏”的；还有一些食用油，如大豆油和花生油等，以提供亚油酸为主，只要人体摄入不过量就是“好”的，但一过量就是“坏”的了，就对人体有害处。

调查研究发现，中国城市居民膳食脂肪主要有两大问题，一个是脂肪总量超标；另一个是脂肪酸比例失调，具体表现为单不饱和脂肪酸和 ω-3 多不饱和脂肪酸摄入过少，而 ω-6 多不饱和脂肪酸摄入过多。因此，富含单不饱和脂肪酸和 ω-3 多不饱和脂肪酸的植物油，如亚麻籽油、紫苏油、橄榄油、茶籽油等备受好评；而含大量 ω-6 多不饱和脂肪酸的植物油，如玉米油、红花籽油、葡萄籽油等就不在推荐之列了。

各种类型的脂肪酸并没有绝对的好坏之分。同理，各种食用油也没有绝对的好坏之别。笼统地说哪些食用油是好的，哪些食用油是坏的，并不科学。从表 6-14 中也可见，没有哪一种食用油的脂肪酸组成是绝对完美的。因此，为达到膳食结构中脂肪酸平衡，应该使用多种植物油。也就是说，任何关于食用油的推荐都不能违背多样化原则。目前认为，比较重要的脂肪酸平衡有两个，一个是膳食中多不饱和脂肪酸、单不饱和脂肪酸与饱和脂肪酸的比例维持在 1 ∶ 1 ∶ 1 为最佳，中国居民需要增加摄入富含单不饱和脂肪酸的橄榄油和茶籽油；另一个平衡是 ω-6 多不饱和脂肪酸与 ω-3 多不饱和脂肪酸的比例达到（4~6）∶ 1 为最好，居民需要增加摄入富含亚麻酸的亚麻籽油、紫苏油，需要多吃些富含 EPA 和 DHA 的深海冷水鱼。前面已述，这两种平衡关系对脂肪代谢，并进而对维持正常血脂、血压、血糖、血管功能、免疫功能、炎症反应、体重控制及某些癌症防治等均具有重要意义。

专家建议为了有效防治慢性疾病，每天在控制食用油总量的基础上，要合理选择食用油品种，比如每天可以摄入 10~15 克橄榄油或茶籽油，摄入 5 克亚麻籽油或紫苏油，摄入 5~10 克的葵花籽油或米糠油、大豆油、花生油、玉米油等。这样搭配摄入的各种脂肪酸比例比较恰当。也可以在家自制调和油。配方 1：大豆油 1 份，橄榄油（或茶籽油）1 份，亚麻籽油 0.4 份，混合后油酸、亚油酸和亚麻酸分别约占 40%、32% 和 8%，饱和脂肪酸占 14%；其中多不饱和脂肪酸、单不饱和脂肪酸与饱和脂肪酸的比例为 1∶1∶0.35，ω-6 多不饱和脂肪酸与 ω-3 多不饱和脂肪酸的比例为 4∶1，加上肉类食物中还有一些饱和脂肪酸，这样搭配计算下来各种脂肪酸的比例就比较合理。配方 2：花生油 1 份，橄榄油（或茶籽油）0.4 份，亚麻籽油 0.4 份，也可以配出相似的比例来。配方 3：玉米油 1 份，菜籽油 0.5 份，橄榄油（或茶籽油）1 份，亚麻籽油 0.5 份，配出的比例也同样合理。自制调和油的最大好处是获得最佳的品质，有时也带来不同的风味，使菜肴更美味。另外，经过调和的植物油价格通常要高于普通的大豆油、花生油或菜籽油的价格，可能有助于养成少用油的好习惯。

自己家里挑选食用油、或向他人推荐食用油时，除了要关注上面已经提到的食用油所含脂肪酸的种类、数量和比例，及日常饮食中膳食脂肪摄入的实际情况外，也要关注食用油的其他有益健康的成分以及害处，还要考虑使用者及其家庭的健康情况、工作情况、经济状况等问题。有些食用油除含有脂肪酸外，还含有一些其他有益健康的成分，包括维生素 E、维生素 A、维生素 K 等，以及多种植物化学物质，如植物甾醇、角鲨烯、木酚素等。饱和脂肪酸（尤其是月桂酸、肉豆蔻酸）与反式脂肪酸已经被证实对健康有害，所以主张尽量不用含有较多饱和脂肪酸和反式脂肪酸的食用油，如氢化植物油、椰子油、棕榈油、猪油和奶油等。

应当再次强调，我们推荐家庭增加使用亚麻油、紫苏油、橄榄油、茶籽油、核桃油、南瓜籽油、芝麻油等小品种油，前提是必须建立在食用油多样化的基础上。不能简单地认为，只有这几种植物油是好的，而通常食用的花生油、大豆油、菜籽油等都是不好的。那种认为某种小品种油（如橄榄油）最好，并且试图在日常饮食中用它完全取代其他食用植物油的想法是错误的，也是对健康有害的。

（四）常见食物主要营养素数量和质量的比较

常见食物几种主要营养素的数量和质量，也用几个表格来进行归纳，以方便比较食物和选择食物。

1. 常见食物蛋白质数量和质量的比较

食物中蛋白质的数量和质量各不相同，表 6-15 会方便您比较各种食物中蛋白质的数量和质量，协助您正确地选择食物。表格会告诉您各种食物蛋白质的含量（即蛋白质占总热量的百分比），要获取 20 克蛋白质您需要摄入该食物的数量，以及该食物蛋白质的质量评级。

表 6-15　蛋白质的数量和质量

食物	蛋白质占总热量百分比	获取 20 克蛋白质需要摄入的食物数量	蛋白质质量
谷物类 / 豆类			
玉米	4%	500 克 /3 杯	中
精白米	8%	338 克 /2.5 杯	中
糙米	5%	400 克 /3 杯	高
菜豆	26%	99 克 /0.66 杯	低
大豆	54%	60 克 /1 杯	中
豆腐	40%	275 克 /1 包	高
烘豆	18%	430 克 /1 大罐	中
麦胚	24%	132 克 /2 杯	中
小扁豆	28%	92 克 /1/3 杯	低
鱼类 / 肉类			
罐装金枪鱼	61%	84 克 /1 小罐	高
鳕鱼	60%	35 克 /1 小块	高
罐装沙汀鱼	49%	100 克 /1 份	高
扇贝	15%	133 克 /1 份	高

续表

食物	蛋白质占总热量百分比	获取 20 克蛋白质需要摄入的食物数量	蛋白质质量
牡蛎	11%	182 克 /0.5 杯	高
羊排	24%	110 克 /1 小块	中
牛肉	52%	80 克 /2 片	高
鸡肉	63%	71 克 /1 小片鸡胸	高
坚果类 / 植物籽类			
向日葵籽	15%	188 克 /1 杯	中
南瓜籽	21%	70 克 /0.5 杯	中
腰果	12%	112 克 /1 杯	中
花生	17%	90 克 /0.5 杯	中
杏仁	13%	110 克 /1 杯	中
蛋类 / 乳制品类			
蛋类	34%	160 克 /2 个	高
天然酸奶	22%	440 克 /3 小罐	高
切达干酪	25%	84 克	高
白软干酪	49%	120 克 /1 小罐	高
全脂牛奶	20%	660 毫升 /2 杯	高
蔬菜类			
冷冻豌豆	26%	259 克 /2 杯	中
青豆	20%	200 克 /2 杯	中
椰菜	50%	600 克 / 大袋	中
菠菜	49%	390 克 / 大袋	中
马铃薯	11%	950 克 /4 个大的	中

2. 食物脂肪构成的比较

各种食物中所含脂肪的数量和质量各不相同，图 6-1 列举了常见食物的脂肪构成。理想的食物不饱和脂肪、尤其是多不饱和脂肪的含量应该比较高，饱和脂肪的含量比较低。分析表格食物的脂肪构成比，您将知道哪些食物应该尽量避免吃，哪些可以多食用一些。

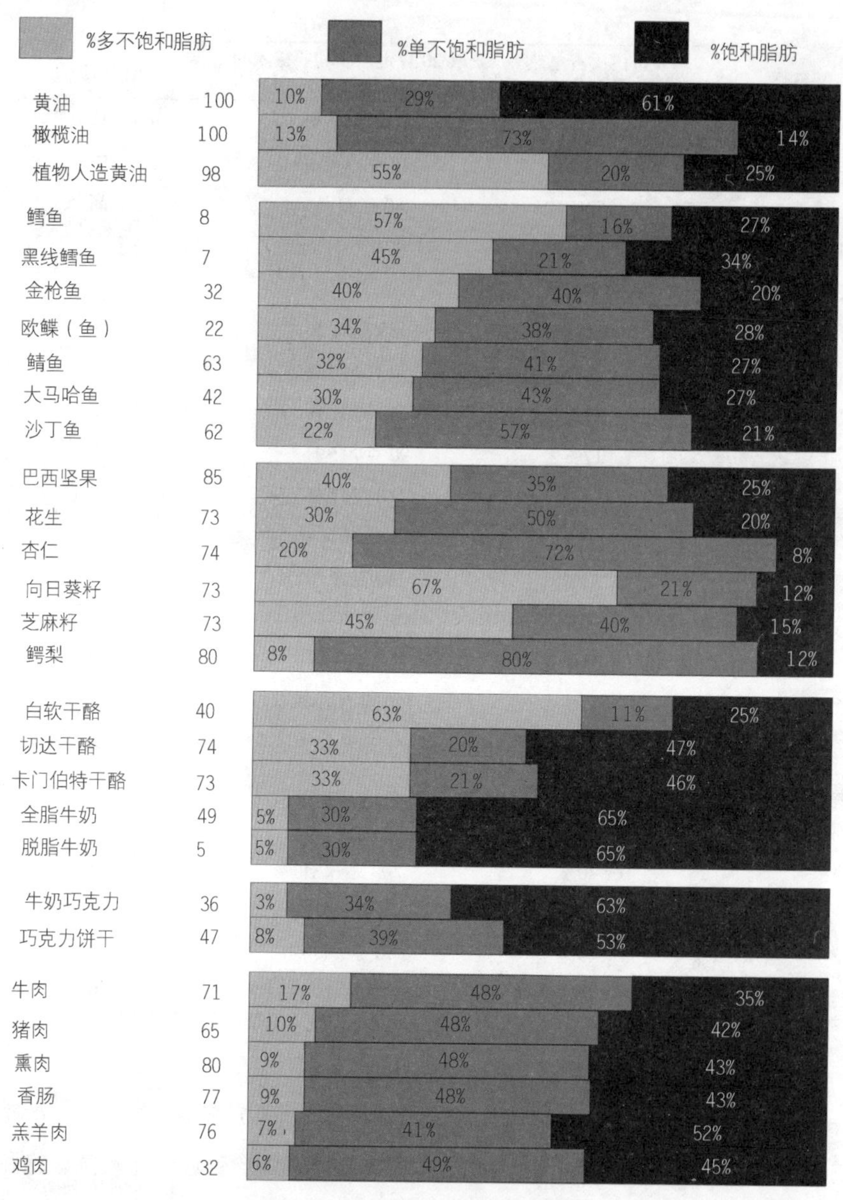

图 6-1　食物脂肪构成

3. 常见食物碳水化合物的质量

图 6-2 和 6-3 为常见食物血糖生成指数示意图，表格将告诉您不同食物碳水化合物的质量、对血糖的影响，有助于消费者合理选择食物，防治糖尿病。

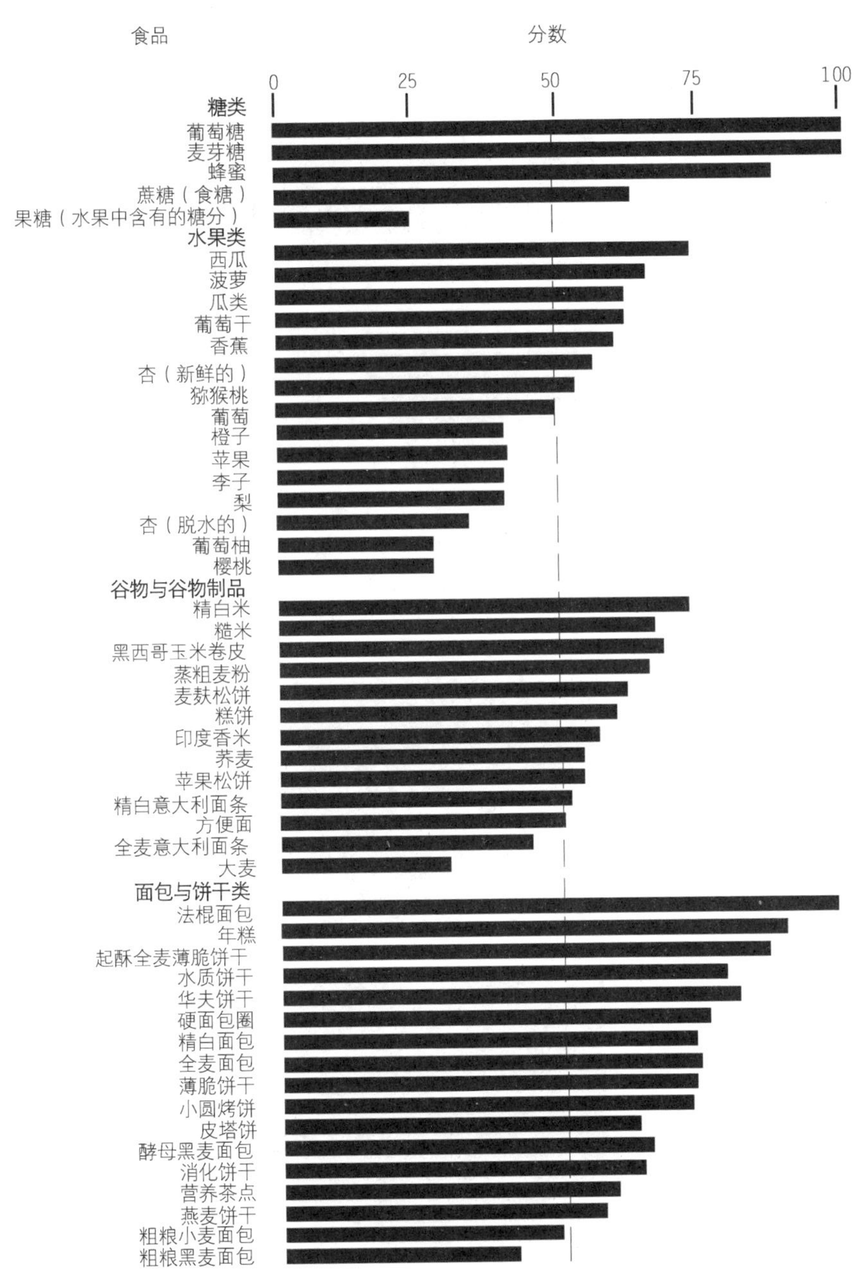

图 6-2　常见食物血糖生成指数示意图

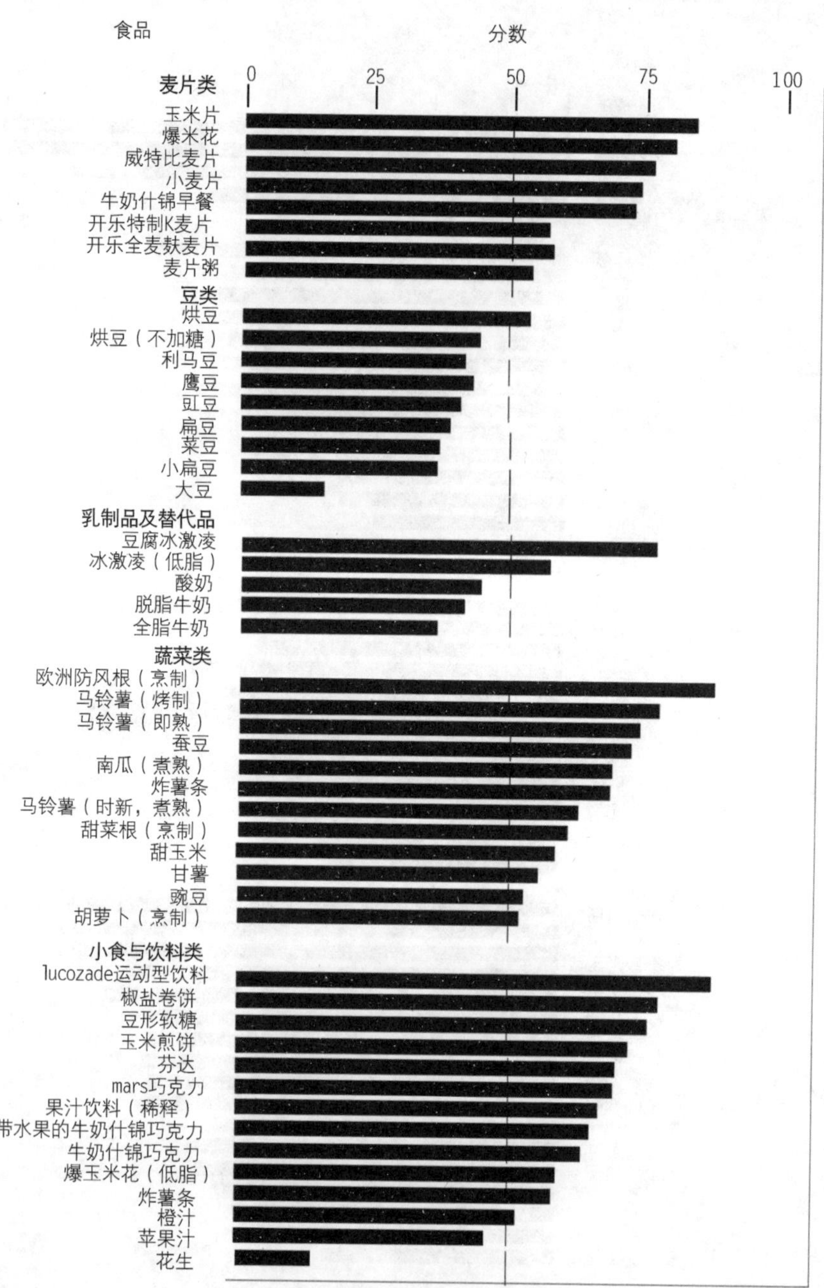

图 6-3 常见食物血糖生成指数示意图（续）

4. 常见食物纤维含量的比较

表 6-16 比较了常见食物纤维的含量，告诉您要获取 10 克纤维需要摄入各种食物的量。

表 6–16　获取 10 克纤维需要摄入的食物数量

食物	数量（相当于 10 克谷物纤维）
麦麸	23 克 /0. 5 杯
脱水杏	42 克 /1 杯
脱水无花果	54 克 /0. 3 杯
燕麦	75 克 /1 杯
豌豆	83 克 /1 杯
玉米片	91 克 /3. 5 杯
杏仁	107 克 /0. 8 杯
全麦面包	115 克 /5 片
花生	125 克 /1 杯
烘豆	137 克 / 小罐
梅脯	146 克 /1 杯
向日葵籽	147 克 /1 杯
黑麦面包	160 克 /6 片
锅巴	222 克 /8 杯
燕麦硬饼	250 克 /10 块
烹制小扁豆	270 克 /2 杯
胡萝卜	310 克 /3 个
椰菜	358 个 /1 大个
精白面包	370 克 /15 片
烤马铃薯（带皮）	400 克 /1 个大的
凉拌卷心菜	400 克 /1 大份
橙子	415 克 /3 个
卷心菜	466 克 /1 个中等大小的
花椰菜	475 克 /1 个大的
苹果	500 克 /3~4 个
时新土豆（煮熟）	500 克 /7 个
香蕉	625 克 /3 个
桃	625 克 /6 个

二、食品安全与卫生及其对策

（一）食品安全、食品卫生的定义

食品安全是指食品无毒、无害，符合应当有的营养要求，对人体健康不造成任何急性、亚急性或者慢性危害。

食品安全是一门专门探讨在食品加工、存储、销售等过程中确保食品卫生及食用安全，降低疾病隐患，防范食物中毒的一个学科。

食品卫生是指为防止食品在生产、收获、加工、运输、贮藏、销售等各个环节被有害物质污染，使食品有益于人体健康所采取的各项措施。

（二）我国食品安全和食品卫生的现状

民以食为天。人生在世，谁也离不开吃、离不开喝。食品安全和卫生与我们每个人的健康息息相关。然而，如今的食品安全与卫生问题却是触目惊心，食物中毒事件屡屡发生，要么夺去一条条生命，要么给人们留下可怕的后遗症。一些铅含量、激素含量超标的小食品和肉类，使一些儿童慢性铅中毒，发育早熟，过度肥胖，严重影响下一代的身心健康。人们经常食用添加致癌化学物的食品，无疑等于慢性自杀。癌症发病率的不断升高及各种绝症向低龄化人群的蔓延，在很大程度上就是黑心食品所带来的恶果。

难怪有人发出了我们还能吃什么的感慨！大米有毒，霉变、用矿物油抛光的大米现身市场；油有毒，潲水油、工业用油冒充食用油；盐有毒，工业用盐冒充食用盐，硝酸盐要人命；水有毒，劣质有毒的瓶装、桶装饮用水混入市场；鳝鱼有毒，避孕药养大的鳝鱼无法辨别；肉有毒，瘦肉精在恭候食客。这些绝非危言耸听，相关报道不断见诸报端。据专家估算，我国每年食物中毒的人数至少有20~40 万人，问题食品每天毒倒至少 500-1000 人。

一些不法商家故意不加限制地使用化学制剂、或采用不规范的加工工艺及不合格的加工场地制造食品，为了满足消费者追求美食的欲望和自身的金钱欲望，他们无所顾忌地使用化学添加剂，甚至使用甲醛、双氧水、工业碱等有害化学品为食品进行“毒化美容”。这些行为的存在，使食品安全问题几乎成为社会管理的死角、难以根治的顽症。在亲友同庆的喜宴上，在把酒言欢的公务宴席中，频频发生的食物中毒事件令中招者恼怒不已，令大宴宾客者哭笑不得。

2009 年第二季度卫生部通过中国疾病预防控制中心网络直报系统，共收到全国食物中毒事件报告 77 起，中毒 3063 人，死亡 48 人。与 2008 年同期相比，报告起数增加 40%，中毒人数增加 11%，死亡人数增加 65%；与 2009 年第一季度相比，报告起数增加 140%，中毒人数增加 182%，死亡人数增加 45%。

2010 年 4 月 19 日上午，陕西省多所学校的两百名学生在校内饮用学校提供的奶制品后出现中毒症状，初步判定为早餐奶的质量问题。信息时报报道，广州中山大学附小师生食物中毒人数达 151 名。事件引起广东省有关部门的高度重视，初步锁定是课间餐食品的问题。近期广州大学城内，广州中医药大学和广东药学院两个高校过百学生食物中毒，事件引起社会广泛关注，警方已介入调查。

国内食品安全与卫生问题面临的形势相当严峻，主要是食物链污染，包括环境污染（本底效应），农业种植、养殖业的源头污染，加工过程污染。

针对食品安全问题，有关管理部门应积极采取有效对策，从农田到餐桌进行全程监测；责任分担；生产加工过程加强监控；完善监管体系，提高行政效率。

鉴于我国食品安全问题的严重性，国家专门成立了食品安全委员会来加强管理；《食品安全法》实施也将近一年；国家相关部门现在正在筹备组建国家食品安全风险评估中心。由此可见，国家已经比较重视食品安全与卫生问题。但要解决这一世界难题，使食品安全问题规范有序，需要一个相当长的时间，估计需要 20~30 年的努力。所以，对每一个消费者来说，远水解不了近渴；我们必须自己学习食品营养方面的知识，掌握鉴别真假食品、好坏食品的能力。我觉得中华工商联合出版社发行，刘喜江主编的《黑心食品完全揭秘手册》值得一读，能学到很多有用的食品知识。

消费者在采购及加工食品时应遵循有关原则，小心采购，新鲜卫生，规范加工，及时食用，预防污染，煮熟煮透，杀灭病菌。每一个消费者都要重视食品安全与卫生问题，提高防范意识和识别能力，尽量远离害人食品，维护自己和家人的身体健康。

（三）食品污染及其预防

1. 食品污染定义　食品被外来的、有害人体健康的物质所污染。

2. 食品污染分类　按食品污染物的性质可将食品污染分为三类，包括生物性污染、化学性污染和物理性污染。

3. 生物性污染及预防 包括细菌性污染及预防，真菌与真菌毒素污染及其预防。

4. 食品的化学性污染及预防

（1）农药污染及其预防

①农药分类

按用途分类：杀（昆）虫剂、杀（真）菌剂、除草剂等。

按化学组成分为：有机磷、氨基甲酸酯、拟除虫菊酯等。

②农药残留：施用农药对环境和食品造成污染，在食品表面及食品内残存的农药及其代谢物、降解物或衍生物。

③食品农药污染或残留的途径主要有三种，包括直接污染、间接污染、食物链传递和生物富集作用。食物链是指在生物生态系统中，由低级到高级依次作为食物而连接起来的一个生态链条。生物富集作用是生物将环境中低浓度化学物质在体内蓄积达到较高浓度的作用。

④食品中农药残留及其毒性：大剂量导致急性中毒，小剂量引起慢性中毒，可能致畸、致癌、致突变。

⑤预防措施：发展高效、低毒、低残留农药，合理使用农药，加强农药生产经营和管理，限制农药在食品中的残留量。

（2）有毒金属污染及其预防：有毒金属包括汞、镉、铅、砷等，摄入较低量即对人体产生毒性作用。有毒金属污染的途径主要有几种，包括工业三废污染、食品生产加工过程污染、农药和食品添加剂污染、自然环境中有毒金属本底含量高。据报道，广州土壤中铅等重金属超标非常严重，严重威胁儿童的健康。重金属主要通过抑制体内巯基酶的活性，而影响细胞的代谢和功能。汞、铅主要损害神经系统、造血系统和肝肾；镉主要损害肾脏、骨骼和消化系统；砷主要损害消化系统和神经系统，可致突变，可能与皮肤癌和肺癌有关。

有毒金属污染的预防措施：

（1）消除污染源。

（2）制定最高允许限量标准，加强卫生检查和监督。

（3）妥善保管有毒有害金属及其化合物。

（4）对已污染食品要合理处理。

（四）国家农产品认证及认证标志的辨识

国家将逐渐规范农产品认证市场，规范“有机食品”“绿色食品”及“无公害农产品”的认证认可和认证标志。我们消费者应该了解一些农产品认证的科普知识，学会辨别农产品认证标志，有助于我们在菜市场合理选购食物。

1. 无公害农产品

无公害农产品是指产地生态环境清洁，按照特定的技术操作规程生产，将有害物含量控制在规定标准内，并由授权部门审定批准，允许使用无公害标志的食品。

2. 绿色食品

绿色食品是指遵循可持续发展原则，按照特定生产方式生产，经专门机构认定，许可使用绿色食品商标标志的无污染的安全、优质、营养的食品。

3. 有机食品

有机食品是指来自于有机农业生产体系，根据国际有机农业生产要求和相应的标准生产加工的，并经独立的有机农产品认证机构认证的一切农副产品。有机食品包括农作物、蔬菜、水果、食用菌、畜禽产品、水产品、蜂产品、乳制品、调味品、饮料和酒类等。

4. 国家规范的农产品认证标识，见图 6-4

食品达到国家相应标准，并经国家有关部门认证，分别成为无公害农产品、绿色食品、有机食品，有条件者最好选用有机食品。中国国内市面上的食品大部分为普通食品，少部分为无公害农产品及绿色食品，有机食品则极少。消费者购买食物时要认清相应标识，选购适合自己的食物。

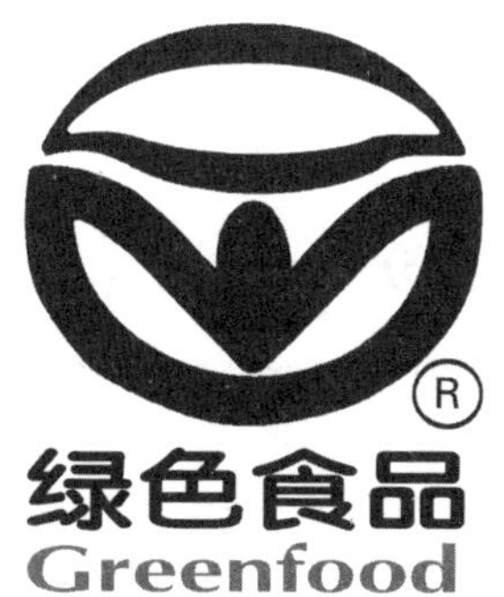

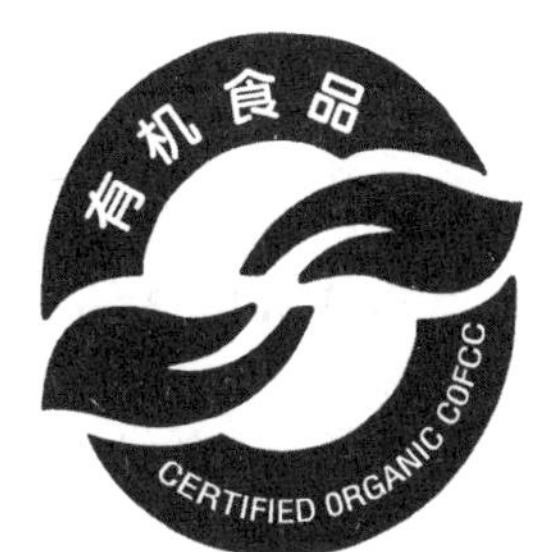

图 6-4　农产品认证标识比较

三、营养保健品及其作用

（一）什么是保健食品？

保健食品是指具有特定保健功能或以补充维生素、矿物质等营养素为目的的食品。保健食品是食品的一个种类，具有食品的共性。保健食品有两大特征，一是安全性，对人体不产生任何危害；二是功能性，对特定人群具有一定作用。

（二）保健食品与药品的区别

请见表 6-17。

表 6-17　保健食品与药品的比较

	保健食品	药品
主要功能	主要是调节人体的机能	应当有明确的治疗目的及相应的适应证和功能主治
副作用	不能有任何急性、亚急性或慢性危害	可以有不良反应
使用期限	可以长期使用	有规定的使用期限
服用方式	只能口服	可以注射、外用、口服等

（三）保健食品的作用

卫生部公布保健食品总共有 22 种功能，包括免疫调节、改善记忆、调节血压、调节血脂、改善视力、调节血糖、清咽润喉、改善睡眠、促进泌乳、抗突变、促进排铅、延缓衰老、抗疲劳、耐缺氧、抗辐射、减肥（减肥食品）、促进生长发育、改善骨质疏松、改善营养性贫血、改善肠胃功能、美容（美容食品）、对化学性肝损伤有辅助保护作用。申请注册保健食品时，必须从国家公布的这 22 种功能范围内选择最少一种、最多两种功能来注册。

（四）保健食品的功效成分

保健食品功效成分是指功能性食品中真正起生理作用的成分，约有 150 种，详见表 6-18。

表 6-18　保健食品功效成分的分类

分类	举例
功能性碳水化合物	活性多糖、功能性低聚糖
功能性脂类	ω-3、ω-6 多不饱和脂肪酸、磷脂
氨基酸、肽与蛋白质	牛磺酸、乳铁蛋白、免疫球蛋白、酶蛋白
维生素及其类似物	水溶性维生素、脂溶性维生素、生物类黄酮
矿物元素	常量元素、微量元素
植物活性成分	皂苷、生物碱、萜类化合物、有机硫化合物
益生菌	双歧杆菌
低能量食品成分	蔗糖替代品、脂肪替代品

第七章　营养咨询方法

一、营养咨询思路

（一）健康状况调查

了解客户的健康状况和需求，清楚顾客找您的主要目的是什么。想祛斑、瘦身、改善睡眠、减少感冒、延缓衰老、防癌，还是防治糖尿病？根据需要做一些简单的临床检查，包括症状的询问、体征的检查；如有无疲劳、头晕、失眠，详细检查面色、头发、眼睛、口唇、口腔和皮肤等体征。

（二）营养状况调查

1. 膳食结构调查　多用 24 小时回顾法。

2. 生活方式调查　包括运动习惯，生活习惯，心理状况。

3. 营养相关的检查　包括体格测量、实验室检查、B 超检查、骨密度测定、放射学检查、体脂含量测定、人体成分分析、维生素和微量元素含量测定等。

（三）营养健康状况评估

1. 膳食营养合理性评价。
2. 营养状况评估。
3. 健康状况评估。

（四）营养干预方法

详见第八章。

二、营养咨询的具体步骤和方法

（一）健康状况调查步骤

1. 目前健康状况

（1）主要不适

疲劳□　头晕□　偏头痛□　失眠□　胸闷□　心慌□

腰痛□　痛经□　胃胀痛□　咳嗽□　其他：

（2）营养健康方面您需要哪些服务。

2. 营养相关性疾病患病情况

亚健康□　高血压□　高血脂□　脂肪肝□　冠心病□

脑卒中□　肥胖症□　糖尿病□　痛风□　肿瘤□　其他：

3. 营养相关性疾病治疗情况

4. 家族史

（二）营养状况调查步骤

1. 膳食调查

见表 7–1。

表 7–1　膳食调查表

餐次	进餐时间	食物名称和重量
早餐		
午餐		
晚餐		
宵夜		

2. 膳食结构调查

（1）每天摄取食物种类 ≤ 10 种□　11~20 种□　＞ 20 种□

（2）每天主副食比例　主食为主□　主副食各半□　副食为主□

（3）粗细搭配　精米面为主□　粗细各半□　粗粮杂粮为主□

（4）平均每天吃蔬菜　<半斤□　半斤至 1 斤□　>1 斤□

（5）平均每天吃水果　<4 两□　4~8 两□　>8 两□

（6）平均每天吃鸡蛋　不吃□　半个至 1 个□　≥2 个□

（7）平均每天吃鱼虾　<1 两□　1~2 两□　>2 两□

（8）平均每天吃肉　<1 两□　1~2 两□　>2 两□

（9）奶和奶制品摄取频率　每天喝□　有时喝□　不喝□

（10）奶和奶制品每天摄入量　<200 毫升□　200~300 毫升□　>300 毫升□

（11）豆制品摄入频率　每天吃□　有时吃□　不吃□

（12）每人每月植物油消费量　1~2 斤□　2~4 斤□　>4 斤□

（13）每人每月食盐消费量　≤4 两□　4~8 两□　>8 两□

（14）您常吃早餐吗？　每天吃□　有时吃□　不吃□

（15）三餐分配比例　早餐　　中餐　　晚餐

（16）每天饮水量　≤4 杯□　5~8 杯□　>8 杯□

（17）吃垃圾食品　经常□　偶尔□　不吃□

（18）您的饮食习惯　喜甜食□　咸□　辣□　腌制食品□　油炸食品□

3. 生活方式调查

（1）运动

①您平均每周锻炼次数　≥7 次□　2~6 次□　≤1 次□

②平均每次锻炼时间　>60 分钟□　20~60 分钟□　<20 分钟□

③最常用的锻炼方式　跑步走路□　球类□　游泳□　舞蹈太极拳□　其他

④工作 8 小时坐着的时间　几乎全部□　2~6 小时□　<2h □

⑤近距离（3 公里）外出办事，您主要的出行方式是

步行□　　乘车□　　开车□

⑥家务劳动　经常□　有时□　很少□

⑦每天活动量　≥6000 步□　2000~6000 步□　<2000 步□

（2）生活习惯

①您是否吸烟　是□　偶尔吸□　否□　已戒□

②每日吸烟量　1~5 支□　6~20 □支　>20 支□

③吸烟年数　1 年内□　1~10 年□　>10 年□

④有无被动吸烟　经常□　偶尔□　无□

⑤是否经常饮酒　是□　偶尔□　否□

⑥主要饮酒种类　白酒□　红酒□　啤酒□

⑦平均每天饮酒量　＜2 两□　2 两 ~1 斤□　＞1 斤□

⑧您的睡眠状况　很差□　一般□　很好□

⑨每天睡眠时间　≤5 小时□　6~8 小时□　＞8 小时□

⑩您睡觉梦多吗？　多□　偶尔□　无□

⑪经常熬夜吗？　经常□　偶尔□　无□

⑫您平均每天看电视上网时间　＜1 小时□　1~4 小时□　＞4 小时□

（3）心理状况

①您的工作生活压力　很大□　一般□　小□

②您的脾气是否急躁　很急躁□　一般□　不□

③您是否经常忧虑　经常□　偶尔□　不□

④您对自己人际关系的评价　很好□　一般□　不好□

⑤您的性格属于　内向□　适中□　外向□

⑥您情绪不良时通常　立即爆发□　压抑住□　找人诉说□

4. 营养相关检查

（1）体格测量

血压　　/　　毫米汞柱，身高　　厘米，体重　　千克，腰围　　厘米，臀围　　厘米，其他体征：

（2）实验室检查：营养相关的主要实验室检查项目有以下一些指标，大医院或国家认证的实验室可以做这些检测。

总胆固醇	甘油三酯
空腹血糖	餐后血糖
血尿酸	血钙
血清铁	血清铁蛋白
血镁	血锌
血清总蛋白	血清白蛋白
白球比	免疫球蛋白 IgG、IgA、IgM
血红蛋白	红细胞
维生素 A、维生素 B	维生素 C、维生素 D

（3）腹部B超检查：B超是将声波转换为图像的一种医疗检测仪器，通过超声探头得到各个检测脏器的二维或多维图像。B超比较适用于肝、胆、肾、膀胱、子宫、卵巢等多种脏器疾病的诊断。B超检查的价格比较便宜，又无不良反应，可反复检查。通过B超检查，可以准确判断有无脂肪肝等疾病。

（4）体脂肪计检测：利用体脂肪计可以测出体脂率，它是指人体内脂肪重量占总体重中的百分比，只要反映人体内脂肪含量的多少。近几年的仪器一般都用生物电阻测量法(Bio-impedance analysis， 简称BIA)，可以在很短的时间内获得颇准确的测量值，适合在家庭中及咨询门诊使用。

（5）人体成分分析仪检测：人体成份分析仪可以对人体成分进行检测和分析，检测参数包括体重、身体脂肪率、内脏脂肪水平、肌肉量、骨骼量、水分含量等，可以较好地反应检测者身体的营养状况和健康状况。

通过对人体成分分析仪检测得到的结果进行分析，有助于营养师判断咨询者的营养状况，合理制定膳食改善计划，也有助于对咨询者调理前后进行对照，从而判断调理的效果，找到身体状况改善的轨迹，进而更科学地调整饮食和运动计划。

（6）食物中维生素和微量元素等特殊营养成分含量的测定：有关检测机构需要通过国家计量认证，并获得国家认可的检测资格，其检测报告才具有法律效应。一般是通过大型分析测试仪器和经验丰富的分析测试人员，来对食品、保健品、食品添加剂、水和空气等进行检测和分析，并出具国家认可的报告。

有关食品、保健品的具体检测项目，包括功能性糖类、脂类、有机酸、黄酮皂角、维生素、活性微量元素等；食品添加剂检测项目包括色素、防腐剂、维生素、抗氧化剂、甜味剂、多聚磷酸盐、硝酸盐、亚硝酸盐、有机酸、糖类、三聚氰胺、重金属、理化指标等；此外还包括农药残留、兽药残留、药品残留等检测项目；以及水（生活饮用水、地下水、废水等）、气（室内空气和环境空气、工业废气等）和土壤等有毒有害物质的检测。

这些有关摄入食品、保健品和水等的检测报告，有助于营养师准确判断个体营养摄入情况和毒素摄入情况。

（7）其他检查：如骨密度测定、骨X光摄片等。骨密度全称是骨骼矿物质密度，是骨骼强度的一个重要指标。骨密度测定有助于骨质疏松症的诊断及疗效观察，灵敏度高，诊断率高，是临床广泛使用的一项检查。

（三）营养健康状况评估步骤

1. 膳食营养合理性评价

见表 7-2。

表 7-2 膳食营养评价内容

评价项目	评价内容
食物多样化	
食物量的评价	
能量摄取合理性	
三大产能营养素比 例	
三餐分配比例	
蛋白质总量及质量	

2. 营养状况评估

（1）整体营养状况的评估：根据体质指数、腰围和腰臀比、体脂含量、实际体重占标准体重的百分比这四个指标来综合评估。评估结果有营养不良、正常、超重、肥胖四种，程度有轻度、中度、重度三个等级，评估结果可用以下方式进行记录。

评估结果：营养不良□　正常□　超重□　肥胖□

严重程度：轻度□　中度□　重度□

（2）营养原料（营养素）摄入合理性评估：根据膳食调查、膳食计算和食物特殊营养成分含量的检测结果，对照中国营养学会制定的标准，结合营养师的实际经验来综合评估个体营养素摄入的合理性。评估的内容包括能量、蛋白质、脂肪、碳水化合物、维生素、矿物质、膳食纤维和水。评估结果包括判断营养素摄入是否均衡，营养摄入不均衡者要进一步区分类别，是蛋白质、脂肪、碳水化合物、维生素和矿物质等哪种不均衡，是含量过多、还是过少。可用以下方式记录。

营养摄入均衡性：均衡□　不均衡□

营养不均衡类别：蛋白质□　脂肪□　碳水化合物□　维生素□　矿物质□
纤维□　其他

（3）人体营养组成合理性评估：主要根据人体成分分析仪测量结果，咨询者的年龄、性别和职业，及营养师的经验来综合评估个体营养组成的合理性。评估内容包括体重、体脂肪量、肌肉量、骨质量、蛋白质量、身体水分、体脂百分比、体质指数、腰臀比、内脏脂肪、标准体重、控制体重、基础代谢和健康评分等。评估结果包括营养素含量过多、含量正常、含量过少三种情况。

3. 健康状况评估

（1）营养缺乏病

蛋白质能量营养不良

维生素缺乏病（维生素 A、维生素 B_1、维生素 B_2、维生素 B_6、叶酸、维生素 B_{12}、维生素 C、维生素 D）

矿物质缺乏病（钙、镁、铁、锌）

（2）营养相关性疾病

亚健康□　高血压病□　高脂血症□

冠心病□　脑卒中□　糖尿病□

痛风□　慢性肝病□　肥胖症□

肿瘤□　其他

（四）营养健康干预方案

1. 营养干预方案

详见本书第八章。

（1）膳食营养原则

①食物多样化，谷类为主，粗细搭配。

②多吃蔬菜水果和薯类。

③每天吃奶类，大豆及其制品。

④常吃适量的鱼、禽、蛋和瘦肉。

⑤减少烹调用油量，清淡少盐。

⑥食不过量，三餐分配合理。

⑦每天足量饮水。

⑧吃新鲜卫生食物，多选当地当季盛产食物，常喝新鲜果菜汁。

⑨营养早餐：牛奶或豆浆 250 毫升，熟鸡蛋 1 个，新鲜水果 1 个，蛋白质粉 1 勺，搅拌 1~2 分钟即可。

⑩其他针对性建议。

（2）营养配餐与食谱编制。

（3）营养保健品选择与配方。

2. 运动干预方案

运动原则：有氧运动　中小强度　有节奏　长期坚持

运动方式：快走□　爬山□　慢跑□　游泳□　自行车□　太极拳□

健身操□　其他

运动时间：

3. 行为干预方案

（1）戒烟

（2）饮酒：应限量，最好少量红酒

（3）睡眠：保证 6~8 小时高质量睡眠

（4）体重控制：理想体重 = 身高（厘米）-105（千克）

（5）心理调节

（6）定期体检

（7）学习营养保健知识

（8）其他建议

营养健康干预的具体内容详见第八章。

三、学龄前儿童及中小学生营养状况的判断标准和方法

学龄前儿童及中小学生营养状况的判断有多种方法，实际工作中一般使用标准差法比较多。标准差法的常用指标包括年龄别身高，年龄别体重，身高别体重三种。

国内多数营养咨询机构使用 2006 年世界卫生组织儿童或中小学生身高、体重参考值及评价标准。评价标准的详细内容可从吴为群营养网（www. wuweiqun.com）下载，也可从世界卫生组织网站下载。需要评价标准打印本的读者也可直接与广州博益健康咨询有限公司联系，从吴为群营养网可以查到联系方式。由于世界卫生组织的评价标准篇幅太大，下面仅选几页作个展示，请见表 7-3，表 7-4，表 7-5，并举一个例子，以教会读者如何使用该标准来判断儿童及中小学生的营养状况。

2006年世界卫生组织儿童身高、体重参考值及评价标准

表7–3 2~5岁女孩的年龄身高（厘米）表（立位）

年：月	标准差						
	–3 SD	–2 SD	–1 SD	平均值	1 SD	2 SD	3 SD
2：0	76.0	79.3	82.5	85.7	88.9	92.2	95.4
2：1	76.8	80.0	83.3	86.6	89.9	93.1	96.4
2：2	77.5	80.8	84.1	87.4	90.8	94.1	97.4
2：3	78.1	81.5	84.9	88.3	91.7	95.0	98.4
2：4	78.8	82.2	85.7	89.1	92.5	96.0	99.4
2：5	79.5	82.9	86.4	89.9	93.4	96.9	100.3
2：6	80.1	83.6	87.1	90.7	94.2	97.7	101.3
2：7	80.7	84.3	87.9	91.4	95.0	98.6	102.2
2：8	81.3	84.9	88.6	92.2	95.8	99.4	103.1
2：9	81.9	85.6	89.3	92.9	96.6	100.3	103.9
2：10	82.5	86.2	89.9	93.6	97.4	101.1	104.8
2：11	83.1	86.8	90.6	94.4	98.1	101.9	105.6
3：0	83.6	87.4	91.2	95.1	98.9	102.7	106.5
3：1	84.2	88.0	91.9	95.7	99.6	103.4	107.3
3：2	84.7	88.6	92.5	96.4	100.3	104.2	108.1
3：3	85.3	89.2	93.1	97.1	101.0	105.0	108.9
3：4	85.8	89.8	93.8	97.7	101.7	105.7	109.7
3：5	86.3	90.4	94.4	98.4	102.4	106.4	110.5
3：6	86.8	90.9	95.0	99.0	103.1	107.2	111.2
3：7	87.4	91.5	95.6	99.7	103.8	107.9	112.0
3：8	87.9	92.0	96.2	100.3	104.5	108.6	112.7
3：9	88.4	92.5	96.7	100.9	105.1	109.3	113.5
3：10	88.9	93.1	97.3	101.5	105.8	110.0	114.2
3：11	89.3	93.6	97.9	102.1	106.4	110.7	114.9
4：0	89.8	94.1	98.4	102.7	107.0	111.3	115.7
4：1	90.3	94.6	99.0	103.3	107.7	112.0	116.4

续表

年：月	标准差						
	-3 SD	-2 SD	-1 SD	平均值	1 SD	2 SD	3 SD
4 : 2	90.7	95.1	99.5	103.9	108.3	112.7	117.1
4 : 3	91.2	95.6	100.1	104.5	108.9	113.3	117.7
4 : 4	91.7	96.1	100.6	105.0	109.5	114.0	118.4
4 : 5	92.1	96.6	101.1	105.6	110.1	114.6	119.1
4 : 6	92.6	97.1	101.6	106.2	110.7	115.2	119.8
4 : 7	93.0	97.6	102.2	106.7	111.3	115.9	120.4
4 : 8	93.4	98.1	102.7	107.3	111.9	116.5	121.1
4 : 9	93.9	98.5	103.2	107.8	112.5	117.1	121.8
4 : 10	94.3	99.0	103.7	108.4	113.0	117.7	122.4
4 : 11	94.7	99.5	104.2	108.9	113.6	118.3	123.1
5 : 0	95.2	99.9	104.7	109.4	114.2	118.9	123.7

表 7–4　2~5 岁女孩的年龄体重（千克）表

年：月	标准差						
	-3 SD	-2 SD	-1 SD	平均值	1 SD	2 SD	3 SD
2 : 5	8.8	9.8	11.1	12.5	14.2	16.2	18.7
2 : 6	8.9	10.0	11.2	12.7	14.4	16.5	19.0
2 : 7	9.0	10.1	11.4	12.9	14.7	16.8	19.3
2 : 8	9.1	10.3	11.6	13.1	14.9	17.1	19.6
2 : 9	9.3	10.4	11.7	13.3	15.1	17.3	20.0
2 : 10	9.4	10.5	11.9	13.5	15.4	17.6	20.3
2 : 11	9.5	10.7	12.0	13.7	15.6	17.9	20.6
3 : 0	9.6	10.8	12.2	13.9	15.8	18.1	20.9
3 : 1	9.7	10.9	12.4	14.0	16.0	18.4	21.3
3 : 2	9.8	11.1	12.5	14.2	16.3	18.7	21.6
3 : 3	9.9	11.2	12.7	14.4	16.5	19.0	22.0
3 : 4	10.1	11.3	12.8	14.6	16.7	19.2	22.3

续表

年：月	标准差						
	-3 SD	-2 SD	-1 SD	平均值	1 SD	2 SD	3 SD
3 ：5	10.2	11.5	13.0	14.8	16.9	19.5	22.7
3 ：6	10.3	11.6	13.1	15.0	17.2	19.8	23.0
3 ：7	10.4	11.7	13.3	15.2	17.4	20.1	23.4
3 ：8	10.5	11.8	13.4	15.3	17.6	20.4	23.7
3 ：9	10.6	12.0	13.6	15.5	17.8	20.7	24.1
3 ：10	10.7	12.1	13.7	15.7	18.1	20.9	24.5
3 ：11	10.8	12.2	13.9	15.9	18.3	21.2	24.8
4 ：0	10.9	12.3	14.0	16.1	18.5	21.5	25.2
4 ：1	11.0	12.4	14.2	16.3	18.8	21.8	25.5
4 ：2	11.1	12.6	14.3	16.4	19.0	22.1	25.9
4 ：3	11.2	12.7	14.5	16.6	19.2	22.4	26.3
4 ：4	11.3	12.8	14.6	16.8	19.4	22.6	26.6
4 ：5	11.4	12.9	14.8	17.0	19.7	22.9	27.0
4 ：6	11.5	13.0	14.9	17.2	19.9	23.2	27.4
4 ：7	11.6	13.2	15.1	17.3	20.1	23.5	27.7
4 ：8	11.7	13.3	15.2	17.5	20.3	23.8	28.1
4 ：9	11.8	13.4	15.3	17.7	20.6	24.1	28.5
4 ：10	11.9	13.5	15.5	17.9	20.8	24.4	28.8
4 ：11	12.0	13.6	15.6	18.0	21.0	24.6	29.2
5 ：0	12.1	13.7	15.8	18.2	21.2	24.9	29.5

表 7-5 身高 99~110 厘米女孩的体重（千克）表（卧位）

身高(cm)	标准差						
	-3 SD	-2 SD	-1 SD	平均值	1SD	2 SD	3 SD
99.0	11.4	12.4	13.5	14.8	16.2	17.8	19.6
99.5	11.5	12.5	13.6	14.9	16.3	18.0	19.8
100.0	11.6	12.6	13.7	15.0	16.5	18.1	20.0
100.5	11.7	12.7	13.9	15.2	16.6	18.3	20.2
101.0	11.8	12.8	14.0	15.3	16.8	18.5	20.4
101.5	11.9	13.0	14.1	15.5	17.0	18.7	20.6
102.0	12.0	13.1	14.3	15.6	17.1	18.9	20.8
102.5	12.1	13.2	14.4	15.8	17.3	19.0	21.0
103.0	12.3	13.3	14.5	15.9	17.5	19.2	21.3
103.5	12.4	13.5	14.7	16.1	17.6	19.4	21.5
104.0	12.5	13.6	14.8	16.2	17.8	19.6	21.7
104.5	12.6	13.7	15.0	16.4	18.0	19.8	21.9
105.0	12.7	13.8	15.1	16.5	18.2	20.0	22.2
105.5	12.8	14.0	15.3	16.7	18.4	20.2	22.4
106.0	13.0	14.1	15.4	16.9	18.5	20.5	22.6
106.5	13.1	14.3	15.6	17.1	18.7	20.7	22.9
107.0	13.2	14.4	15.7	17.2	18.9	20.9	23.1
107.5	13.3	14.5	15.9	17.4	19.1	21.1	23.4
108.0	13.5	14.7	16.0	17.6	19.3	21.3	23.6
108.5	13.6	14.8	16.2	17.8	19.5	21.6	23.9
109.0	13.7	15.0	16.4	18.0	19.7	21.8	24.2
109.5	13.9	15.1	16.5	18.1	20.0	22.0	24.4
110.0	14.0	15.3	16.7	18.3	20.2	22.3	24.7

标准差法将身高体重的参考数据按平均值加减 1~3 个标准差分成 7 个等级，详见表 7-6。营养咨询时看咨询对象的实测数据属于哪个等级范围，从而判断他的营养状况。

表 7-6 标准差法评价人体营养状况的标准

等级	标准
上等（重度异常）	>平均值+ 3 个标准差
上等（中度异常）	平均值+ 2 个标准差 ~ 平均值+ 3 个标准差
中上等（轻度异常）	平均值+ 1 个标准差 ~ 平均值+ 2 个标准差
中等	平均值– 1 个标准差 ~ 平均值+ 1 个标准差
中下等（轻度异常）	平均值– 1 个标准差 ~ 平均值– 2 个标准差
下等（中度异常）	平均值– 2 个标准差 ~ 平均值 –3 个标准差
下等（重度异常）	<平均值– 3 个标准差

查阅世界卫生组织评价标准、评价儿童及青少年营养状况时的有关注意事项:

（1）查年龄身高表时，若身高小于平均值– 2 个标准差，需再查身高体重表，以除外遗传因素对身高的影响；若体重也是小于平均值– 2 个标准差，则肯定为发育迟缓。反映儿童慢性营养不良，主要是营养摄入不够或慢性疾病引起。

（2）查年龄体重表时，若体重小于平均值– 2 个标准差，再查身高体重表，以除外身高因素及遗传因素的影响；若体重还是小于平均值– 2 个标准差，则为营养不良，主要反映儿童近期营养状况。若体重大于平均值 +2 个标准差，也需再查身高体重表，以除外身高因素及遗传因素对体重的影响，若体重还是大于平均值 +2 个标准差，则为肥胖。

（3）查身高体重表，若体重小于 平均值– 2 个标准差，则为消瘦，反映近期营养不良；若体重大于平均值 +2 个标准差，则为肥胖。

四、判断成人整体营养状况的常用指标和标准

成人整体营养状况常用以下几个指标来判断，包括体质指数、腰围和腰臀比、体脂含量和实际体重占标准体重的百分比。

1. 体质指数（BMI）

BMI 是反映成人营养状况的较好指标，其计算公式为：BMI= 体重（千克）/ 身高的平方（平方米）。BMI 判断人体营养状况的标准，见表 7–7。

表 7–7 BMI 判断人体营养状况的标准

BMI 数值	评价标准
18. 5~23. 9	正常人
＜ 18. 5	轻度营养不良（Ⅰ级）
＜ 17.5	中度营养不良（Ⅱ级）
≤ 16	重度营养不良（Ⅲ级）
≥ 24	超重
≥ 28	肥胖

2. 腰围和腰臀比

腰围和腰臀比也是判断成人营养状况的实用指标。中国成年人的标准腰围为男性＜ 85 厘米、女性＜ 80 厘米。若男性≥ 90 厘米、女性≥ 85 厘米则为中心型肥胖。若男性腰围 <90 厘米、≥ 85 厘米，女性腰围 <85 厘米、≥ 80 厘米，均为中心型肥胖前期。

腰臀比 = 腰围 / 臀围，正常成人男性＜ 0.9、女性＜ 0.8，超过此值为中心型肥胖。腰臀比要比腰围更实用和准确。

成人体质指数和腰围界限值与相关疾病危险性的关系，详见表 7–8。

表 7–8 成人体质指数和腰围界限值与相关疾病危险性的关系

分类	BMI	男 <85 女 <80	男 85–95 女 80–90	男≥ 95 女≥ 90
重度营养不良	≤ 16			
中度营养不良	16.1~17.5			
轻度营养不良	17.6~18.4			
正常范围	18.5~23.9		增加	高
超重	24~27.9	增加	高	极高
肥胖	≥ 28	高	极高	极高

3. 体脂含量

体脂含量（BF）也是评价肥胖程度的客观指标，适用于成人和儿童。体脂含量可用体脂肪计来直接测定。用 BF 来判断肥胖没有全国统一的标准，表 7–9 中的标准仅作参考。有时需要根据测量仪器和测量结果的不同，在专业人士的指导下，对评价标准进行适当的调整。

表 7-9　体脂含量评价肥胖的标准

BF	男性	女性
轻度肥胖	20%~25%	25%~30%
中度肥胖	26%~30%	31%~35%
重度肥胖	＞30%	＞35%

4. 实际体重占标准体重的百分比

此指标判断营养状况比较简单、实用。标准体重的计算公式为：标准体重(kg)= 身高(cm) - 105。评价标准为：实际体重超过标准体重的 10% 为超重，超过 20%~30% 为轻度肥胖，超过 30%~50% 为中度肥胖，超过 50% 以上为重度肥胖，超过 100% 为病态肥胖。

五、营养咨询实操个案分析

邓先生，51 岁。因大肠多发腺瘤来博益健康咨询机构门诊咨询。我详细询问了他的身体情况。邓先生在广州经营家具卖场生意，工作不忙；有便秘 20 多年，长期肠胃功能不好，伴上腹胀痛、间有腹泻 3 年。2008 年在广州某区医院做肠镜检查，发现直肠腺瘤，当时就做了电切手术。一年多以后，在另外一家三甲医院复查肠镜时发现乙状结肠也有一个腺瘤，再次做手术切除。两年的时间已做了 8 次肠镜，非常痛苦，而且担心再发和复发。为寻找解决困境的办法，由马医生带来做营养健康咨询。父母亲都没有肠胃病；儿子 12 岁，有十二指肠球部溃疡及慢性肾炎，全家人生活不规律。

膳食调查发现，邓先生一般不吃早餐，上午 11 点左右起床，中午在家里吃饭，两肉一菜比较多；晚餐半数以上在外面应酬、在外面吃饭，一般是几个人吃一个蔬菜；晚上一般打麻将打到凌晨 3~4 点，所以晚上都宵夜，感觉不宵夜胃就受不了，多数喝粥、吃面条、方便面或肠粉。每周平均喝牛奶 1~2 次，每次 250 毫升；豆制品吃的较少，每周 1~2 次；鸡蛋平均每 2~3 天吃一次；很少吃水果，因为肠胃不好，吃了不舒服；每天的食物种类大约 10~12 种。长期吸烟，每天 1 包；经常喝红酒，量比较大，每次半斤到 1 斤；不爱运动；经常熬夜；生活方式不健康。营养师使用仪器，进行了一些营养相关的检查和计算。测得血压为 115/74 毫米汞柱，体重 51 千克，身高 159 厘米，腰围 77 厘米，体质指数

20.1，体脂含量 20%。

对以上的膳食调查及相关检查结果进行分析，并通过计算得出每天能量及相关营养素的摄入量，参照国家标准，并结合自己的经验，来对邓先生的膳食合理性进行评价。评价发现他的饮食很不合理，主要表现在每天摄入的食物种类不够多，没有做到食物多样化，而食物多样化是营养均衡的最重要条件，因为不同的食物有不同的营养，如果每天摄入的食物种类太少，就很难做到营养均衡；能量摄入基本合理，但某些重要食物的摄入量太少，比如豆类、牛奶、鸡蛋、水果和蔬菜等，从而导致了某些重要营养素的摄入不够、出现了严重的营养不均衡。另外，邓先生有很多不好的生活习惯，比如喜欢抽烟、爱打麻将、熬夜多、不吃早餐、没有运动、喝红酒的量可能太多等，这些不健康的生活方式对身体有害、对细胞有害，体内需要更多的优质原料来修复损伤，所有不健康的生活方式都是以消耗营养素为代价，因此不良生活方式加大了某些营养素、尤其是抗压力营养素的需求量，从而加剧了体内相关营养素的供需矛盾。

接下来评估邓先生的整体营养状况。邓先生体质指数、腰围和腰臀比、体脂含量、实际体重占标准体重的百分比这四个指标均正常，所以邓先生的整体营养状况属于正常。整体营养状况正常，那么他的营养原料（营养素）摄入合理和正常吗？根据膳食调查和膳食计算的结果，对照中国营养学会制定的标准，结合我自己的实际经验来进一步综合评估邓先生营养素摄入的合理性。

具体分析发现，邓先生存在的主要营养问题是营养素摄入不均衡，这也是目前大多数人存在的主要营养问题；主要是蛋白质、维生素、矿物质和纤维素的摄入不够。下面以蛋白质和钙为例来给大家进行演算。邓先生每天平均吃米饭约 250 克，100 克米饭含蛋白质 2.6 克，250 克米饭含有 6.5 克蛋白质；每天摄入动物性食物，包括各种肉类，约 3 两，约含蛋白质 24 克；鸡蛋平均 3 天一个，一个鸡蛋有 6 克蛋白质，平均每天通过吃鸡蛋摄入 2 克蛋白质；牛奶和豆类都比较少吃，粗略计算并平均分摊到每 1 天，大约 5 克蛋白质；蔬菜和水果中蛋白质含量少，一般都忽略不计。所有食物里的蛋白质加起来为 37.5 克 / 天，仅达到国家推荐摄入量的一半；中国营养学会要求成年男性轻体力劳动者，每天摄入的蛋白质为 75 克。

下面再来计算一下钙的摄入量。邓先生喝牛奶比较少，平均每 3 天 1 次，每次 250 毫升，平均每天通过喝牛奶摄入的钙为 80 毫克；豆类食物也比较少吃，平均每天摄入豆类 15 克，通过豆类约摄入 30 毫克钙；其他食物含钙相对较少，加起来大约 130 毫克。所有食物里摄入的钙合计为 240 毫克 / 天，仅达到国家推荐摄入量的四分之一，中国营养学会要求 50 岁以上的健康人，每天摄入钙的量不要少于 1000 毫克，不要高于 2000 毫克，2000 毫克是健康人最高摄入量的上限值。由此可见，邓先生的钙摄入量也是严重不足。由于邓先生平时不吃水果，蔬菜吃得也少，主食以精米精面为主，通过计算发现他的维生素摄入量更加不足，纤维摄入量也明显不足。

邓先生每天的营养素只摄入了其需要量的几分之一，那体内该怎么分配呢？这使我想起了四十年前，当我还是小孩的时候，那时候国家穷、家里也穷，食物严重短缺，一般的家庭都是先保证小孩和患者，这是人的本能决定的。身体内部也是一样，也有一个营养管理机制，当蛋白质和钙等营养素严重缺乏时，一般都是先保证生命器官的营养供应，先保证脑心肝肺肾五大重要器官的营养供应，有时候甚至会从非生命器官调剂营养素来供应生命器官，以尽量保证不会马上威胁到生命。这样就会导致胃肠道、皮肤、免疫器官、骨骼和肌肉等非生命器官出现更加严重的营养不足，使得这些器官容易生病，而且生了病很难医好。

邓先生就是这种情况，由于蛋白质等营养素摄入严重不足，细胞重要原材料不足，细胞健康无法维持下去，细胞损伤也无法及时修复，脏器功能就会出现异常，先是出现便秘，长期服药都治不好。出现长期便秘的原因，一方面是由于食物中纤维素摄入不够，粪便量不够；另一方面，也许是更重要的原因，是其蛋白质和 B 族维生素摄入不够，导致肠壁肌肉无力、胃肠动力不足。由于长期便秘，很多体内毒素不能及时从肠道排出，毒素就会首先伤害局部的肠黏膜细胞，长期刺激就会引起基因突变甚至发生癌变，使得邓先生抗氧化营养素的需求大增；然而，由于他抗氧化营养素如维生素 C、维生素 E 和类胡萝卜素等均摄入不足，胃肠道能分配到的量又很少，所以大肠局部出现抗氧化防癌营养素的严重缺乏，这种营养供应出现严重不足的程度，可能就像上世纪六十年代初中国粮食严重不足的情况一样。

前面已经分析，邓先生大肠局部抗氧化营养素的需求大增，可能比健康人的需求增加很多倍；而大肠局部供应又严重不足，这时候大肠抗氧化营养素的供需矛盾激化，超过身体的代偿极限，身体无法发挥强大的修复能力和神奇的自愈能力，只能是任其伤害、任其发生突变，经过 20 年的累积，大肠随之出现癌前期病变，即出现大肠多发腺瘤；如果再不重视，将很容易发展成肠癌，对生命构成重大威胁。邓先生已经预感到问题的严重性，所以才由家属陪同来找我咨询。

如何重新恢复邓先生的健康，如何解决他的营养不均衡问题，请您参见第八章营养干预方法的相关内容。

第八章 营养干预方法

营养咨询的主要目的是发现营养问题，解决营养问题。专业人士通过健康调查、膳食调查、生活方式调查及有关检查，采集资料、收集信息，运用专业人士的经验和知识进行分析，能准确判断咨询者的营养健康状况，发现他存在的营养问题，并对其膳食合理性进行评价。

发现营养问题主要是为了解决营养问题。解决营养问题就是营养干预，也叫营养调理或营养治疗。营养干预的目标是协助咨询者做到营养均衡。而做到均衡营养有三种方法，一是正确地选择食物，二是合理加工食物，三是合理补充营养保健品。营养主要来自食物，专业营养师根据您的营养问题有针对性地指导您的膳食，让您知道要增进健康应该吃什么、怎么吃和吃多少，让您真正懂得科学选择食物。不够的营养素可以通过营养保健品来补充，要防病抗衰老也需要额外补充营养保健品。

一、正确选择食物

中国人说“病从口入”，西方人则说“we are what we eat”，即我们的身体（健康）取决于我们吃的食物，吃的食物健康人们就会慢慢健康，吃的食物不健康就会慢慢生病。一个活到70岁的人，一生吃的食物共有50~60吨，约20~30卡车。如何选择和加工这些食物，以及食物本身的安全性，对健康的影响很大。全球著名的医学杂志柳叶刀（Lancet）的研究报告提到，2000年全球早逝群体中，有47%源于饮食失衡。也就是说，我们的健康来自食物，我们的疾病也来自食物。由此可见，学会吃、学会选择健康食物非常重要。

但是健康食物没有统一的标准。一般认为活性食物，粗糙食物，低脂、低糖、低盐、富含纤维的食物为健康食物。而高脂、高糖的食品虽然味道很好，但一般都是垃圾食品。垃圾食品只含有我们身体多余的营养素，我们最缺的营养素如蛋白质、维生素、矿物质和纤维等没有或含量很少，食用后不但没有好处，还会加重营养不均衡，有损健康，应尽量少吃或不吃。

选择食物的原则尽量参照中国营养学会制定的《中国居民膳食指南》和《中国居民平衡膳食宝塔》，其中食物多样化最重要，因为除母乳外，任何一种天然食物都不能提供人体所需的全部营养素，日常膳食必须由多种食物组成，中国营养学会建议每天尽量吃到 20~30 种以上的食物，这样就比较容易做到均衡营养，最近几年我们很多同事基本上都能做到。日常食物中主食很重要，主食首先要多样化，可用 8~10 种粗粮、杂粮、杂豆、红薯等混合在一起煮，多加一点水、多煮 10 分钟，味道就很好。副食也要多样化，有些菜可以杂炒。

（一）中国居民膳食指南和平衡膳食宝塔（见图 8–1）

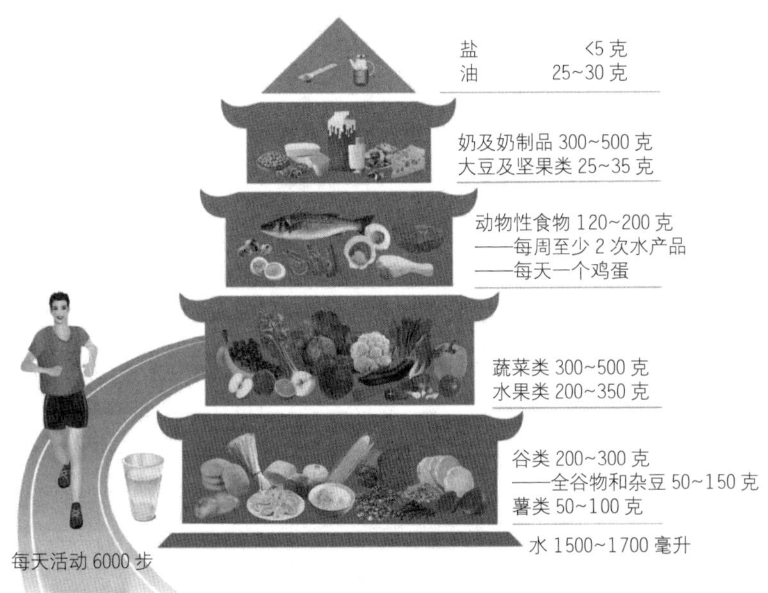

图 8–1　中国居民平衡膳食宝塔

中国居民一般人群膳食指南（2022 年版）：

准则一　食物多样，合理搭配。

准则二　吃动平衡，健康体重。

准则三　多吃蔬果、奶类、全谷、大豆。

准则四　适量吃鱼、禽、蛋和瘦肉。

准则五　少盐少油，控糖限酒。

准则六　规律进餐、足量饮水。

准则七　会烹会选，会看标签。

准则八　分筷分餐，杜绝浪费。

（二）做到食物多样化最重要

为了做到饮食均衡，每天应该选择表 8-1 中的 8 个大类、12 个小类的食物。这 12 个小类的食物每天至少要分别购买 1 种以上；如果家里吃饭的人少，买了太多的菜吃不了，那么可以每天购买 6 个小类的食物，2 天吃到 12 个小类的食物。

表 8-1　每天应该选择的八大类食物

①	②					③	④	⑤	⑥	⑦	⑧
糙米	葫芦瓜	芦笋	茼蒿	白萝卜	南瓜	各种藻类	银耳	百页（豆腐皮）	香蕉	鱼	杏仁
薏仁	苦瓜	竹笋	甜菜根	西兰花	芋头	裙带菜	黑木耳	豆干	苹果	鸡	板栗
小麦	丝瓜	牛蒡	菠菜	芥蓝菜	山药	海带菜	蘑菇	黑豆	火龙果	鸭	开心果
燕麦	冬瓜	莲藕	红苋菜	卷心菜	红薯	紫菜	金针菇	黄豆	猕猴桃	猪肉	腰果
五谷米+白米	黄瓜	芹菜	胡萝卜	小白菜	土豆	海带	香菇	豆腐	橙	鸡蛋、牛奶、奶粉	核桃
（五谷杂粮类）功效：增元补气	（各类瓜类）功效：利尿排毒	（粗纤维类）功效：排便排毒	（类胡萝卜素）功效：补血	（十字花科）功效：防病抗癌	（富含卡路里）功效：增强体力	（强碱性食物）功效：改善酸性体质	（富含多醣体）功效：提升免疫力	（优良蛋白质）功效：促进细胞再生	（富含维生素、矿物质）功效：抗氧化	（优质蛋白质）功效：促进细胞再生	（多不饱和脂肪酸）功效：保护心血管
全谷类（选一种）	蔬菜类（各类选一种）					海藻类（选一种）	菇菌类（选一种）	豆制品（选一种）	水果类（选一种）	动物性食物（选一种）	坚果类（选一种）

1. 全谷类

包括米食与面食，以糙米为主，当然也可以五谷米、胚芽米、杂粮、薯类和杂豆；面食则以全麦面粉为材料。每天吃 3 两以上。

平常习惯吃白米的人往往会觉得五谷米不好吃。其实不是五谷米不好吃，而是很多人不会煮。煮五谷米之前，要先用水浸泡至少 6 小时才可以下锅煮。用高压锅来煮五谷米，比较容易煮烂。

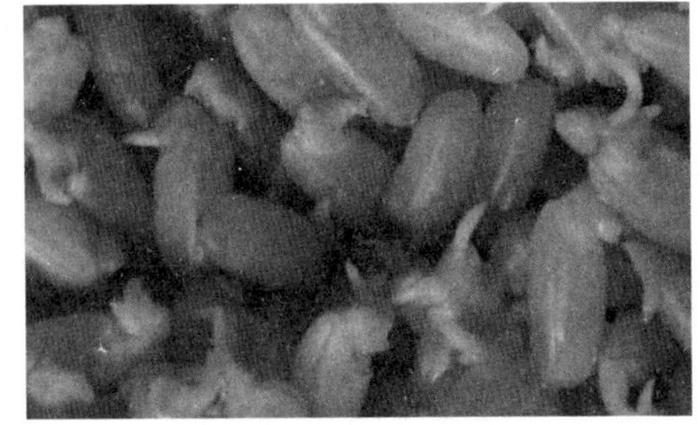
图 8–2　发芽米示意图

发芽米的营养价值更高。催芽会让五谷米中的营养成分全部释放出来，这是由于酶完全活化后的发芽米含有丰富的 γ－氨基丁酸（GABA）、3 磷酸六肌醇、肌醇、维生素 B 族、维生素 E、镁、钾、钙、锌、蛋白质及膳食纤维等营养素。尤其发芽米中的 GABA，是一般白米的 10 倍以上。GABA 可以降血压、稳定神经、提高肾脏与肝脏功能，这是发芽米最为人所称道的珍贵营养成分。五谷米浸泡 8 小时，水就会变得浑浊，这是种子外表的天然抑芽素溶解于水中造成的，抑芽素会进入种子内阻止发芽，所以五谷米泡水期间应该换水 1~2 次。夏天可以放冰箱冷藏室内浸泡。泡过水后，沥干静置 24 小时，糙米就会发出短芽，变成了发芽米了，见图 8–2。

2. 蔬菜类

老年朋友蔬菜每天吃 1 斤，水果 1 个；中青年朋友可以吃 2~3 个水果；糖尿病朋友，如果近期血糖很高，水果暂时不要吃，多吃些蔬菜，主要是绿叶菜和低糖低能量的瓜类，如冬瓜、黄瓜、苦瓜等。

每天应有一餐吃菌菇类食物。在美国菌类食品被称为“上帝的食品”，而在日本则被称为“植物性食品的顶峰”，富含蛋白质、多糖类物质，有很好的保健作用。许多食用菌都有点柔滑黏软的口感，这是其中含有特殊的多糖类物质所致。研究证明，菌类多糖是目前最强的免疫调节剂之一，具有明显的抗癌活性；比如香菇中的多糖成分，能促进人体产生干扰病毒合成的“干扰素”，猴头菌的抗癌效果受到重视，灵芝的免疫调节作用和抗衰老效果都很明显。香菇等食用菌所含的植物固醇有降低血糖和胆固醇的效果，金针菇具有提高大脑活动能力的作用，被誉为“益智菇”。中医对每一种食用菌都有很高的评价，例如香菇可益胃和血、化痰理气；黑木耳的补血效果很强；白木耳的润肺效果非常好，对肺热、肺燥引起的症状有效。木耳所含的木耳胶质有巨大的吸附力，能够润肺涤尘，具有保护肺脏作用；木耳还具有预防血栓形成和降血压的作用，是高血压、动脉硬化患者的食疗佳品。

3. 牛奶

牛奶能不能喝？喝牛奶会致癌吗？英国一位女教授说，牛奶中的类胰岛素生长因子（IGF-1）可以导致癌症。无独有偶，美国康奈尔大学的终身教授科林·坎贝尔博士指出，牛奶中含量很高的酪蛋白会导致其他的慢性疾病，比如心脏病、糖尿病、多发性硬化病、白内障和骨质疏松等。台湾地区也有一些专业人士反对喝牛奶。那么这些专家的说法是否正确呢？

先看第一个观点。如果 IGF-1 摄入量过大，就容易导致恶性肿瘤。牛奶仅含很少的 IGF-1，一天喝 250 毫升牛奶摄入的 IGF-1 量很少，完全没有超标，对身体没有任何害处，而且我们身体生长离不开 IGF-1，适量摄入还有好处，过量才有坏处。

第二个观点是科林·坎贝尔博士用含量很高的酪蛋白饲料去喂养小白鼠，结果小白鼠患肝癌的可能性很高。一袋牛奶中总的蛋白质含量约 8 克，其中 80% 是酪蛋白，约 6.4 克酪蛋白；一个 60 千克的人一天需要至少 60 克的蛋白质，这样就很容易算出来，喝一袋牛奶吃到的蛋白质占一天蛋白质摄入量的 10% 左右。但是作者给试验中的白鼠使用了超过白鼠需要的大量酪蛋白来喂养才得出上述结论。所以说牛奶肯定是可以喝的，是安全的，正常饮用不但不会伤身，还会强健身体。中国疾控中心陈君石院士指出，坎贝尔教授的研究目的，在于警示美国人，中国人不应该全盘照搬。其中的原因，在于两国人民的牛奶饮用量存在很大差异。欧美国家的年人均牛奶消费量超过 300 千克，而我国仅为 21.7 千克，甚至低于发展中国家的平均水准。美国人把牛奶当水喝，各种乳制品也吃得多；而中国人则是远远不足。欧美人喝牛奶这么多，肝癌发病率很低；而我们中国人喝牛奶这么少，但我国肝癌发病率和死亡率比欧美要高很多。许多研究和事实都证明坎贝尔博士的结论是错误的。

在西方发达国家，许多人每天牛奶摄入严重过量，可能需要控制或减少牛奶饮用量。而在中国大陆人均牛奶摄入量少得可怜，是世界平均摄入量的 1/12，是欧美国家的 1/30。在中国过分宣传少喝或不喝牛奶是错误的，是不符合中国国情，是不利于中国百姓健康的。

（三）根据体质来选择食物

1. 根据寒热体质来选择食物

根据寒热体质选择食物的基本原则：

（1）热性体质宜吃寒性、凉性和平性食物，应避食热性食物，少吃温性食物，参见表 8-2，图 8-3，图 8-4。

（2）寒性体质宜吃热性、温性和平性食物，应避食寒性食物，少吃凉性食物，参见表 8-3，图 8-3，图 8-4。

（3）中性体质各种属性的食物可以轮流吃，但不可吃过量。仍须避开禁忌食物、过敏食物，参见表 8-2，表 8-3，图 8-3，图 8-4。

表 8-2　热性体质检测计分表

症状	严重 3分	普通 2分	轻微 1分	症状	严重 3分	普通 2分	轻微 1分
常口干舌燥				尿少而色黄			
常便秘				性急易怒 易烦躁不安			
常头部发热、面部潮红				腺体亢进 代谢旺盛 容易饿			
常体温比别人高、易流汗				易兴奋紧张，心跳速度加快			
十分怕热				眼睛布满血丝			
身体容易上火发炎				汗味浓 有体臭			
喜喝冷饮，不喜欢热饮				妇女生理周期提前			
舌苔较厚，颜色偏红				女性分泌物浓而有异味			

热性体质检测得分：　　　分

表 8-3　寒性体质检测计分表

症状	严重 3分	普通 2分	轻微 1分	症状	严重 3分	普通 2分	轻微 1分
不常口渴 不爱喝水				常感冒 抵抗力差			
常腹泻				常犯困爱睡			
手脚冰冷				尿多而色淡			
低血压				脉搏细弱			
贫血、脸色苍白				消化不良			
常头晕				大便稀薄			
不喜冷饮 喜欢热饮				妇女月经不正常 常延迟			
舌淡白				腰膝酸软，乏力			

寒性体质检测得分：　　分

寒热体质计分的具体方法：

（1）每个症状一周内出现≥五天为“严重”，记 3 分；出现 3 天左右为“普通”，记 2 分；偶尔出现一次为“轻微”，记 1 分。

（2）您的寒热体质得分 = 热性体质计分—寒性体质计分

如果体质得分≤ 2 分（不计正负），则为中性体质；如果体质得分 > 2 分，则为热性体质；如果体质得分 > −2 分，则为寒性体质。

常见水果的属性见图 8-3。火龙果对人体健康有绝佳的食疗效果。主要是因为它含有一般植物少有的植物性白蛋白、花青素、丰富的维生素和水溶性膳食纤维。火龙果中的白蛋白是具黏性、胶质性的物质，对重金属中毒有解毒的功效，对胃壁也有保护作用。火龙果含有维生素 E 和花青素，花青素在葡萄皮、红甜菜等果蔬中都含有，但以火龙果果实中的含量最高，它们都具有抗氧化、抗自由基、抗衰老的作用，还能提高对脑细胞变性的预防，有预防和抑制痴呆症的作用。较近的研究结果显示，火龙果对肿瘤的生长、病毒及免疫反应等表现出了抑制作用。同时，火龙果还含有美白皮肤的维生素 C 及丰富的具有减肥、降低血糖、润肠、预防大肠癌功效的水溶性膳食纤维。此外，火龙果还具有促进眼睛健康、增加骨密度、帮助细胞膜形成、预防贫血、抗神经炎和口角炎等作用，还能够治疗燥热咳嗽、咯血、腮腺炎等病症。可以说火龙果好处多多。虽然口感不甜，但它是高糖水果，糖尿病患者只能少量食用。

热性水果：适合寒性体质	□榴莲 □黑枣
温性水果：适合寒性体质	□荔枝 □桃子 □龙眼 □红毛丹 □水蜜桃 □板栗 □番荔枝 □椰子肉 □金桔 □乌梅 □樱桃 □红枣 □李子（微温） □杨梅
平性水果：适合各种体质	□百香果 □柠檬 □番石榴 □牛油果 □菠萝 □葡萄 □莲雾 □橙 □甘蔗 □木瓜 □橄榄 □梅子 □印度枣 □芒果

凉性水果：适合热性体质	□火龙果 □梨 □苹果 □杨桃 □山竹 □葡萄柚 □草莓 □琵琶
寒性水果：适合热性体质	□西红柿 □西瓜 □香蕉 □牛油果 □哈密瓜 □柚子 □橘子（大陆的品种属性偏温） □柿子 □桑葚 □椰子水

图 8-3　水果属性图

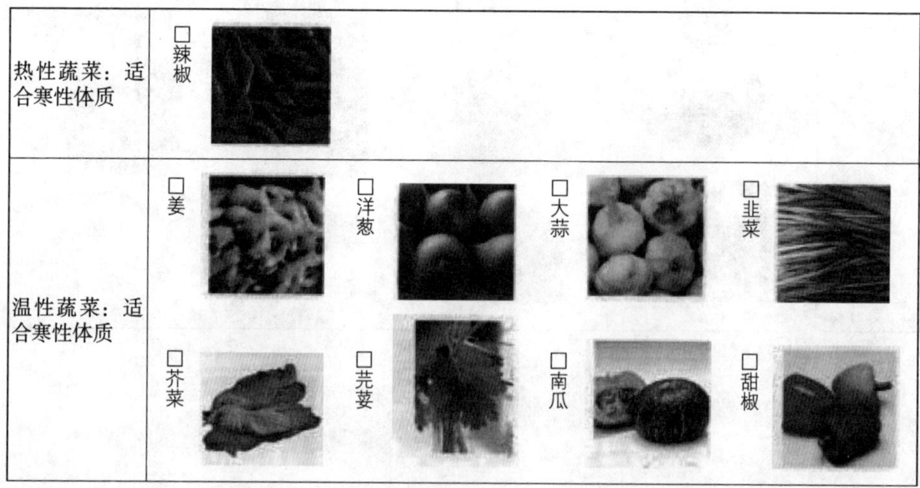

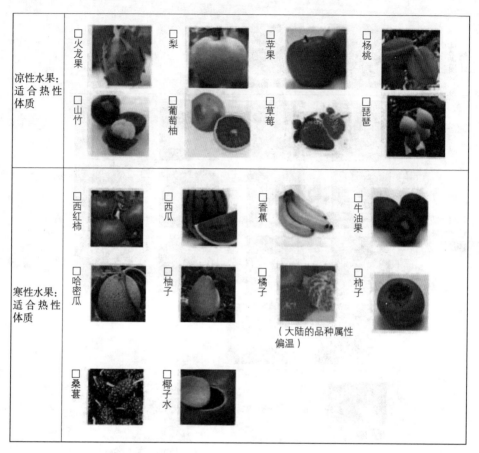

热性蔬菜：适合寒性体质	□辣椒
温性蔬菜：适合寒性体质	□姜 □洋葱 □大蒜 □韭菜 □芥菜 □芫荽 □南瓜 □甜椒

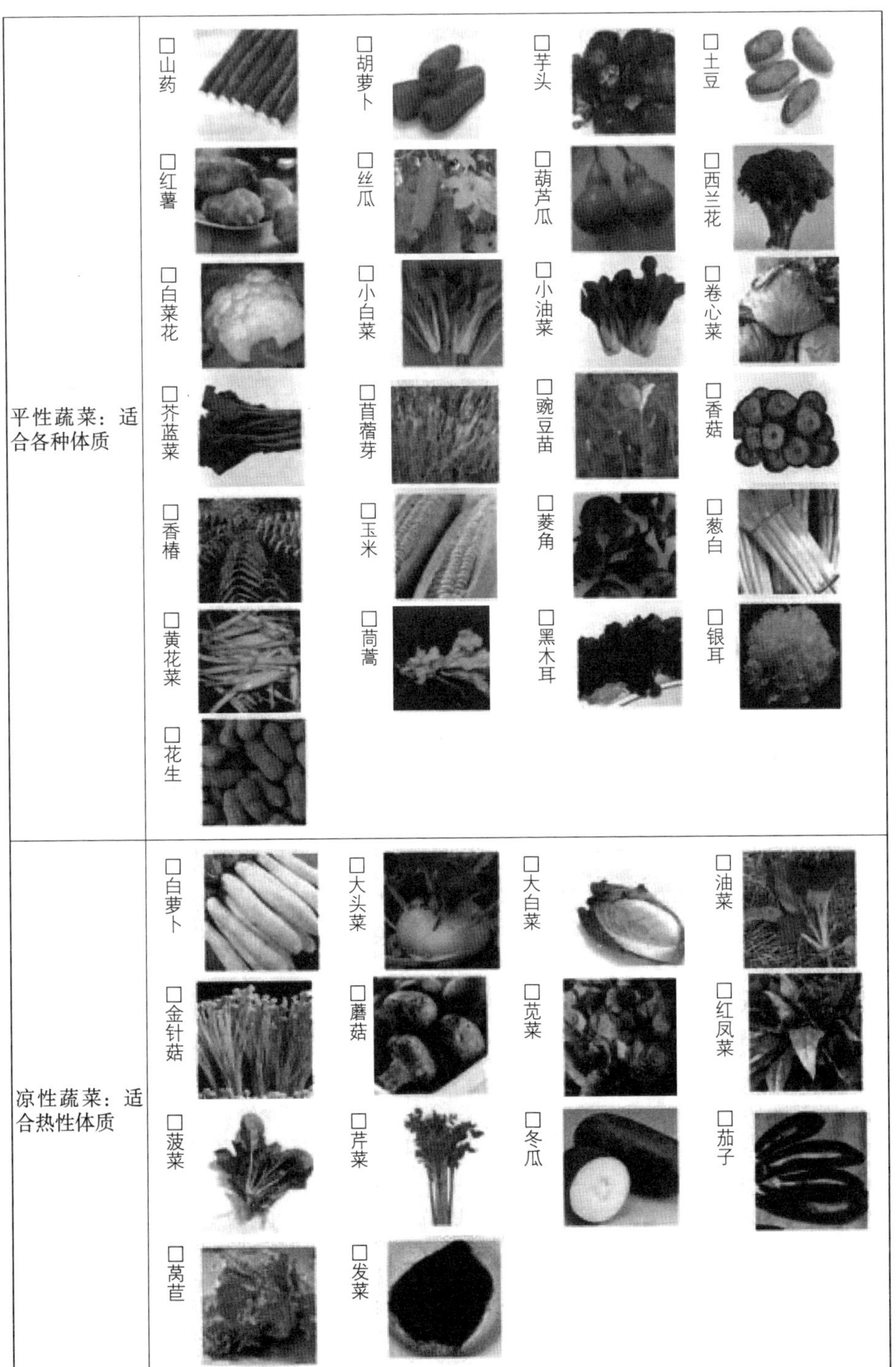

平性蔬菜：适合各种体质	□山药 □胡萝卜 □芋头 □土豆 □红薯 □丝瓜 □葫芦瓜 □西兰花 □白菜花 □小白菜 □小油菜 □卷心菜 □芥蓝菜 □苜蓿芽 □豌豆苗 □香菇 □香椿 □玉米 □菱角 □葱白 □黄花菜 □茼蒿 □黑木耳 □银耳 □花生
凉性蔬菜：适合热性体质	□白萝卜 □大头菜 □大白菜 □油菜 □金针菇 □蘑菇 □苋菜 □红凤菜 □菠菜 □芹菜 □冬瓜 □茄子 □莴苣 □发菜

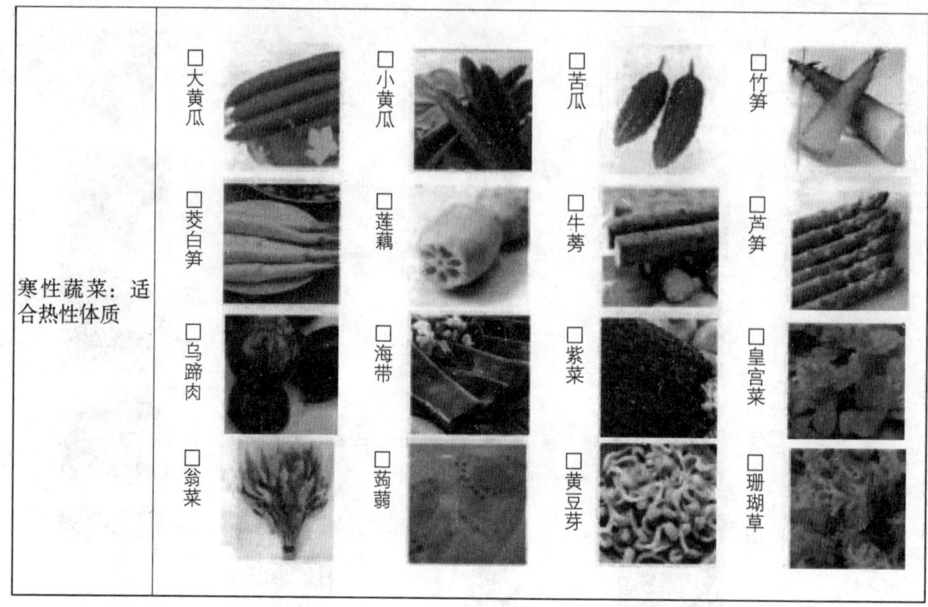

寒性蔬菜：适合热性体质
大黄瓜
小黄瓜
苦瓜
竹笋
茭白笋
莲藕
牛蒡
芦笋
乌蹄肉
海带
紫菜
皇宫菜
翁菜
蒟蒻
黄豆芽
珊瑚草

图 8-4　蔬菜属性图

2. 根据虚实体质来选择食物，详见表 8-4。

表 8-4　实性体质和虚性体质选择食物的基本原则

	实性体质	虚性体质
特征	1. 身体的排毒功能较差，排汗、排尿、排便均有障碍 2. 内脏有积热，经常便秘，尿量不多，火气大 3. 体力充沛而无汗，对病邪仍具有扑灭能力，抗病力强 4. 临床上身体强壮者初期的病症多属于实症	1. 免疫力差，对病毒的抵抗力减弱 2. 排汗、排尿、排便均正常，但元气不足，脸色苍白，行动无力 3. 体虚盗汗，手心常湿，晚上常出冷汗 4. 临床上体弱多病者多属虚证
适合食材	适合泻性食物。如芦荟、芦笋、番泻叶、菠萝、芹菜、豆腐、香蕉、西瓜、蜜柑等	适合补性食物。如高丽参、红枣、栗子、山药、樱桃、胡麻、糙米、莲藕、小麦等
功效	泻性食物可以帮助实性体质的人将毒素排出体外，改善便秘问题。相反的，如果让虚性体质的人吃，就会造成下痢，使身体更虚弱，对病毒的抵抗力降低	补性食物可以帮助虚性体质者增进体力，恢复元气。相反的，如果让实性体质者吃，会造成便秘，汗排不出、毒素积在体内，反而引起高血压、发炎、中毒等病症

3. 根据燥性体质和湿性体质的分类方法来选择食物，详见表 8–5。

表 8–5　燥性体质和湿性体质选择食物的基本原则

	燥性体质	湿性体质
特征	1. 空咳无痰 2. 体内水分不足，口渴体燥 3. 妇女月经量少 4. 经常便秘	1. 身体浮肿 2. 血压高 3. 体内水分过剩、多痰 4. 经常下痢腹泻
适合食材	适合润性食物。如蜂蜜、苹果、橙子、甘蔗、茶、梅子、柚子、桃、牛奶等	适合利尿食物。如冬瓜、薏仁、红豆、西红柿、韭菜、石榴、葡萄、橘子、紫苏等
功效	润性食物会帮助燥性体质者保持体内水分。相反的，如果让湿性体质者吃，会使身体更为肿胀，积毒难消	利尿食物可以帮助体内排除水分，改善浮肿。相反的，如果是燥性体质又吃较寒凉的利尿食物，会使其咳嗽加剧

食物本身并无好坏之分，而是应该依照自己的体质和目前的症状来选择吃哪一些食物。简单地说，适合个人体质而且对症的食物就是好食物。比如，泻肚子的人只要喝一碗炒过的小米煮成的稀饭，外加一粒紫苏梅就能止泻。因为多数腹泻时寒证，炒过的小米可以驱寒，紫苏梅的酸可以收敛、止泻。皮肤痒的人可以喝杯浓茶，茶能解毒，迅速止痒，不要马上涂皮肤激素药膏，因为激素药膏会对身体产生副作用。发高烧时喝一杯高维 C 果汁，外加几片维 C 片剂，一般都可以退烧。

（四）正确选择食物的补充要点

1. 动物性食物中鱼对身体最好，要多吃鱼，可适量吃其他白肉（鹅肉、鸡肉），少吃红肉（猪肉、牛肉、羊肉、狗肉、兔肉等），少量海鲜。

2. 多吃碱性食物，主要是新鲜的蔬菜水果。健康饮食碱性食物应占 80%，酸性食物占 20%。

世界卫生组织的最佳蔬菜“榜单”，入选的最佳蔬菜有 13 种，包括红薯、卷心菜、芹菜、胡萝卜、芦笋、花椰菜、茄子、甜菜、荠菜、 金针菇、雪里红、大白菜。红薯含有丰富的纤维、钾、铁和维生素 B_6，不仅能够防治衰老及动脉硬化，还是抗癌能手。

世界卫生组织公布的最佳水果“榜单”，有九种水果，包括木瓜、橘子、柑子、草莓、猕猴桃、芒果、杏、柿子、西瓜。苹果、番石榴、葡萄、香蕉、橙子、梨等也可以。水果连皮食用，最好在两餐之间吃。

抗癌食物包括大蒜、卷心菜、甘草、大豆、生姜、伞型花序的蔬菜（胡萝卜、芹菜、欧洲防风根）、洋葱、茶、姜黄、柑橘类（柑橘、柠檬、橙）、全麦、糙米、茄科植物（西红柿、茄子、辣椒）、十字花科（茎甘蓝、花菜、孢子甘蓝）、燕麦、薄荷、芳香植物、黄瓜、艾菊、鼠尾草、土豆 、麝香草、细香葱甜瓜、龙蒿、大麦、浆果。

常见食物的酸碱性:

强酸性：蛋黄、乳酪、白糖、西点、柿子、乌鱼子、柴鱼等。

中酸性：火腿、鸡肉、鲔鱼、猪肉、鳗鱼、牛肉、面包、小麦、奶油、马肉等。

弱酸性：白米、花生、啤酒、油炸豆腐、海苔、文蛤、章鱼、泥鳅等。

弱碱性：红豆、萝卜、苹果、甘蓝菜、洋葱、豆腐等。

中碱性：萝卜干、大豆、胡萝卜、番茄、香蕉、橘子、番瓜、草莓、梅干、柠檬、菠菜等。

强碱性：葡萄、茶叶、葡萄酒、海带、天然绿藻类。

3. 多吃豆类食品，包括黄豆、黑豆及杂豆，豆类高蛋白、低脂肪、低胆固醇、低能量。

4. 避免或尽量少食用糖类，避免食用精制的碳水化合物，如精白面包、饼干、蛋糕以及精制食物等。

5. 每天半个到一个鸡蛋，250 毫升牛奶。老年人或有心脑血管病者建议喝低脂、脱脂牛奶或奶粉。

6. 家庭食用油要多样化，推荐增加亚麻籽油、紫苏油、橄榄油、茶籽油、核桃油、南瓜籽油、芝麻油等小品种油。不用或少用含有氢化脂肪酸或反式脂肪酸的食用油及食物。

二、合理加工食物

选择好食物后，正确地加工食物也非常重要。不合理的加工，会损失食物中的营养素，还可能会在加工过程中产生一些对身体有害的物质，如致癌物等。这样的加工食物吃到体内后，不但对身体没有好处，可能还有害处。

人类在 40 万年前才发现火，但在刚刚有火的时代，大多数食物还是生食的。在那之前的数百万年，所有的食物都是生食的。烹饪改变了食物中的分子，并破坏了很多有价值的营养物质，包括维生素C、维生素B族、植物营养素和植物酶等。这些食物中的植物酶可以协助食物的消化，将食物分解成为能够被身体吸收利用的成分。因此，健康的饮食应该包括大量生食的食物，和少量轻微烹制的食物。

（一）生食

生食就是食物不经过烹饪直接生吃。生食含有更多的营养，比如水溶性维生素、酵素、植物营养素及植物纤维等，能够促进人体新陈代谢正常化、除去各种废弃物，帮助预防糖尿病、癌症、肥胖、便秘等慢性疾病，恢复并能维持健康。因此生食是最天然健康的食用方法。

我所在的城市广州，居民很少生吃食物。这种饮食习惯在中国比较常见，尤其是南方地区，居民都很少生食。在我国台湾地区或东北地区，居民有一定量的生食。熟食，尤其是煲煮时间过长时，许多营养素都被破坏了，导致很多营养素日常摄入不足、营养不均衡，时间长了就会影响身体健康。在日本及西方发达国家，老百姓每天生吃的食物明显更多，蔬菜沙拉、三文鱼等许多食物经常生吃。吃生食多的人群普遍更健康。

饮食最佳搭配就是能生食的食物尽量生吃，不能生吃的食物才火食。一般熟食的味道更好，所以大家都喜欢吃。许多动物性食物，煮熟了更容易消化吸收，则一般提倡熟食。但火食也有很多缺点，后面一节会详细提到。所以人们为了健康，最好每天要有一部分食物生吃，一部分食物熟食。

1. 生食能够带给人体的好处

（1）生的食物含有更多营养：不少生食带给我们的健康效果高于熟食5~6倍，生食能最大限度地保留大自然原有的纯天然营养，而这些纯天然营养物质对人体健康是最有价值的。

生的食物富含多种维生素和矿物质，食物煮熟以后许多维生素，尤其是水溶性维生素很多都被破坏了；通过摄取生食，人体就能充分摄取到维生素、矿物质等营养素。生食能完整如初地摄取食物中含有的酵素成分，而酵素是人体代谢不可或缺的物质；生食使酵素的利用极大化，优质化。生食中的瓜果蔬菜等植物还含有大量的叶绿素、胡萝卜素和花青素等许多珍贵的植物营养素；近十几年的研究发现，这些植物营养素对人体健康的价值是最大的。

（2）生食食物可以有效防治慢性富贵病：研究报告表明，食用生食疾病的发生率仅为食用火食的 1/10。所有的天然食物既是最大化提高人体自然治愈力的抗癌剂，又是预防和治疗成人慢性富贵病的最佳食疗方法。

生的食物营养含量高，生食能消除食物烹饪过程中产生的毒素，大大减少毒素的吸收；且生食植物纤维丰富有利于排便排毒，可以帮助清除体内各种毒素和废弃物，可以显著减轻肝脏的解毒负担，并有解毒的作用；生食可以预防血液黏稠，全面提升身体的免疫力。

如果长期过多吃富含脂肪和动物性蛋白质的熟食，会让肝功能严重受到破坏，久而久之，就不能发挥其正常功能；同时大量蛋白质分解产生对人体有害的氨和尿酸将会渗进体内到血管中，使体内毒素增多、血液变得粘稠，细胞不容易顺畅地得到氧气和营养供应。随着慢性毒素的积累，以及慢性损伤的叠加，皮肤会出现痣、雀斑等，如果严重甚至会导致癌、糖尿病、高血压、动脉硬化、脑出血、脑梗死等各种成人慢性富贵病。

（3）生食有抗衰老效果：生的食物富含维生素 C、维生素 E、胡萝卜素、原花青素、类黄酮、叶黄素、酵素和维生素 B 族等许多抗氧化、抗衰老营养物质，这些珍贵的营养在煮熟的食物中几乎没有或很少，它们能高效对抗自由基，其抗衰老作用是全球各界公认的。调查研究发现，全球许多长寿村里的长寿老人主要以生食为主。

（4）生食可以减肥和美容：前面已经提到，生食比熟食给人体提供的营养素更多。生食常用原料有数十种，不经过烹饪等加工，可以降低热量摄入。生食可以实现低热量、高营养、低盐、少食，可以减少胃肠道工作压力，缩小被撑大的胃。所以说，生食也是健康减肥和美容的最佳选择。

（5）生食可以有效防治亚健康：我们生活在公害严重、压力过大的时代，周遭都是忙碌、疲倦的人。慢性疲劳影响人体身心健康，巨大的压力引起机体代谢紊乱，使得体内各种蛋白质、维生素和矿物质大量流失。很多人用食肉的方法来缓解，但是这样更加重了第二天的疲劳，形成恶性循环。生食天然食物，通常具有排除体内有害物质、净化身体、解除毒素的作用，同时食物中的维他命、矿物质等各种营养成分充分摄入体内，有助于身体解毒，恢复疲劳，减轻压力，促进血液循环，可以有效防治亚健康。

爱吃加工食品、方便食品和快餐的小孩子多数身体虚弱、注意力差，甚至性格怪癖。让成长中的孩子吃生食同样是最好的。习惯吃天然食物使孩子远离加工食品，头脑变得清晰，注意力得到提高，性格也恢复正常，活泼开朗。

吃生食可以帮助脑力劳动者清醒头脑，提高注意力，是我们抵御公害、缓解压力的最有效的武器。随着生态环境被不断的破坏，生食也将变为主流趋势，更多的实用生食将有利于人们还原到原生态，延长生命。

2. 处理生的食物可能需要的家用设备

（1）榨汁机：榨汁机是一种可以将果蔬快速榨成果蔬汁的机器，小型的可以家用。诺蔓·沃克博士（Dr. Norman Walker ）1930 年发明榨汁机，后来设计师们改进出不同款式及不同原理的榨汁机，见图 8-5。

不同的蔬果汁有不同的好处。

苹果汁：调理肠胃，促进肾机能，预防高血压。

西柚汁：降低胆固醇，预防感冒及牙龈出血。

奇异果汁：含丰富维生素，清热生津。

芒果汁：帮助消化，防止晕船呕吐喉咙疼。

菠萝汁：消肿，帮助消化，舒缓喉痛。

木瓜汁：消滞润肺，帮助消化蛋白质。

西瓜汁：消暑利尿，降血压。

西芹汁：补充体力，舒缓焦虑、压力。

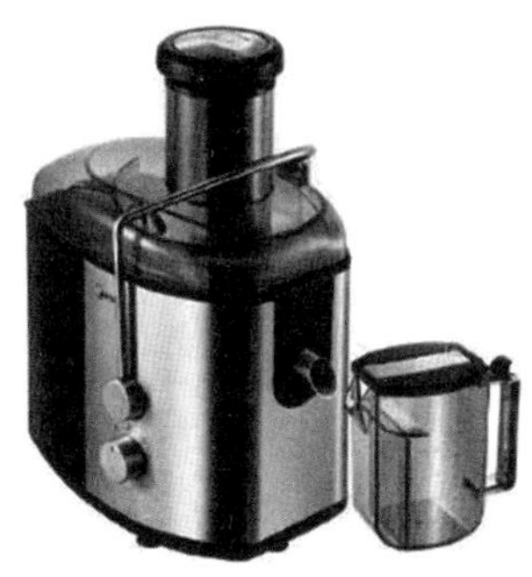

图 8-5　榨汁机示意图

香蕉汁：提高精力，强健肌肉，滋润肺肠，血脉畅通。

葡萄汁：调节心跳，补血安神，加强肾、肝功能，帮助消化。

柠檬汁：含丰富维他命，止咳化痰，有助排除体内毒素。

橙汁：滋润健胃，强化血管，可预防心脏病、中风、伤风、感冒和瘀伤。

梨汁：能维持心脏、血管正常运作，去除体内毒素。

椰子汁：预防心脏病、关节炎和癌症，强健肌肤，滋润止咳。

圆白菜汁：促进造血机能的恢复、抗血管硬化和防止血清胆固醇沉积，也可增强人体内白细胞的杀菌力和抵抗重金属对机体的毒害。

胡萝卜汁：能提高人的食欲、增加精力和对感染的抵抗力。患有溃疡的人，经常饮用胡萝卜汁可以显著减轻症状。

黄瓜汁：有利尿、强健心血管功能、安神镇静、增强记忆力等功效。对牙龈损坏及对牙周病的防治也有一定功效。

番茄汁：补充维生素C、番茄红素等有益成分，可促进胃液生成，加强对油腻食物的消化。

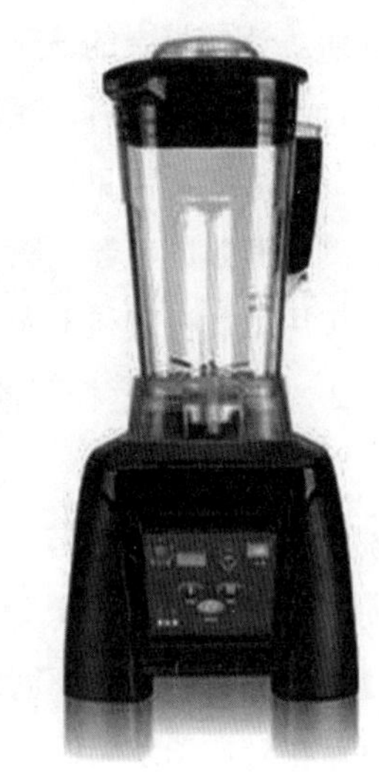

图 8-6 超高速料理机示意图

（2）超高速食物料理机：近十年在欧美、台湾、香港等地，开始形成一种使用大功率、超高转速的食物料理机来料理各种食物、饮品的习惯，形成一种全新的、高营养、全营养的饮食风尚，见图8-6。料理机功率达到2200瓦、转速在45000转/分钟以上，才有较好的破壁效果。使用超高速料理机料理出来的蔬果精力汤、豆浆、番茄酱、苹果酱、冰淇淋、奶昔等，其营养成分达到用低速料理机（12000~18000转/分钟）的2~3倍，饮食习惯也从过去的将皮、籽、核、根等部分丢弃，改变为将皮、籽、核、根等全部一起料理、食用，获取了更全面的营养素。食物在刀组高速撞击碰撞下超级细化，达到细胞破壁的功效，充分释放细胞内的营养物质，包括植物营养素，具有很好的抗衰老、防癌、提升人体免疫力的功效。

（二）科学烹饪的方法。

1. 烹饪的概念

烹饪的本义是加热食物使之成熟，一般特指制作菜肴和饭食。

2. 烹饪学定义及内容

烹饪学是研究菜肴食品原料和制作工艺的一门学科。烹饪学包括原料知识、原料加工、刀工、配菜、调味、火候和工艺等内容。

3. 烹饪原料的分类

（1）按来源分为植物性原料（陆生、水生），动物性原料（陆生、水生），非生物性原料如水、盐，发酵原料如酱油、醋、泡菜。

（2）按作用分为主配料、调味料、佐助料。

4. 烹饪的加工过程和烹饪方法

（1）烹饪原料的初加工：对原料进行初步加工，如鲜活料的宰杀、整理、洗涤等，使原料变为净料。

（2）烹饪原料的初步熟处理：前期热处理使其成为半成品，包括水加热、油加热、汽蒸热处理工艺。

（3）原料成形，包括自然成形、刀工成形、模具成形等。

（4）热菜的烹调方法，包括油熟法，如炸、炒、煎；水熟法如熬、炖、煨；汽熟法如蒸、酿；特殊熟法如烤、密汁。

（5）冷菜的烹调方法，包括炝拌、煮烧、汽蒸。

（6）调味。常用各种调味品和调味手段影响原料，使菜肴具有多样风味。调味是决定菜肴风味质量的最主要因素。

5. 烹调过程产生的有害物质及营养素流失

烹饪过程中经常产生一些有害物质，比如油脂过氧化，但温度 <200℃时一般不会产生；丙烯醛，常由甘油高温下生成；致癌物质苯丙芘等，油炸食物时可产生。

不同的烹调方法营养素损失量会有很大不同。煮蒸对营养素的损失相对比较小；炸由于温度高，对一切营养素都有不同程度的破坏，蛋白质因高温而严重变性，脂肪也因炸而失去其功用；烤不但使维生素 A、维生素 B、维生素 C 受到相当大的损失，而且也使脂肪受到损失，如用明火直接烤，还会使食物产生苯并芘等致癌物质。

同样的食材用不同的方式烹调，产生的营养结构可能也会不同。比如一个鸡蛋做成煎蛋和水煮蛋会有全然不同的结果，煎蛋含有过多的脂肪，而水煮蛋却不会。

瑞典国家食品管理局的研究发现，富含淀粉的高温油炸食品或微波食物，如薯条、油条、泡面等只要超过 130℃烹调，就会产生丙烯硫胺类致癌物质，若温度到 160℃以上会大量出现，同时也会让蛋白质变性，这项研究结果相继得到美国、英国等国家的证实。

如果我们购买了一块有机无毒的优良鸡肉，但是却选择用高温的方法把它炸成香鸡排，那么还能说这块鸡肉吃了是无毒健康的吗？

6. 烹饪锅具

选择了有机无毒的食材，也以健康的烹调方法来料理，但是不同的烹调锅具在烹饪过程中损失营养素的量会有很大的不同。如果烹饪锅具不好，煮出来的食物营养价值可能会大打折扣，甚至可能产生前面提到的多种有毒物质，这种食物仍然无法让人安心食用。因此，正确选择烹饪锅具也很重要。

现将市面上的各种常用锅具作一比较。

铁锅会生锈。早期都用铁锅，但是太重不方便，而且生铁容易剥落，吃进人体的铁也无法被吸收、分解和利用，会累积在体内，多了就会伤肾、伤肝。

铝锅容易重金属中毒。铝锅质轻且使用方便，但是在使用一段时日之后，发现铝锅会释放铝进入食物中，吃进人体后无法代谢而累积，可能导致老年性痴呆、失眠、小孩多动症等健康问题。

铁氟龙不粘锅易致癌。铁氟龙锅标榜表面不粘锅，但是表面的漆十分容易掉落混入食物，专家研究发现吃进人体会致癌。

不锈钢锅具最佳。目前来说，最安全的锅具材质是不锈钢，但是不锈钢也分等级，最好的是没有毛细孔的不锈钢。现在市面上有些不锈钢锅具，加入了铬、镍或钛等合金，增加了钢材的稳定性、表面抗氧化能力及耐腐蚀能力，和手术刀同样材质，稳定性高、不会变质、不会腐蚀、不会生锈、无毛孔且导热性很好，并且这些锅具一般由多层合成，导热均匀，可以避免食物烧焦；有些还有蒸汽锁，能够低温煮食，大大减少烹饪过程中营养素的流失，且能节省2/3以上的燃料，优质锅示意图见8-7。

为什么要强调选锅具还要挑有没有毛细孔的？原因很简单，锅有毛细孔，在烹煮食物过程中会有食物残留在细孔里，一般很难洗干净，这些残留食物经过一再加热，其中的蛋白质和淀粉因为过热就会变质致癌，在每一次烹煮时悄悄地在改变事物的原味，并且释放出毒素来。因此，即使是采用有机食材，最后选错了烹饪锅具和烹调方法，无毒的食物也会变成有毒的致癌物。

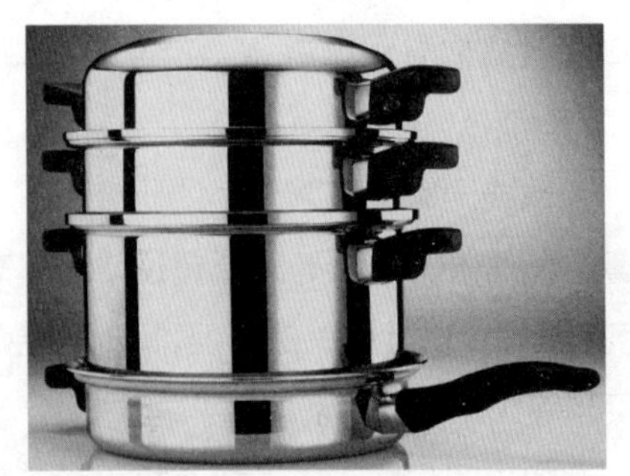

图8-7　优质锅示意图

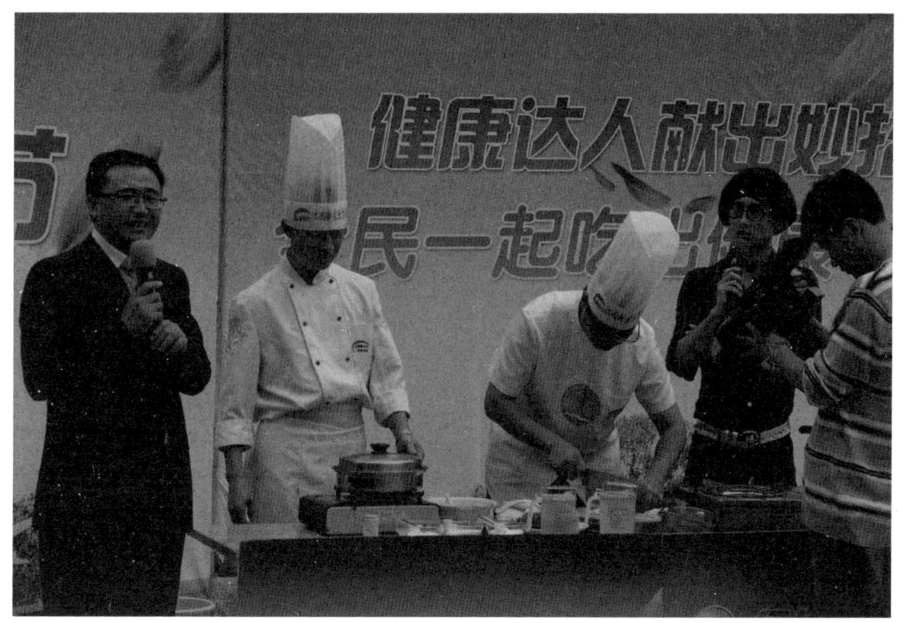

图 8-8　吴博士在江西电视台主讲烹饪节目

2012 年底江西省电视台邀请我到南昌市西湖区某社区作一个烹饪节目，主持人和现场街坊都对我使用的锅具很有兴趣，他们很惊讶我为什么没有放水也没有放油，却可以完美地煎好一条鱼？不放油、不放任何调料，煎出来的鸡翅膀竟比五星级酒店做的还要好吃？煮熟后西兰花的颜色竟比生的还要鲜艳？现场煮的三锅鸡翅膀被疯抢一空，抢到的街坊都盛赞美味，三位主持人连一个也没有抢到，现在回想起那个场景，仍然是历历在目，见图 8-8。

正确选择烹饪原料，合理搭配，选用优质健康锅具烹调加工，并采用科学方法进行烹饪，才能真正吃到营养健康美味的食物。关注营养和健康的朋友不要忽视上述几步中的任何一个环节。

三、为什么需要使用营养补充剂

我们究竟需不需要使用营养补充剂，这是许多人都很关心的问题。我们单用食物能不能做到营养均衡，能不能达到优化量标准？为什么很多发达国家的人经常使用营养补充剂？是不是因为他们的钱太多没有地方用？经常有消费者咨询这些问题。对大多数人、尤其是我们中国人，单用食物很难做到营养均衡！为什么呢？原因主要有以下几个方面：

（1）每天摄入的食物种类不够。因为我们每天很难吃到 20~30 种食物。不同的食物有不同的营养，食物种类太少就很难做到营养均衡。

（2）食物营养退化导致营养摄入显著下降。食物的营养价值近几十年变化极大。先看一些国外的调查研究数据，美国测量同一产地的 100 克菠菜中矿物质铁的含量，1948 年含 150 毫克，2000 年含 2 毫克；日本测量同一产地的 100 克菠菜中维生素 C 的含量，1950 年含 150 毫克，1963 年 100 毫克，1982 年 63 毫克，1995 年 13 毫克；日本测量同一产地的 100 克胡萝卜中维生素 A 的含量，1950 年 13500 国际单位，2002 年 1000 国际单位。中国广泛使用化肥、农药，食物营养退化情况比日美更加严重。

由上可见，近半个世纪食物里营养素有大幅度的流失。要获得同等分量的营养素，各种食材的摄入至少要增加几倍到十几倍，这个量太大根本吃不下。所以现代人单靠食物很难做到营养均衡。

造成食物营养退化的原因是很复杂的。首先是土壤过度耕种导致土壤养分不够，不够肥沃、土壤本底营养含量减少，只有大量使用化肥才能种出作物。这种方法种出来的作物，与有机种植的作物营养价值有很大不同，就像饲料鸡和土鸡的差别一样，仅从口感都能明显感觉出来。

目前很多食物是快速催熟的，使用过多的饲料、激素、催熟剂，饲养动物和种子作物生长周期大大缩短，导致食物的营养成分明显下降。另外，食物的精加工也使食物的营养含量大大下降。比如稻米在一次次加工过程中，把膳食纤维、B 族维生素、油脂和维生素 E 等现代人最缺的营养都去掉了，只剩下淀粉和热量。

现在市场上很多食物的营养成分可能只有原来食物的几分之一，即使按照国家要求摄入足够多的食物种类和量，三餐都吃的很饱，营养还是不够，营养素摄入量还是达不到国家标准和个体需要。

（3）食物里可能含有一些有毒成分。种植、养殖方式的改变，食物的不合理加工，可能导致食物中的非营养物质，如农药、抗生素、激素、苏丹红、铅等严重超标，各地报纸、电视台、电台经常报道。这些有毒成分会对身体细胞造成伤害，身体需要更多的营养素来修复受损细胞，使人体对营养素的需求量明显增大。

（4）食物的选择搭配不当，烹饪方法不当。由于大多数居民没有系统学过实用营养知识，不懂得根据自己的身体情况合理选择食物。而且，我们中国人过分注重口味，烹调方法往往不当，造成很多营养素在烹调过程中丢失。这样容易导致有的营养素摄入过少，有的营养素摄入过多，加重营养不均衡。

（5）生活方式不健康，面临的压力明显增加。中国经济飞速发展，社会竞争的压力大增，抗压力营养素的需求也大幅增加，有时要比平时增加几倍甚至十几倍。加上很多人社会交际多、应酬多，经常抽烟、喝酒、喝咖啡、熬夜，这些不良生活习惯、不良生活方式对身体细胞的伤害很大，身体也需要更多的抗压力营养素来修复受损细胞。

（6）环境污染较重。水、空气和食物污染较普遍，其中的毒物进入身体后会伤害到体内的组织细胞，身体需要更多的营养素来修复受损细胞。

（7）特殊生命阶段需求量增加。儿童的身体迅速成长，需要足够的营养，才能维持健康。怀孕期和哺乳期是人生营养需求量最大的一个特别时期，需要额外补充营养。老年人咀嚼困难，消化吸收功能衰退，而有些营养素比如抗衰老营养素需求量增大，也往往需要额外补充。

（8）追求理想健康。身体亚健康，或想预防疾病、延缓衰老，也需要补充更多的营养素。

从以上的分析就可发现，人们从食物中摄入的营养素可能不够，而需求量又大增，这样就很容易导致营养不均衡。

美国农业部曾对 16000 个美国人进行调查，想看看有多少人摄取了充足均衡的营养。实际的调查结果是零，也就是说没有一名受访者摄取了全面均衡的营养。由此可见，把饮食吃好营养就够了的观点，不足以解决现代人的营养失调问题。

所以，营养师往往需要使用营养补充剂来协助客户做到营养均衡。因此，实际工作中多数人的调理都需要使用营养保健品，才能协助他们做到均衡营养，从而慢慢恢复健康。

中美营养学家在我国河南林县进行了一个有名的营养干预试验。中国河南林县食道癌发病率很高，科学家选择了 6 万人参加试验，经 6 年研究观察，耗费 4000 万美金，结果发现可能是食物中维生素、矿物质缺乏引起食道癌高发。在补充维生素和矿物质后发病率显著下降。还有很多研究结果显示，很多疾病的高发与营养素的缺乏有肯定的关系。

很多人经常问我，为什么营养素有这么神奇的作用？很多高科技药物和先进的治疗手段都治不好糖尿病，几粒营养片行吗？

前面已述，很多慢性疾病的最根本原因，都与体内自由基的产生增多及抗氧化防御系统的失衡有关。由于营养素不够，加上营养不均衡，身体没有办法发挥自己的修复能力，从而导致疾病很难治愈。很多人迷信高科技的药物和高科技治疗手段，认为它是万能的、是最好的治疗手段。其实不然，医学仅是对人体的一种认识，目前这种认识还处于初级的阶段。而人体的新陈代谢、组织更新，以及强大的自我修复能力和神奇的自愈能力是经过几亿年甚至更长时间进化来的，是自然界优胜劣汰规律优化出来的，其精密程度及能力的强大远超我们的想象。

因此人们要健康，必须充分利用自己已有的最神奇、最有效的自愈系统，它的正常运转需要什么条件、需要什么原料，我们就要全力配合。只有这样才能发挥它的作用，才能有效防治疾病；根本不去研究自愈系统、不去配合它的工作，而想用现有的所谓高科技方法来防治疾病，则肯定是死路一条，再过一万年也未必能研究出什么高科技手段能够代替我们身体已有的修复系统和自愈系统。所以说，最好的医生是自己，最好的药物是营养，这句话绝对是真理。

由于人们在健康观念上存在以上严重的认识误区，才会导致目前的医疗困境。慢性病高发，无法治愈，直接威胁到人们的生命质量和生命长度，甚至威胁到整个国民的健康素质，给国家的长远发展构成不利影响。无数人想健康、想改变这种现状，政府也想改变，但又没有办法。要化解目前这种医疗困境，要改变慢性病防治不力的现状，必须改变人们健康观念上的误区，改变防治疾病的思路；不要仅仅局限于医院的药物和先进的治疗手段，不要以为现有的药物就是万能的，要开阔思路，才能寻找到出路。

其实只要给足身体所需要的原材料，发挥身体强大的修复能力和自愈能力；同时改变不良的生活方式，减少身体的耗损；必要时再结合药物治疗，那么慢性病就很容易防治，就能快速改善全民健康。中华医学会会长钟南山院士，在他的《钟南山谈健康》专著中提到，他已经连续28年经常服用多种营养素，这是他永葆青春的秘诀之一。

美国著名的营养医学专家 Ray Strand 博士，在应用传统的医疗方法治疗患者23年后，通过他的妻子使用优质营养品改善健康的亲身经验，开始学习用现代营养学方法来医治患者。他阅读了1300多篇关于营养的医学研究和临床应用报告，用高品质的营养补充品治疗各种患者长达 7 年，取得了非常好的临床效果，好几十种慢性病都得到了缓解和抑制，甚至有许多患者已经痊愈，作者在此基础上写出了一本畅销全球的专著《别让不懂营养学的医生害了你》。

我自己也已经连续服用多种营养素超过 13 年，身体素质有了显著的提高，体重从 168 斤减到 138 斤，腰围从 105cm 减到 88cm，身边的同事和朋友都说我至少年轻了十岁。经常有朋友问我，你是医生还要用营养品？因为我曾经连续计算过十多天膳食营养素摄入量，发现碳水化合物及脂肪一般都超标，而蛋白质、维生素、矿物质和纤维一般都不够。比如从饮食中蛋白质一般每天只能摄入到 35~40 克左右，钙只能摄入到 400~500 毫克，只能达到我需要量的一半，有时甚至不到一半，因为我的工作压力比较大，相应营养素的需求量也比较大。所以，我只能通过选择营养保健品来补充不够的营养素，以协助我做到营养均衡。

四、全球保健品使用现状

据中国公众营养与发展中心的统计，中国大陆营养健康认识的普及率大约只有 5% 左右；营养补充剂的人均消费量，只是日本的 1.3%、香港的 6.3%、台湾的 2.7%。美国人均维生素 C 的消费量是中国的 35 倍。《公众营养与社会经济发展》提到，一半以上的美国人会主动定期地服用营养补充剂，他们从营养补充剂中获得的营养占其营养摄入总量的 25%。

五、天然营养素与合成营养素的比较

很多朋友想用营养保健品，但不知道具体怎么选择。市面上营养保健品种类繁多，不知道哪一种好，哪一种适合自己。保健品的选择和搭配，最好咨询真正的专业人员会比较稳妥。究竟用天然营养素好，还是合成营养素好？我想在这里给大家一些相关的研究资料，对天然营养素及合成营养素作个全面的比较，以供大家参考。

（1）首先是两者的原料来源完全不同，产品组成成分也完全不同。合成营养素的主要原料是己烷、煤焦油和其他化学物质，产品均是单一成分。天然或有机营养素是从活着的或最近活着的植物或动物中提取出来的物质，产品是一个混合体。天然营养素是以生物混合物形式存在，具有协同作战能力；天然维生素及其辅助因子组成一个团队协同发生作用，例如体内抗氧化营养素就是团队作战，当维生素 E 中和了氧自由基时自身也被氧化了，但维生素 C 或谷胱甘肽会立即还原氧化了的维生素 E，使维生素 E 重新恢复活性，又能再中和其他的氧自由基。1998 年，约翰·斯迈西斯博士研究发现，天然维生素 E 包含了许多立体异构体的 α 维生素 E，而合成维生素 E 仅有一个；合成维生素 E 的生物活性及效力不到天然维生素 E 的三分之一。

人工合成的 β－胡萝卜素大多是用乙炔气生产出来的，是由单一分子构成的。南京中医药大学唐刘蕴泉 2005 年在《肠外与肠内营养》杂志上发表文章，综述了许多研究论文得出结论，化学合成的 β－胡萝卜素少量成分有毒，对人体有致癌作用，而天然 β－胡萝卜素才有很好的抗癌保健作用。

剑桥大学教授伊沙贝尔·詹宁斯指出，合成维生素的生物活性通常远远小于天然的同种维生素，它们的实际效用大打折扣。天然的维生素在复杂的天然食品矩阵里，与上百种甚至上千种成分存在错综复杂的相互关系，这种协同作用使得天然营养素调理身体更有效。这些分子结构的不同使得合成营养素的效果大大降低。天然维生素是生物混合物，只有当所有组成成分共同存在且协同合作时，正常的维生素效能才能发生。

天然矿物质也是一样，与很多辅助因子如酶、维生素、激素、氧气和植物营养素等协同发生作用；天然矿物质都是经过天然螯合的化合物，与体内其他营养因子、辅助因子紧密结合，大大提高了营养效力。只有天然营养素才有团队作战能力，合成营养素是单一成分，与体内生物混合物隔离、离开了团队，所以就不能很好地在细胞内履行具体的职能。

（2）两者的制造过程也完全不同。合成维生素完全是在工厂的生产设备中经过一系列化学处理过程制造出来的。一般是几种简单的化工原料和设计好的十几个步骤，就可以制造出某一维生素化合物。以合成维生素 B_1 为例，起始的原料就是煤焦油，添加盐酸或另外一种化学物质来制造一种沉淀物。可能还要添加属于厂家专利的其他化学物质，再经过特殊化学处理程序，包括发酵、各种加热及冷却之类的反应，最终制造出维生素 B_1。

制造天然维生素 B_1 的过程则完全不同，首先使用的原料是天然食物，比如麦芽、稻芽、酵母等，这些食物维生素 B_1 的含量丰富。将这些食物放置在大型容器中，注入纯净水，进行过滤和萃取。过滤工序是为了除去食物中的纤维素、固态物质以及不能消化的非营养成分。过滤后得到的提取物含有原生态广谱营养素和植物化学物。采用低温、自然加工方式来干燥处理提取物，而不采用冷冻或高温、或添加二氧化碳或其他化学物质的办法处理。提取物达到干燥并通过相关测试后，即可包装。

（3）两者的吸收利用率（生物利用度）也有很大的不同。图 8-9 是玉米和人体的物质组成图，从图中可见构成人体和食物的组成物质是相同的，只是排列方式不同而已。天然营养素容易被人体吸收，其吸收利用率比合成营养素高很多

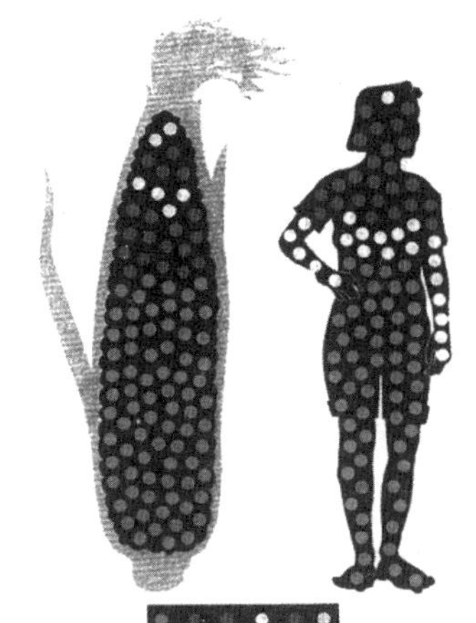

图 8-9　食物和人体的物质组成

（4）两者的物理特性也完全不同。天然营养素与人体之间有相似的生物振动频率，而合成营养素的振动则不同。美国营养学家布莱恩·克莱门特研究发现，有机食物能量场与人体能量场之间有相似的生物振动频率，这将有助于促进人体对自然营养素的吸收。天然营养素较容易被人体吸收利用，而合成营养素的吸收利用则是一个极为复杂的过程。人体首先要分析摄入物的化学成分，包括核查自身对相应元素的存储方式，以便确认身体可以将该种合成营养素转化成可利用的形式。每一种合成营养素中至少有 50% 的组分会被肌体鉴定为无用的成分；剩下 50% 组分的吸收利用率也因人而异，取决于身体把合成营养素进行有效转化的能力。

观察天然维生素与合成维生素的分子在偏振光束下的反应，发现两者也有显著的不同。天然维生素的成分都是右旋的，而合成维生素的成分则部分右旋、部分左旋。如大家熟悉的天然维生素 E 都是右旋形式，而合成维生素 E 则基本上都是左旋形式。进一步研究发现，没有相关因子如酶、矿物质和其他辅助因子，合成营养素中的右旋形式也几乎没有利用价值。

（5）两者的生物特性也明显不同。天然维生素与合成维生素的“手性中心”数量有明显不同。加拿大化学家乔纳森·施密特等研究发现了天然分子的“手性中心”，即分子在人体内被吸收的结合点，是合成分子的四倍；天然分子还含有更多的氧原子、重原子。这些差异有助于天然分子更大程度上被吸收和渗透，使

他们更有生物活性，从而比人工合成分子更有利于健康。

天然营养素可能拥有体内自然邮政系统。甘特·布洛贝尔博士，美国洛克菲勒大学教授，1999年诺贝尔生理学奖获得者，研究发现人体蛋白质拥有内在信号来决定被哪些细胞吸引和吸收、以及蛋白质在细胞中的具体归属；天然营养素仿佛具有地址和邮政编码，可以使他们直接传送到具有相同地址和邮政编码的细胞内。这是身体内自然的邮政系统，这系统简单高效，工厂化学合成的营养素当然无法与之媲美。这个邮政系统也帮助解释了为什么天然营养素比合成营养素更易吸收、生物活性更强的原因。

（6）合成营养素可能对人体有毒副作用，而天然营养素则没有。1994年《新英格兰医学杂志》报道了芬兰一个长达10年的大规模调查研究的结果，发现合成的维生素A不但没有预防肺癌的作用，反而增加了肺癌、中风和心脏病的患病率。美国营养学家布莱恩·克莱门特博士总结分析了这几年一些杂志报纸发表的文章，如“维生素会缩短生命”“拒绝抗氧化剂”“营养补充剂提高死亡概率”等，发现他们使用的都是合成营养素。布莱恩·克莱门特持续20多年的研究，观察了11000客户使用营养素前后的变化。研究发现合成营养素对人体无效或效果很差，改用天然营养素三周后营养缺陷就得到了补救。人体摄入合成营养素，身体会有感知，视他们为外来化合物，作为侵略者来对待，身体会释放维持免疫的细胞，如粒细胞作为回应，来打击入侵的敌人。这种额外的工作分散了体内细胞的精力，削弱了细胞的主要功能，即消除细菌、病毒和突变细胞的功能，这样生病的可能性更大了。所以，合成营养素可能对人体有毒副作用。

从以上资料可以看出，天然营养素与合成营养素有很大的区别。合成营养素是制药公司基于目前的科学认识而制造的补充剂。科学是对大自然存在的一种认识，目前这种认识还极为有限。对于奥妙无比的大自然而言，人类的科学技术包括制药技术，还处于很初级的阶段。人类连自然界的小草都还不能合成；科学家也从未成功制造出一个苹果，而自然界有能力长出小草和产出苹果。科学家不可能制造出完全可以替代天然营养素的合成营养素。

所以，我们在选择营养素时，要尽量选用天然的、有机种植的营养素。合成营养素只能当药物使用，只能短时间使用；药物都有副作用，但短时间用一般对身体不会有太大的影响。如果合成营养素用作保健来长期使用的话，副作用则可能会累积，从而对身体造成较大的伤害，使用者可能会得不偿失。天然营养素没有副作用，效果更好，有助于人体的吸收利用，有助于人体的健康，可以有效防治疾病，可以长期使用。

六、有关营养补充剂疗效和剂量的讨论

20 世纪 70 年代，美国两次诺贝尔奖获得者莱纳斯·卡尔·鲍林博士纠正了主流医学界把维生素视为药物的看法，率先提倡大量补充维生素，指出大量补充维生素不仅满足身体的营养需要，而且还能够防治许多慢性疾病。在他诺贝尔奖光环的影响之下，众多行内精英人士持续推动营养教育，大量普通美国民众开始自觉补充维生素和矿物质。

莱纳斯·卡尔·鲍林（Linus Carl Pauling，1901 年— 1994 年），美国著名化学家，1954 年获得诺贝尔化学奖，1962 年获得诺贝尔和平奖，曾被英国《新科学家》周刊评为人类有史以来 20 位最杰出的科学家之一，与牛顿、居里夫人及爱因斯坦齐名。

鲍林博士根据自己多年的研究，提出了维生素作用的新观点，主张超大剂量服用维生素 C，并于 1970 年出版了《维生素 C 与普通感冒》一书，认为每天服用 1000 毫克或更多的维生素 C 可以预防感冒，维生素 C 可以抗病毒。这本书受到读者的赞誉，被评为当年美国最佳的科普图书。

鲍林博士的新观点和新书，引发了医学领域一场旷日持久的大论战。一些医学权威激烈反对鲍林的论点。有的说：“没有任何证据能够支持维生素 C 可以防治感冒的观点。”有的说：“这对预防或减轻感冒没有什么用处。”权威部门也纷纷表态。例如，美国卫生基金会就告诫读者：“每天服用 1000 毫克以上维生素 C 能预防感冒的说法是证据不充分的。”美国医学协会也发表声明：“维生素 C 不能预防或治疗感冒！”当时只有少数医学家及许多普通患者用自身的经历支持鲍林。

然而，鲍林不管这些。1979 年他和卡梅伦博士合作出版了《癌症和维生素 C》一书，建议每个癌症患者每天服用 10 克或更多的维生素 C，建议癌症患者“尽可能早地开始服用大剂量维生素 C，以此作为常规治疗的辅助手段”。鲍林博士相信这种简单的方法将十分显著地改善癌症治疗的结果。

1985 年，鲍林又写了一本重要的著作《新营养学与健康长寿》，他在书中提

到了十二项养生建议：

（1）每天必须摄取6~18克维生素C，不要间断。

（2）每天摄取400~1600国际单位维生素E。

（3）每天服用一或二片超级维生素B。

（4）每天服用胡萝卜素，以便能摄取到25000国际单位的维生素A。

（5）每天要补充矿物质。

（6）减少糖的摄取量，不喝可乐等饮料。

（7）想吃什么就吃什么，任何食物都不要吃的太多，一定要吃蔬菜水果，避免吃的过量，保持理想体重。

（8）每天喝大量的水，约4~8杯。

（9）保持活力，常做运动，但不可过度。

（10）喝酒要适量，一天不超过两杯。

（11）不吸烟。

（12）避免压力，找一份您喜欢的工作，和家人愉快相处。

鲍林博士在书中介绍了一种提高健康水平的摄生法，主要特点是增补维生素，包括大量维生素C和其他维生素、矿物质。鲍林指出“新营养学与旧营养学之间的最大区别是对维生素的作用有了进一步的认识，服用最佳量维生素的作用、比通常只少量服用维生素的作用大得多。

鲍林1985年写这本书时，每天服用4片营养物质， 加上18克维生素C。鲍林认为，不管你现在年龄多大，每天服用最佳量的维生素都是有益的。他说：“从青年或中年时开始。适当地服用维生素和其他营养物质，进行一些健身运动，能使寿命延长25 ~ 35年。” “如果你已进入老年，服用适当的维生素并进行一些健身运动，可以期望使衰老进程减慢，延长寿命15年或20年。”

为了强化其论点，鲍林在1985年的书中引用了艾伯特·圣捷尔吉博士给鲍林信中的一段话，艾伯特·圣捷尔吉博士因为首次从植物和动物组织中分离出抗坏血酸（维生素C）而荣获诺贝尔奖，“就抗坏血酸而言，从一开始我就感到人们被医学教育引入歧途了。他们认为，如果不吃含有维生素C的食物，就会患坏血病；假如你没有患坏血病，那维生素C就是完全正常的。我认为这是一个重大错误。为了有完全健康的身体，你需要非常非常多的维生素C。我自己现在每天服用1克。这个剂量并非意味着真正的最适合剂量，但我可以告诉你的是，人可以服用任何剂量的抗坏血酸，一点危险也没有。”

医学权威们与鲍林的最大争论焦点在于维生素 C 的用量。鲍林认为，“对大多数成人来说，维生素 C 的最佳摄入量是在 2.3 ~ 10 克的范围内。如果需要，还可以增加到每天 20 克、30 克或更多。”鲍林认为，无论是对付病毒、癌症还是抗衰老，维生素 C 的用量都应大大高于当时的规定用量。所以严格说，剂量之争是双方的关键之争。

在鲍林去世之前，双方始终是各执一词，互不相让。医学界反对大量服用维生素C的重要理由是：这会使人得肾结石。但鲍林反驳说：尽管理论上有这种可能，可是在医学文献中没有一个肾结石病例是因大剂量服用维生素 C 而导致的。

不知是有意还是无意，直到鲍林逝世以后。我们才初步看到了关于维生素 C 剂量和作用方面的一点变化。1995 年 2 月，美国心脏学会和部分营养学家向美国国家食品与药品管理机构建议：将维生素 C 的每日推荐量由 60 毫克提高到 250 ~ 1000 毫克。1996 年 4 月，美国国立卫生研究院的科学家声称：一个人每天摄入 200 毫克维生素 C 是最理想的，而不是 60 毫克。1996 年《纽约时报》报道的一则调查称，有 30% ~ 40% 的美国人在服用维生素 C，其中 1/5 的人每天服用量超过 1 克。

1997 年 10 月，《美国临床营养杂志》报道，研究人员对 247 名年龄在 56 ~ 72 岁的妇女进行了调查，其中有 11% 的人每天补充维生素 C 超过 10 年，这些服用者没有一人得白内障。研究人员认为，长期补充维生素 C，可使白内障的危险减少 77% 以上—— 而鲍林早在 1985 年前就这样论述了，然而，医学界原先并不相信。2000 年美国药物研究所食品和营养委员会的评估认为，成人每天服用不超过 2000 毫克维生素 C 是安全的。

2002 年主流医学界对服用大剂量维生素防治慢性病的态度开始发生根本转变。《美国临床营养学杂志》2002 年 2 月发表了加州大学 B. Ames 教授等人的论文，他们发现氨基酸左旋肉碱和抗氧化剂 α－硫辛酸的组合能够提高老鼠记忆力，增强生存能力，并认为这种复合营养的良好治疗作用，很可能会在人类抗衰老作用中显现出来；同年 4 月该杂志又发表了加州大学的另一篇研究报告，他们对过去有关应用大剂量维生素治疗的结果进行了详尽分析，发现 50 多种基因缺陷疾病可以通过补充大剂量维生素进行纠正，研究表明大剂量维生素、特别是 B 族维生素对多种疾病有治疗作用。

2002 年 6 月美国最权威医学杂志《美国医学会杂志》刊登了哈佛医学院研究员 Robert Flecher 博士和 Kathleen Fairfield 博士的一组研究报告："维生素在防治慢性病中的作用"，分成"科学回顾"和"临床应用"两篇文章。他们总结和分析了 38 年来有关维生素营养补充品的科学研究证据，得到的结论完全改变了美国医学会过去的保守倾向。研究结果显示，每天向缺乏营养的现代食物中补充多种维生素，是一种对抗慢性病的明智选择，而且目前使用的维生素和矿物质推荐摄入量 RDA 远远低于现代环境下最佳健康的需求量。当初 RDA 摄入量建立的初衷是预防因维生素和矿物质缺乏引起的疾病，此剂量虽然可以避免营养缺乏症，却不能应付现代社会中各种各样的慢性病，因为这些疾病需要更高剂量的维生素和矿物质摄入水平，他们称之为优化量标准。因此，专家得出结论："维生素摄入不足显然是产生许多慢性病的根源。低于优化量的维生素摄取水准，即使明显高于那些为防止营养缺乏综合症而设立的基本量，都是造成诸如心血管病、癌症和骨质疏松等慢性病的危险因素。普通人群中有相当多的人正因为如此而面临着与日俱增的患病风险。"

2003 年 4 月《美国内科学年刊》发表了一个研究报告，研究者对 130 位 45 岁以上的人进行了一年的比较。研究发现，服用大量维生素和矿物质的人群患感染性疾病的比例远远小于安慰剂对照组，被感染后重病率的比例也远远小于安慰剂对照组，而且在糖尿病患者中表现更为明显。

这些研究论文在美国权威医学杂志上发表，标志着美国主流医学界已经对维生素、矿物质和抗氧化剂防治慢性病的态度发生了根本性的改变。鲍林博士倡导的超推荐量维生素的服用，使美国人民对于维生素的认识上升到一个新的高度。而大量人群使用维生素的经验，又提供具有统计意义的案例。这就促使反对阵营的中枢力量，美国医学会、美国癌症研究所、美国心脏病协会等专业机构的态度，转变到支持维生素超过 RDA 推荐量使用的阵营中来。这个阵营早就聚集了成千上万的普通民众，美国人额外补充多种营养素已经成为一个普遍的常识和行为。这可以算作鲍林博士说的新营养学战胜旧营养学的一个标志。

此后，全球越来越多的营养学家和医学家加入临床营养研究行列。有专家报道临床实验结果，14 例研究对象每天口服 10 克维生素 C 且连续 3 年，未发现 1 例肾结石。现在多数医学界人士相信，维生素 C 确有一定的防治感冒的作用。研究发现。每天摄入 300 ~ 400 毫克维生素 C 的男性，要比日摄入量 60 毫克及不足

60 毫克的人多活 6 年。芬兰研究人员曾给 60 例老人每天服用维生素 C　1~3 克，连续服用两年半而无 1 例发生心肌梗塞和脑血栓。

如今，许多专家承认维生素 C 有抗癌作用，能预防多种疾病，包括老年痴呆症。有文献报道，对 18 例晚期癌症患者，每天 1 次给予维生素 C10 ~ 20 克静脉滴注，结果 14 例全身骨关节痛患者治疗 1 周后有 7 例明显缓解。鲍林博士每天服十几克维生素 C，活到了 93 岁，这至少表明大剂量维生素 C 是与人无害的。

关于维生素 C 作用与剂量的这场大论战，鉴于美国的影响力和双方的知名度，一开始就越过了国境，波及到全球。鲍林博士在长达 20 多年的时间里，义无反顾地奋起捍卫自己的观点，这种勇气和探索精神令人敬佩。时至今日，美国和世界各国的许多专家学者已经承认或接近承认鲍林的观点了。

中国疾控中心陈君石院士 2002 年在《中国临床营养杂志》撰文提到“每天服用多种维生素矿物质补充剂是保健新趋势”。中国营养学会前理事长葛可佑教授在 2003 年说过，他每天服用维生素 C　400 毫克，并已坚持 10 年，认为对预防血管硬化和防癌有益。上海市营养学会前理事长柳启沛教授在 1999 年说：每日摄入 1000 毫克或更多的维生素 C，没有发现有什么毒副反应，认为有关“维生素 C 引起肾脏的草酸结石和铁负荷过量”的毒性报告是没有根据的。南京大学著名教授郑集先生几十年来每天服用维生素 C 600 毫克，年过百岁时还能笔耕。

中国营养学会推荐的摄入标准 RNI 参考的是美国的最低标准 RDA。现在美国营养学界都有共识，要达到最佳健康状态，RDA 标准是远远不够的，必须达到优化量标准，才能起到防治慢性病的作用。欧美国家的优化量标准远远高于 RDA 标准，这是一个非常重大的改变，对旧的营养学影响极大，对老的营养观念冲击很大。

七、营养素摄入量的国内外标准

营养素摄入量标准国内外有较大差别，中国标准主要参考的是美国的早期标准，近年也在不断的调整，但还有许多营养素摄入量标准比美国低很多。

如果摄入充分和均衡的营养，不仅能解决营养缺乏症，而且对于慢性病有预防和治疗作用。《中国居民膳食营养素参考摄入量》解释了中国营养学会把维生素 C 的 RNI 从 60 毫克提高到 100 毫克的原因：“此 RNI 是以预防缺乏病并兼顾减少慢性病的风险因素为基础制定。”这提示中国营养学会认为，提高营养摄入量有防治慢性病的作用，可以减少患慢性病的风险。2004年中国营养学会前理事长葛可佑教授在环球时报记者采访时回答说：“我认为无论中国人还是美国人，都应该在不超过最高上限的前提下，根据需要进行补充。”

因此，现代社会的理想健康水平所需要的营养摄入量，不应该以RNI（RDA）为标准。随着时代的变化，营养的摄入有了更高的要求，需要帮助人体来解决亚健康和慢性病的防治问题，使用量必然要提高。所以，欧美发达国家的营养学界提倡的是优化营养标准，这个优化量才是人体的最佳需要量，才能起到防治亚健康和慢性病作用。

在动物营养研究领域，L. S. Ole提出了最佳维生素营养的新理念。青岛农业大学陶婷婷等人在“树立最佳维生素营养的新理念”一文中指出，畜禽维生素的营养需求，存在最低需求量和最佳需求量，而在不同维生素营养水平下，所饲养动物的表现存在差异。当维生素有效摄入量高于最低需要量，但低于最佳需求量时，可以防止缺乏症的出现，但在应急状态下表现为抗逆能力低下；只有维生素摄入量处于最佳需求量时，才能使动物具有最佳抗逆能力，并且发病概率较少，从而达到健康养殖和疾病预防的目的。

美国前沿医学研究所T. Grossman博士等人在《活得够长，活得更幸福》一书中指出，新的研究证明，几乎每人都需要补充一至多种维生素，这些需要补充的维生素量，要远远超过美国食品药品管理局的日推荐摄入量，才能避免疾病。”D. Johnson博士在《理想健康革命》中提到：“我们获得的微量营养素保持了我们最低限度的健康，最佳的健康状态又是另外一回事。我要说的不仅仅是营养素缺乏症，还有我们今天的健康杀手——慢性疾病。”抗衰老权威专家R . Klatz在专著《停住时间的脚步》提到：“日需要量是基于能使人们避免生病的量，这一剂量比维持理想健康状况最佳剂量少得多。日需要量已跟不上最新营养学研究的脚步，有一些已落后了30年。”哈佛大学医学院的研究人员在2002年6月的《美国医学会杂志》上建议：“每个人每天服用多种维生素有许多益处而无风险，低于优化量的维生素摄取量是造成心血管病、癌症和骨质疏松等慢性病的危险因素，需要更高的维生素和矿物质摄入量才能维持最佳健康水准。”

中华医学会组织几十位专家编著的《维生素矿物质补充剂在疾病防治中的临床应用：专家共识》中提到：“维生素和矿物质不仅仅是在明显缺乏时才补充，而更多的日常使用是为了改善营养状况、增强体质和预防慢性病，如冠心病、骨质疏松等，以及延缓老龄化。这是由于一些新的科学研究成果发现了维生素和矿物质的一些新功能；研究还表明，许多慢性疾病的发生和发展与体内活性自由基过多有关，从而开始用抗氧化维生素和微量元素来提高机体抗氧化能力，而维生素和矿物质要发挥这些新功能往往需要比预防和纠正缺乏更大的剂量。”

全军临床营养专业委员会主任委员陈仁惇教授在专著《营养组方》中提出：“每日膳食中营养素供给量标准（RDA）指的是，所供给的营养素剂量能使身体不发生营养素缺乏。保健剂量指的是不但不缺乏这种营养素，而且可加强身体免疫能力，防治慢性疾病的发生。因此，保健剂量要比 RDA 高很多。

黄念君编著的《怎样延缓衰老》一书中收集了国外一些营养专家自己服用营养素的量，一般都远远超过 RNI 标准。

（1）自由基理论的倡导者 D. Harman 教授，每天服用的微量营养素包括维生素 C2000 毫克，β－胡萝卜素 25000 国际单位，硒 100 微克，辅酶 Q_{10} 30 毫克。

（2）抗氧化权威专家 E. Stadtman 教授，每天服用维生素 E 400 国际单位，维生素 C 500 毫克，β－胡萝卜素 25000 国际单位。

（3）半胱氨酸之父，R. Malinow 教授，为了保持正常的半胱氨酸水平，每天服用的叶酸达 1400 微克。

（4）自由基和抗氧化权威专家 W. Pryor 教授，每天服用维生素 E400 国际单位，维生素 C 500 毫克，β－胡萝卜素 25000 国际单位，有时也服用辅酶 Q_{10}。

（5）研究微量元素硒的权威专家 D. Lisk 教授，每天服用硒 100 微克，并吃 2~4 个含硒的巴西核桃。

（6）生化学家、抗氧化权威专家 B. Ames 教授，每天服用多种维生素和矿物质，维生素 C 250~5000 毫克，维生素 E400 国际单位。

（7）美国科学院抗衰老医学会主席 R. Klatz 博士，每天服用不含铁和铜的大剂量多种维生素和矿物质，维生素 E800 国际单位，维生素 C 2000~12000 毫克，β－胡萝卜素 25000 国际单位，硒 200 微克，辅酶 Q_{10} 100 毫克，银杏叶提取物 80 毫克，大蒜胶囊 12 个。

（8）流行病学和营养学专家 W. Willett 教授，每天服用多种维生素和矿物质，维生素 E 400 国际单位。

（9）天然抗氧化剂专家 A. Weil 教授，每天服用维生素 C 1000~2000 毫克，维生素 E 400~800 国际单位，β－胡萝卜素 25000 国际单位，硒 200 微克。

（10）来明汉姆医学研究中心主任 W. Castelli 教授，每天服用多种维生素和矿物质 1 片，维生素 C 500 毫克，维生素 E 400 国际单位，叶酸 1000 微克。

（11）加州大学医学院 R. Walford 教授，每天服用维生素 E 300 国际单位，维生素 C 1000 毫克，硒 100 微克，辅酶 Q_{10} 30 毫克。

（12）医学创新基金会主席 S. Defelice 教授，每天服用维生素 E200 国际单位，维生素 C 300 毫克，L- 肉碱 1000 毫克，氯化镁 350 毫克。

（13）美国农业部人类营养学与衰老研究中心的 J. Blumbery 教授，每天服用多种维生素和矿物质，维生素 E 400 国际单位，维生素 C 250~1000 毫克，β- 胡萝卜素 25000 国际单位。

国内外营养摄入量标准都是健康人标准，亚健康或患者身体损伤的细胞更多，需要更多的原料、更多的营养来修复受损细胞，这部分人营养需求量更大，有些人有时可能需求量要大很多，其营养摄入量标准可能要比健康人高许多倍。可惜目前还没有看到不同疾病状况下的营养摄入量标准，陆续见到一些专家报道的慢性疾病营养调理经验使用量，有些比健康人的优化量或可耐受最高摄入量要高很多才能取得很好的调理效果。

慢性疾病营养摄入量标准，值得全球临床营养学家研究和制定。

营养补充剂的安全问题也是大家都很关心的问题。谈到安全性，许多专家强调的都是不要摄取过量，而忽视了产品的品质才是导致安全问题的罪魁祸首。如果品质低下，即使摄取少量，仍然可能危害健康。目前中国大陆主要是产品品质问题，摄取过量的问题很少，大多数人摄入不够或不均衡。当然也不能忽视摄取过量的问题，只是什么叫做摄取过量应该清楚界定。

当专家们警告过量摄取营养素会造成危险的时候，几乎没有人指出某种营养素要摄取多少才算过量。即使公众听到了这种模糊的警告，还是不知道什么是营养素的安全摄入量。其实很多营养素的“过量”的量是很高的，一般日常营养摄取量数值与其相差极大。

比如国际著名营养专家 Earl Mindell 博士在《新维生素圣典》中提到，维生素 B_1 每天服用量接近 10000 毫克时会引起头痛、浮肿、腹泻等现象；而我国营养学会推荐的成年人每天维生素 B_1 的推荐摄入量不过 1.3 毫克，美国营养学会倡导的优化量标准也不过 55 毫克，虽然美国优化量比中国 RNI 标准高出很多，但是还不到服用过量指标的 1%，可能每天需要服几千粒才会出现上述过量的症状。

再看看维生素 B_6 的标准，中国的推荐摄入量是每天 1.5 毫克，国外优化量标准是每天 63 毫克，Mindell 博士指出每天服用 2000~3000 毫克会引起神经紊乱，这个数字比优化量标准高出 30 多倍。有学者提出维生素 C 每天摄入超过 4000~5000 毫克有可能造成腹泻，而患者这个数值高达 15000 毫克，中国维生素 C 的推荐摄入量是 100 毫克，国外优化量标准是 2000 毫克。维生素 E 每天摄入超过 10000 国际单位可能会引起肝功能变化，中国的 RNI 标准是 20 国际单位，国外的优化量标准是 600 国际单位。

通过对以上一些维生素摄入量标准的具体数字进行分析，可以发现优化量标准其实是非常安全的。在实际生活中，一般不用担心维生素等营养素摄入过量问题，将主要精力放在关注营养素摄入不足、如何提高营养保健品品质、正确选用优质产品等方面，可能更有意义。

八、营养保健品的选择与配方

由于保健食品种类繁多、功能不同，不同对象、同一对象不同时期需要保健品的种类和量可能都不同，所以保健食品的选择和配方是比较专业的工作，需要有较多专业知识的营养师来协助完成。因此为保证调理效果，想用保健品者最好先咨询专业营养师，滥用保健品没有效果、有时甚至有反作用。

临床工作中经常碰到一些人没有补充他不足的营养素、却补充了他原本就多余的营养素，加重了营养不均衡。这是由于很多人不懂得如何判断人体的营养状况，不懂得判断什么营养素多了、什么营养素不够，因此导致调理不当。很多人营养调理效果不好，跟这些原因有关。这么专业的工作必须系统学习，才能基本胜任这些工作。我从事医疗和营养工作 28 年，现在才算比较熟悉、比较有经验。

目前国内考到国家公共营养师证的人已有几十万，他们多数只参加过基础营养班学习，实用营养知识尤其是保健品知识所学甚少。有些老师和同学甚至非常排斥保健品，认为保健食品根本没有什么用。经过调查发现，这部分同学和老师非常排斥保健品的原因，主要是由于他们营养知识面窄、没有实际营养工作经验所致。目前，优秀的营养教师较少、严重供不应求，部分兼职营养教师从事非营养专业工作，只懂得营养学某一章节内容，不懂得其他营养知识，知识面甚窄，更没有相关工作经验，只能教授相应章节内容，这是营养培训过程中普遍面临的主要问题。为促进中国营养产业的健康发展，国家应尽快培养一批营养知识面广、有实际营养工作经验的教师，名师才能出高徒，这是提高我国营养培训教学质量要面临的刻不容缓的工作。

如果不了解保健品知识、不会应用保健品来协助调理身体，只懂得膳食指导，很多营养保健问题很难解决，调理效果很差，而且调理改善的速度很慢。现举一个临床常见的例子来说明，在营养咨询时经常碰到失眠的问题，单纯进行膳食指导，多数人相当长时间甚至半年睡眠都没有明显的改善；如果及时加用钙片，使其达到钙平衡，则失眠常在 2~3 周显著改善。与此情况类似，经常感冒多数是缺乏维生素 C、口角炎多数是缺乏维生素 B_2、脸上长斑多数是体内抗氧化营养素摄入不够所致，要改善上述症状，除了要调整相应饮食外，很多时候还要额外补充相应的营养素或保健品。要不然，几个月甚至半年症状都没有明显改善，客户可能失去耐心，对提供服务的营养师也会失去信心。

这些是我们多年营养工作中积累的宝贵经验，各位营养师在实际工作中要用心去体会，及时总结经验教训，水平才能不断提高，几年后才能成为一个真正合格的营养师。要切记，公共营养师的工作目标是要协助客户做到营养均衡。而做到营养均衡有两种方法，一是要正确选择食物，二是要合理应用保健品。营养均衡是健康最重要的支柱。营养均衡了，细胞得到了它需要的营养，身体能发挥自身强大的修复能力和神奇的自愈能力，体质就慢慢改善了，人们才能得到真正的健康。

九、如何制订最佳营养补充方案

一个人究竟要补充多少营养素才够用，才能做到均衡营养，才能达到最佳健康？每一个想保健的人，都面临着这个问题。这里介绍一种相对简单、比较实用的方法给大家，让大家能判断出自己需要的最佳营养增补量。

（一）填写最佳营养学问卷调查表

通过观察生活习惯和确认与各种营养物质缺乏相关的症状，就可以计算出您的个人营养需要。下面请您尽力回答最佳营养学问卷调查表中的每一个问题，然后再计算出您的得分。如果得分高于5分，表明目前您尚未达到最佳的营养摄入量。

最佳营养学问卷调查表

症状分析
对于您经常出现的症状，一种症状得1分。许多症状可能出现不止一次，因为这些症状可能是许多营养物质缺乏共同作用造成的结果。如果您出现过黑色字体标注的症状，得2分。每种营养成分的最高得分是10分。将每种营养成分的得分填入方框。

维生素状况

维生素A
——口腔溃疡
——夜视能力欠佳
——痤疮
——频繁感冒或被感染
——皮肤干燥、脱皮
——头皮屑
——鹅口疮或膀胱炎
——腹泻
□**您的得分**

维生素D
——关节炎或骨质疏松症
——背部疼痛
——蛀牙
——头发脱落
——肌肉颤搐或痉挛
——关节疼痛或僵硬
——脆骨
□**您的得分**

维生素E
——性欲低下
——轻微锻炼便精疲力竭
——容易瘀伤
——伤口复原缓慢
——静脉曲张
——皮肤弹性欠佳
——肌肉失去韧性
——不育症
□**您的得分**

维生素B_1
——肌肉松弛
——眼部酸痛
——易怒
——注意力不集中
——脚部刺痛
——记忆力欠佳
——胃痛
——便秘
——手部刺痛
——心跳过速
□**您的得分**

维生素C
——频繁感冒
——精力缺乏
——频繁被感染
——牙龈出血或牙龈过敏
——容易瘀伤
——流鼻血
——伤口复原缓慢
——皮肤出现红色丘疹
□**您的得分**

维生素B_2
——眼睛充血、眼部灼痛或砂眼
——对亮光敏感
——咽喉痛
——白内障
——头发干枯或油脂分泌过剩
——湿疹或皮炎
——指甲开裂
——嘴唇干裂
□**您的得分**

续表

维生素 B_3（烟酸）
——精力缺乏
——腹泻
——失眠
——头痛或偏头痛
——记忆力欠佳
——忧虑或紧张
——抑郁
——易怒
——牙龈出血或牙龈过敏
——痤疮
□**您的得分**

维生素 B_6
——偶尔回忆起做过的梦
——水肿
——手部刺痛
——抑郁或神经过敏
——易怒
——肌肉颤搐、抽筋或痉挛
——精力缺乏
□**您的得分**

维生素 B_5
——肌肉颤搐、抽筋或痉挛
——冷淡
——记忆力不集中
——足部灼痛或足跟松软
——恶心或呕吐
——精力缺乏
——轻微锻炼便精疲力竭
——忧虑或紧张
——磨牙
□**您的得分**

维生素 B_{12}
——头发状况欠佳
——湿疹或皮炎
——口腔对冷热过敏
——易怒
——忧虑或紧张
——精力缺乏
——便秘
——肌肉松弛或酸痛
——面色苍白
□ **您的得分**

叶酸
——湿疹
——唇部干裂
——少白头
——忧虑或紧张
——记忆力欠佳
——精力缺乏
——抑郁
——食欲不振
——胃痛
□ **您的得分**

维生素 H
——皮炎或皮肤干燥
——头发状况欠佳
——少白头
——肌肉松弛或酸痛
——食欲不振或恶心
□ **您的得分**

续表

<table>
<tr><td colspan="2">矿物质状况</td></tr>
<tr><td>钙
——肌肉颤搐、抽筋或痉挛
——失眠或神经过敏
——关节疼痛或关节炎
——蛀牙
——高血压
□ 您的得分</td><td>铁
——面色苍白
——咽喉痛
——疲劳或情绪低落
——食欲不振或恶心
——痛经或血液流失
□ 您的得分</td></tr>
<tr><td>镁
——肌肉颤搐、抽筋或痉挛
——肌肉无力
——失眠、紧张或亢奋
——高血压
——心率不齐或心跳过速
——便秘
——惊厥或抽搐
——乳房松弛或水肿
——抑郁精神错乱
□ 您的得分</td><td>铬
——出汗过度或冷汗
——6 个小时不进食后会感觉头晕目眩或变得易怒
——需要频繁进食
——手部冰冷
——需要长时间睡眠，否则白天昏昏欲睡
□ 您的得分</td></tr>
<tr><td>锌
——味觉或嗅觉灵敏度下降
——有两个以上手指的指甲出现白斑
——频繁被感染
——延展纹
——痤疮或皮肤油脂分泌过剩
□ 您的得分</td><td>锰
——肌肉颤搐
——儿童“发育期疼痛”
——头晕目眩或平衡感欠佳
——惊厥或抽搐
——膝部酸疼
□ 您的得分</td></tr>
<tr><td colspan="2">必需脂肪酸状况</td></tr>
<tr><td>ω-3 和 ω-6 必需脂肪酸
——皮肤干燥、湿疹或眼部干涩
——头发干枯或有头屑
——炎症病，如关节炎
——过度口渴或出汗过度
——经前期综合征或乳房疼痛</td><td>
——水肿
——频繁被感染
——记忆力欠佳或学习能力差
——高血压或高血脂
□您的得分</td></tr>
<tr><td colspan="2">现在把各分数填入表 8-1 中第二栏的相应空白处（即“症状得分”一栏）</td></tr>
<tr><td colspan="2">生活方式分析</td></tr>
<tr><td colspan="2">以下分析可以帮助您根据健康状况和生活方式的不同，调整您个人的营养需要量。同样，尽力回答每一个问题，并计算得分。对于大多数核查，除非另有说明，最高分是 10 分，每答一个“是”得 1 分。如果在任何一类核查中得分超过 5 分，就必须在表 8-1 相应一栏的数字上全部都画上圈，这些画圈的分数将要记入该种营养素的总分。例如，如果您在精力核查中得分超过 5 分，您必须在表 8.1 精力一栏的所有数字上画圈。</td></tr>
</table>

续表

精力核查
——您每天晚上需要的睡眠时间是否超过 8 个小时 ——您是否很少能够在醒来后 20 分钟内完全清醒并起床 ——您在清晨做事之前是否必须吃点什么，如一杯咖啡或茶或一支烟 ——您是否在白天定时需要喝点茶或咖啡，或吃点含糖的食物，或吸一支烟 ——您在白天或午餐后是否常感到昏昏欲睡 ——如果在 6 个小时未进食，您是否感到头晕目眩或变得易怒 ——您是否由于精力缺乏而避免运动 ——您在夜间或白天是否出汗过多，或容易变得口渴 ——您是否经常精力不集中，或脑子一片空白 ——您的精力是否比以前要差一点 □ 您的得分
压力核查
——您在放松时是否有负罪感 ——您对被认可或取得成功是否有永久性需求 ——您是否不清楚生活的目标 ——您是否特别有竞争意识 ——您是否比大多数人工作刻苦 ——您是否容易动怒 ——您是否经常同时做两项或三项工作 ——如果有什么人或什么事妨碍您，您是否会感到不耐烦 ——您是否感到很难入睡，或很难睡得安稳，或很难在睡醒后保持清醒 □ 您的得分
运动核查
每回答一个“是”得 2 分 ——您每星期进行的能显著加快心跳速度且持续时间超过 20 分钟的运动次数是否超过 3 次 ——您的工作是否需要做很多步行、举重或任何其他的剧烈运动 ——您是否定期做运动（如足球、壁球等） ——您是否有一些需要耗费体力的爱好（如园林工作、木工工作） ——您是否正为某项体育竞赛作严格的训练 ——您认为自己健康吗 □ 您的得分
免疫力核查
——您一年患感冒的次数是否超过 3 次 ——您如果被感染（如感冒或其他疾病），是否很难痊愈 ——您是否很容易患鹅口疮或膀胱炎 ——您是否一般每年需要服用两次或更多次的抗生素 ——您去年是否得过大病 ——您的家族中是否有患过癌症的患者 ——您是否做过肿瘤或肿块的切除或活组织切片检查 ——您是否患过炎症病，如湿疹、哮喘或关节炎 ——您是否患过敏症 □ 您的得分

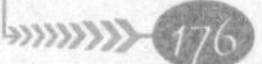

续表

污染核查	
——您是否居住在城市中或靠近马路 ——您在一周内遇上塞车的时间是否超过两个小时 ——您是否在马路边做事或做运动（如工作、骑自行车、做运动） ——您每天吸烟的数量是否超过 5 支 ——您是否生活或居住在烟雾弥漫的地区 ——您是否购买被汽车废气污染的食物 ——您是否经常食用非有机食物 ——您每天的饮酒量是否超过 1 个单位（1 杯葡萄酒，600 毫升啤酒或 1 份烈酒） ——您是否在电视或电脑前呆很长时间 ——您是否经常喝未经过滤的自来水 □ 您的得分	
心血管核查	
——您的血压是否高于 140/90 ——您的脉搏在休息 15 分钟后是否仍旧高于 75 ——您的体重是否超过理想体重 7 千克 ——您每天吸烟的数量是否超过 5 支 ——您每周进行一定强度运动的时间是否少于两小时（50 岁以上则是否少于 1 小时） ——您是否每天摄入一汤匙以上的糖分 ——您在 1 周内食肉的次数是否超过 5 次 ——您是否经常在食物中加盐 ——您是否每天喝两杯以上的酒 ——您的家族中是否有患心脏病或糖尿病的患者 □ 您的得分	
女性健康核查	
您是否经常患经前期综合征	是 / 否
您是否已经怀孕或试图怀孕	是 / 否
您是否处在哺乳期	是 / 否
您是否已出现更年期症状或正处在更年期前期	是 / 否
您是否尚不足 11 岁	是 / 否
您的年龄是否在 11 ~ 16 岁	是 / 否
您的年龄是否已超过 50 岁	是 / 否
□ 您的得分	

（二）统计最佳营养学问卷调查表得分

从最佳营养学问卷调查表的症状分析中，您可以得到各种营养物质的基本得分，将所得分数填入表 8-6 最佳营养学问卷得分统计表中第二栏的相应空白处(即“症状得分”一栏）；然后再根据生活方式分析的问题对症状得分做相应调整。将每一种营养素的症状得分及所有画圈的分数相加，即得到该种营养素的总分，随后将每种营养物质的总分填入表 8-7 左边“您的总分”一栏中。表 8-7 任何一种营养物质的得分越高，表明您对该种营养物质的需要量越多。

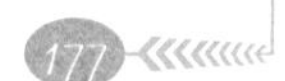

（三）查阅最佳营养增补量计算表，得到某种营养素的最佳增补量

表 8-6　最佳营养学问卷得分统计表

营养物质	症状得分	精力	压力	运动	免疫力	污染	心血管	妊娠期/哺乳期	经前期综合征	更年期	14~16岁	50岁以上
维生素A（类胡萝卜素）												
维生素D												
维生素E												
维生素C		1	2	1	1	2	1					
维生素B_1		1	2	1								
维生素B_2		1	2	1								
维生素B_3		2	2	1			1					
维生素B_5		1	2	1								
维生素B_6		1	2	1	1			1	2		1	
维生素B_{12}								2				
叶酸								2				
维生素H								1			1	
ω-3/ω-6系列脂肪								2	2	1	1	
钙		1		1	1	2		2		1	1	1
镁		1	1	1	1				2			1
铁					1			1				
锌		1	1		2	2		2	2		1	1
锰												1
硒				1	1	1						1
铬		2	1									1

在计算出各种营养物质的得分后，您可以根据某种营养素的得分从表 8-7 中查到该种营养素的必需补充量。例如，如果您的维生素 C 一项得 6 分，则您的理想增补量是每天 2000 毫克。现在您就可以计算出各种营养物质的个人增补数量了。

如果您在任何一种营养物质上的得分都是 0 ～ 4 分，建议您按基本水平进行增补摄入，这种补充方式可以通过每天补充多种维生素、矿物质增补剂来实现。

但请注意，这只是您的补充需要而不是包括饮食在内的总体需要量。这已假定您会改善饮食，因此这只是营养物质的基本摄入量。如果饮食不合理，增补摄入营养成分会达不到预期的效果。

现以钙为例来作个说明。钙的理想摄入量是 800 ~ 2000 毫克 / 天，如果您从饮食中摄入的钙量为 391 毫克 / 天，而您未出现要求提高摄入量的不良症状或生活方式的改变，那么您的钙补充摄入量应该是 800-391=409 毫克；如果您的得分在 9 分以上，您的补充摄入量应该是 2000-391=1609 毫克。因此表 8-7 给出的钙增补剂量范围是从 400 毫克至 1600 毫克不等。

下面讲一下儿童营养增补量的计算方法。对于不足 14 岁的儿童而言，有一种简单方法可计算出其营养物质需要量的数值。先按成人一样计算出儿童各种营养物质的得分，再根据该儿童的某营养物质得分从表 8-7 中查阅该种营养素成人的必需补充量；将成人的必需补充量，乘以一个换算系数；该换算系数为儿童的千克体重除以 50，这样就得到了儿童的实际增补数量。例如，如果一个儿童的体重是 25 千克，除以 50 就算出了其换算系数为 0. 5；假如该儿童的维生素 C 得分是 6 分，查表知道成人的补充水平是 2000 毫克，乘以 0. 5 则等于 1000 毫克，这 1000 毫克就是该儿童的维生素 C 最佳增补量。从 14 岁开始，就可使用成人的数值。

表 8-7　成人最佳营养增补量计算表

您的总分	营养素	不同得分的补充摄入量				计量单位
		0 ~ 4	5 ~ 6	7 ~ 8	9 以上	
	维生素 A	7500	10000	15000	20000	国际单位
	维生素 D	200	400	600	800	国际单位
	维生素 E	100	300	500	1000	国际单位
	维生素 C	1000	2000	3000	4000	毫克
	维生素 B_1	25	50	75	100	毫克
	维生素 B_2	25	50	75	100	毫克
	烟酸	50	75	100	150	毫克
	维生素 B_5	50	100	200	300	毫克
	维生素 B_6	50	100	200	250	毫克
	维生素 B_{12}	25	30	50	100	微克
	叶酸	100	200	300	400	微克

续表

您的总分	营养素	不同得分的补充摄入量				计量单位
		0 ~ 4	5 ~ 6	7 ~ 8	9 以上	
	维生素 H	50	100	150	200	微克
	EPA/ω-3	——	800	1600	2400	毫克
	钙	400	800	1200	1600	毫克
	镁	200	300	400	500	毫克
	铁	10	15	20	25	毫克
	锌	10	15	20	25	毫克
	锰	2.5	5	10	15	毫克
	硒	25	50	75	100	微克
	铬	20	50	100	200	微克

（四）服用营养保健品的注意事项

1. 在餐前餐后 15 分钟内服用效果较好。

2. 有一些人在服用营养素后有“好转反应”。由于身体一直受到污染、毒素、刺激物的折磨，突然得到健康饮食及所需的营养物质，会启动体内的修复和解毒过程，细胞得到原料后自我修复，身体启动排毒系统，对自己身体进行清洁，体内修复和解毒过程有些人会有感觉。

一些初用高品质营养补充剂的人开始可能会有些不适应，有这样或那样的不适，有些人立即会怀疑是否产品有副作用，不少人立即停用，这样会严重影响疗效。其实这是身体恢复过程中的好转反应，与药物副作用有以下几个方面的区别：

（1）好转反应是正常的调整反应，副作用是产品的毒副作用。营养素在调理过程中修复有问题的组织，有些人会有明显的反应。

（2）好转反应一般情况下与患者的体质、病情有直接的关系；而毒副作用是任何人使用后都会出现同样的反应。

（3）好转反应一般情况下由重到轻，反应可随着疾病的减轻而逐渐消失，而副作用则是由轻到重，甚至可以导致患者死亡。

（4）体质好的人好转反应一般不太明显，而副作用则不然，无论体质的好坏使用后都会出现毒副作用。

根据 Ray Strand 博士使用高品质营养补充剂调理疾病的 7 年经验，约 20%~30% 的人会有好转反应。好转反应有不同的表现，疑似上火、焦躁、流鼻血、酸、麻、胀、痛、痒等不适。出现好转反应时只要坚持一段时间，大部分人不适都会消失，如果反应强烈的人可以减量，尽量不要停服，过一段时间适应后再恢复正常剂量。

3. 营养调理不像药物治疗那么快起效，一般以三个月为一个疗程，大多数人的健康状况在 3~6 个月后会有明显改善。所以，三个月也是营养调理的最短时间。

4. 营养保健品尽量选择历史悠久、实力强、信用口碑好的产品，最好是有机种植的，这样才能保证效果和安全。

十、营养调理实操个案分析

以第七章提到的邓先生为例，来进行营养调理实操个案的分析，以使大家对营养咨询和营养调理的方法有一个完整的认识。前面一章已述，经过健康状况调查，发现邓先生有多发大肠腺瘤，伴有便秘，肠胃功能不好等毛病。膳食调查发现，他的饮食习惯很不合理，生活方式不健康，发现的主要营养问题是营养不均衡，具体分析发现主要是蛋白质、维生素、矿物质和纤维素的摄入不够，邓先生每天的营养素只摄入了其需要量的几分之一，这样就导致胃肠道等非生命器官出现更加严重的营养不足，使得身体无法发挥强大的修复能力，原本神奇的自愈能力在他身上也不神奇了，所以出现了大肠多发腺瘤；而且久治不愈。说实话，邓先生是害怕发展成肠癌，才来中山大学博益营养专家门诊找我咨询的。

接下来，如何解决营养不均衡问题、重新恢复健康才是最关键的问题。前面已经讲过，营养调理主要有两种方法，一是正确地选择和加工食物，二是合理补充营养保健品。营养主要来自食物，所以一定要懂得科学选择食物、合理加工食物。不够的营养素必须通过营养保健品来补充，以满足身体对原料的需要。

我首先建议邓先生一定要改变不良的生活方式，不好的生活方式如果一点都不想改，那么想得到健康可能就很难了。因为所有不健康的生活方式都是以消耗营养素为代价，有些不好的生活方式可能使营养素的需求增大了很多倍，我们当然可以大量增加营养补充剂的摄入，但是即使这样也未必能满足超大量的营养需求，因此加大了体内相关营养素的供需矛盾，很有可能变成不可调和的矛盾，变成一个死结，变成不能解决的问题。所以，生活方式的改变对人的健康是多么重要。

不管您是什么人，只要您想要健康，那么就必须重视生活方式问题，要养成一个好的生活习惯。《钟南山谈健康》专著中有关生活方式重要性的阐述非常清晰，建议大家好好读一读，一定会有很大的收获。基于这个原因，我建议邓先生尽量戒烟，不打牌、少熬夜，增加适量的运动，喝红酒的量应适当减少。

膳食指导方面，我建议他每天喝酸奶，酸奶含有益菌，有助于防止便秘；每天增加鸡蛋、豆制品、水果、蔬菜和粗粮杂粮的摄入量。肠胃功能不好阶段可以少食多餐，不食生冷、过硬、滚烫、辛辣、油炸食品及刺激性食物，避免过度饥饿、暴饮暴食，纠正不良的饮食习惯。嘱咐他每天都吃早餐，最好吃营养早餐。营养早餐是奶昔状，蛋白质含量高，食物种类多，容易消化吸收，从而有利于调理他的肠胃功能。肠胃疾病是最难治疗的疾病，但是却是最容易调理的疾病，营养调理的效果非常好，而且效果来得很快。因为胃肠黏膜再生能力最强、更新换代最快，平均1~2天就换一代，所以当营养素充足时，胃肠黏膜细胞很快恢复健康。一般经过1个月左右的正确调理，肠胃功能一般就好了；这时候才有条件做到合理膳食。所以开始的时候，我建议邓先生先调理好肠胃，待肠胃功能调好了，再尽量做到食物多样化。因为肠胃不好时，叫他吃水果他也吃不了，叫他吃很多东西，可能都消化吸收不了，而且会感到很不舒服。因此，先要有耐心把肠胃功能调理好，以后的全面调理方案就比较容易贯彻。

根据邓先生的情况，我建议他在改善饮食的基础上，额外补充一些严重缺乏的营养素，因为单纯通过食疗可能很难达到营养均衡。首先要补充肠胃相关的基础营养素，如蛋白质粉和B族维生素；蛋白质粉建议每天摄入20~25克，以使他全天蛋白质摄入量达到70~75克；我建议他服用较大量的B族维生素，对快速调理好肠胃功能的作用也很大。第二要大量补充抗氧化营养素，如维生素C、维生素E及类胡萝卜素，以抗氧化防癌，防止大肠腺瘤的再发和复发，防止发生肠癌，并尽量争取逆转癌前期病变，逐步恢复正常的肠胃功能。第三建议他再补充一些多种维生素和多种矿物质，里面要含有抗氧化的矿物质，作为均衡营养用。

当营养得到充分补充时，就能发挥人体强大的修复能力和神奇的自愈能力，再好的药物、再高明的医疗手段都不能替代人体的修复机制，都无法替代新陈代谢。利用人体的修复能力和神奇的自愈能力来治病，是最高明的医术，可以达到完美的效果。经过以上综合调理后邓先生取得非常好的效果，三个月的时间胃肠功能已经完全恢复正常。

第九章　营养创业

一、营养产业发展前景

随着国家经济的快速发展和人民生活水平的不断提高，政府和群众越来越重视健康和营养保健问题。国务院总理李克强 2013 年 8 月 28 日主持召开国务院常务会议，讨论并公布《关于促进健康服务业发展的若干意见》，提出把健康产业作为国家支柱型战略产业，要求进一步加大改革力度，充分调动社会力量，加快发展内容丰富、层次多样的健康服务业；会议提出了发展营养健康服务业的四大举措，一是多措并举发展健康服务业，二是加快发展健康养老服务，三是丰富商业健康保险产品，四是培育相关支撑产业，加快重点产业发展，壮大营养健康服务人才队伍。要求到 2020 年，我国健康服务业的总规模将超过 8 万亿元。目前，中国健康服务业年产值仅占 GDP 的 5% 左右，而美国的该项数据在 2009 年已达到 17.6%，差距和空间还是很大。

2012 年 10 月，国务院印发《卫生事业发展"十二五"规划》，提出"建立完善有利于健康服务业发展的体制和政策"，"鼓励社会资本大力发展健康服务业，推动老年护理、心理咨询、营养咨询、口腔保健、康复、临终关怀、健康体检与管理等服务业的开展"。从以上例子可见，营养健康服务业的发展得到了政府和国家政策的大力支持，我国健康服务产业的增长潜力巨大，快速增长时期已经来到。

《财富第五波》作者、美国著名经济学家、美国总统经济顾问保罗·比尔茨（Paul Pilze）纵论未来产业结构，预言健康产业将成为 IT 产业后最热门的行业，市场发展潜力巨大，而且是永远的朝阳产业。保罗·比尔茨认为，随着生物和细胞生化科技的突破，保健技术的突飞猛进，引发全球财富第五波的将是健康产业。这个科学论断一经问世，就引起了全球政治、经济、思想、产业、金融、投资等各界人士的高度关注和讨论。而且，近几年全球健康产业的发展状况，也充分印证了保罗的论断。保罗・比尔茨非常看好中国的健康产业，近几年连续多次来华讲学，他的观点引起了中国政府的关注。

2009 年 12 月 8 日，由原国家发改委公众营养与发展中心主办的第四届中国营养产业高层论坛在北京召开。就营养产业的发展在我国经济增长中的战略地位展开讨论，共同探讨如何促进中国营养产业的快速可持续发展。全国人大前副委员长许嘉璐在开幕式致辞中说，营养产业是前景广阔的巨大产业，既是构建和谐社会的重要基础和内容，又是推动社会经济实现科学发展的重要力量。

公众营养与发展中心主任于小冬分析，根据发达国家经验，当一个国家的人均 GDP 达到 1500~3000 美元之间时，营养产业就会崛起。从 2007 年开始，深圳、广州、上海、北京等城市的人均 GDP 陆续超过 10000 美元。按照目前的发展速度，到 2010 年，人均 GDP 超过 10000 美元的大中城市将接近 20 个。在这一划时代的进程中，中国国民的生活和消费观念、消费方式正在快速升级，对营养产业提出了新的要求。

国务院发展研究中心副局长岳颂东认为，振兴营养健康产业是一项基本国策，国家应将营养健康产业纳入振兴新兴战略产业的宏观决策视野之中，把营养政策作为基本公共政策之一。国家要大力开展营养科学的普及教育工作。

2009年12月召开的第四届中国营养产业高层论坛，"财富第五波之父"保罗•比尔茨在大会上做精彩演说。保罗以经济学家的宏观视角，介绍保健产业的全新概念和范畴；论述健康产业成为财富第五波的社会经济发展规律；讲述医学手段的局限性和预防保健行业发展的必然性；提出促进健康产业一系列相关行业发展的建议。

综上所述，营养保健已是国民最迫切的需求，大力发展营养产业是国家的基本政策。重视营养保健、发展营养产业是增进国民健康，建设和谐社会，促进国家进一步强大的必经之路。未来 10~20 年最有发展潜力的行业肯定是营养保健产业，立即来考察论证这一最佳商机。把握这一最佳商机，定能创造辉煌未来！

二、营养行业就业可选择的工种

1. 家庭、企业家营养师（私人营养师）

2．营养门诊，营养咨询机构

3．亚健康门诊，健康馆

4．社区医院（社区的营养调查与提供饮食健康咨询）

5．健身美容中心（体重控制，营养咨询）

6．学校（营养餐等膳食调配）

7．食品企业（开发各种营养保健产品）

8．餐饮酒店（设计营养菜单与膳食设计）

9．公共机构（营养咨询、管理和政策制定）

10. 自己创办营养相关的企业、公司

三、为什么要营养创业

1．营养产业是一个较新的行业，国内营养相关的企事业单位还不多，行业发展需要一定的时间。而且，目前国家有关营养的法律法规很多还没有实施，没有强制要求相关单位一定要聘请营养师，许多营养相关的单位为了控制成本，不愿意聘请营养师，营养师找工作不容易。有些营养师找到相应的工作，待遇比较差，一般都是 1500~3000 元，往往不满意。俗话说“工字不出头”，打工的收入总是有限的，发展的空间也是有限的。

2. 创业改变命运。创业改变自己的命运，创业推动国家的发展。这是中央电视台“赢在中国”节目的至理名言，已得到政府和国民的广泛认可。国家需要更多的创业者，需要更优秀的创业人才，来推动中国向更高的一个台阶发展。国家鼓励我们去创业、去实现自己的梦想。我们每个人都想赚更多的钱， 都想得到别人的尊重，得到社会的认可，都想展现自我的价值，那么创业无疑是一条最好的道路。

3. 营养创业是发展营养产业的最佳方式，为什么呢?

（1）营养产业是未来最有发展的产业，有无限的发展空间，而且是永远的朝阳产业。坚定这个信念，选择好发展行业是最重要的。俗话说“选择不对，努力白费”，只有行业选择对了、项目选择对了，再努力学习和工作十年，才能肯定得到一个非常好的结果。

营养创业是发展营养产业的最佳方式，是推动国家营养产业发展的最重要力量。目前营养相关的单位还不多，不容易找到营养相关的工作。这时候特别需要我们第一批的营养工作者带头创业，您指望我提供岗位、我指望您提供岗位，大家都不带头创业，行业永远没有发展。营养创业能够提供就业岗位，从而带动营养就业、增加营养行业的就业人群，扩大营养产业的规模，大力推动营养产业的快速发展。

（2）国内营养产业刚起步几年，行业竞争相对较小。目前，营养创业可以大投资、也可以小投资，可以大干、也可以小干，创业方式方法很多。估计再过10年、20年，营养产业已经很大，行业竞争也会更加激烈，那时营养创业的难度将会明显加大。

（3）营养创业的最佳时机已经到来。国内外已有很多营养创业的经验可学，国家政策非常支持创业，各种可利用的营养创业资源开始增多。

四、如何营养创业

（一）先做行业考察及项目论证

营养创业前，要先立项研究，先在国内外考察营养相关项目，多向有经验的行业成功人士取经，吸取其经验教训，结合自己的情况，选择好项目。

我们曾经组织过多次国外“营养创业考察团”，学到很多有用的东西，使我们思路清晰、少走很多弯路，帮助我们快速做大营养产业。比如我们通过去国外考察，十年前就知道“经济时差”这一时髦词汇的含义和意义。经济发展过程、经济发展规律往往有一定相似性，发达国家营养产业的过去就是我们的现在，他们的现在就是我们的未来，我们跟发达国家存在10~20年的“经济时差”。透过“经济时差”现象，我们可以预先知道中国营养产业的未来。国内也有许多单位、甚至身边的一些同学和老师，都有很多经验值得大家学习。

经过考察论证，选择好适合自己的项目，再努力去做，这样成功的机率就会比较大。时常见到一些朋友，非常看好营养产业的未来，没有经过考察论证，没有选择好项目，凭自己一时心血来潮，投入大量的资金和精力来做营养产业，几年下来一直都亏本，教训比较深刻。

要记住一句老话，不熟不做，不专业不赚钱！营养产业很有发展是肯定的，大的方向是对的，那就要花时间精力来考察论证，慢慢了解这个新的行业，了解这个行业的最大商机究竟在哪里？为什么不少人觉得营养产业很难介入，而又有一些人营养创业已经成功了，已经赚到了营养行业的第一桶金？考察项目是非常重要的工作，这个时间是必须花的，也是最值得花的，而且还必须由自己亲自来考察，别人不能替代。您熟悉了营养相关行业，才能选择到适合自己的创业项目，然后再选择合适的创业伙伴，配合各种有效资源， 这样营养创业才容易成功，考察清楚了，行业有发展、项目有价值，再来学习怎么做，坚持 5~10 年，才会成为营养产业的真正赢家。

（二）营养创业方式

1. 开办营养工作室

营养工作室主要做营养教育、营养咨询、膳食指导和营养调理等专业工作。这是很多营养爱好者最喜欢的创业方式，下面将作重点介绍。创立营养工作室的大致步骤包括：

（1）首先要到工商局注册登记您的专业营养咨询机构。其次，要根据您的目标人群选择好营养工作室地址，选好码头很重要。

（2）搞好装修，要符合营养工作室的风格。最好要有一些相应证书挂在墙上，以示专业。

（3）购买一些家具，购买必要的仪器设备、专业书籍、判断各种人群营养状况的标准，印好营养手册及一些表格。

（4）做一些针对性的宣传工作，让更多有需求的人知道您的营养工作室。服务对象包括个人和单位，要主动出去开发市场、寻找顾客。

（5）聘请一些营养专家来坐诊，安排员工在旁认真学习。有专家坐诊容易聚人气，员工在旁学习专业能力可以得到快速提升。

（6）严格按照营养咨询程序来进行工作。

（7）追踪服务顾客，跟进营养调理效果，及时总结经验教训，继续参加营养提高班的学习，不断提高营养调理的理论水平和专业能力。

（8）结合营养教育，改变顾客营养观念，赢得长久顾客。配合必要的保健品，以提高调理效果、增加经济收入、求得生存和发展。

营养工作室最好与有经验的老师、医师、专家合作，或者加盟某个成功的专业机构，或者与社区医疗机构合作。总之，营养工作室一定要专业，真正懂得做营养咨询工作；而且要可信，让别人相信您。合作有靠山，比较容易做到专业和可信，比较容易成功。有些朋友自己都不懂得判断个体的营养状况，也不会膳食指导、营养调理，就租一个门面、开一个营养工作室，很少生意，多数都亏本。只有把上述经营工作室的每一步都做好，成功才会是必然的。

2. 其他营养创业方式分析

（1）开美容院：美容与营养结合，美容效果才好，经济效益也会更高。现在美容院很多，单做美容竞争很激烈。

（2）开健身中心：包括瑜伽馆、健身房、健美操室、武术馆等，运动与营养结合，调理身体的效果更好，经济效益也更高。

（3）办减肥中心：用营养方法减肥，比用其他方法减肥效果更好、不反弹，而且没有副作用。

（4）保健品专卖店：可以卖参茸、冬虫夏草、燕窝、花旗参、人参、石斛、田七、灵芝、天麻、海参、鲍鱼、鱼翅等高级补品，也可以卖国内外各种品牌的奶粉，还可以卖国内外各种品牌的营养补充剂及保健品。

（5）有机食品专卖店：店内提供有机食品（“活”糙米、五谷类、豆类、面食类、海藻类、零食类），有机酱料（油、醋、蔗糖、天然海盐）等食品，提供有机蔬菜水果。最好在高档小区、在白领集中地区开店，若结合营养教育、改变顾客观念，则效果更好。还可以开展有机食品包括蔬果的配送服务。

（6）保健膳食店：膳食店内食品全部用有机食品、有机蔬果、有机酱料，也可以用一些药食两用的食物。以素食为主可能效果会更好。

（7）自创保健品。有条件者可以自己拿牌照，建保健品工厂，自己生产保健品，自己组织销售。

（8）有机蔬菜种植：买地建农场，有机种植蔬菜。

（9）粗粮连锁，五谷粮仓连锁。

（10）水果吧，月子中心，养老中心。

（11）举办实用营养培训班。

五、营养创业成功案例

1. 开美容院

已有多家营养美容中心，将营养与美容结合，按计划开拓市场，取得初步效果。

2. 开健身中心

有多个营养班学员做健身教练，属个体性质，到多家瑜伽馆、健身中心执教，也算自我创业吧。

3. 保健品专卖店，品牌奶粉专卖店

开类似专卖店的人员挺多，效益尚可。

4. 有机食品专卖店、保健膳食店

在广州、佛山都曾见到过类似专卖店做得比较成功。

5. 有机蔬菜种植

有营养班学员在三水有机种植芦荟，用芦荟养鸡。卖芦荟及土鸡，销路挺好。某公司农场拿到有机认证，种植有机蔬菜水果，生意做得也不错。

6. 粗粮连锁，五谷粮仓连锁

市场上已有许多。先做好总店，再考虑连锁。否则很容易失败。水果吧则更多，知识含量较低。月子中心、养老中心等方式，广州都有。

7. 自创保健品

有成功人士看好保健品市场，投入大量资金，在广州珠海等地建保健品工厂，从国外进口保健品原料，十多年前花巨资拿到营业执照，自己生产二十多种保健品。兼卖保健器材，结合营养教育，取得不错效果，赚得丰厚利润。

8. 创办营养工作室

博益营养工作室经营得比较成功，经验可供借鉴。我们把营养教育、营养咨询、膳食指导和营养调理结合起来，取得了很好的社会效益和经济效益。

第十章　不同人群的营养调理

一、女性营养

（一）女性的生理特点及营养需求

女性一生分六期，包括婴幼儿期、儿童期、青春期、性成熟期、更年期、绝经期。女性生殖机能的启动和运作，全源于一套女性特有的荷尔蒙全自动系统。女性荷尔蒙乃几种激素的统称，女性的生殖系统机制便全赖“荷尔蒙三重奏”牵制，而荷尔蒙的正常分泌则有赖均衡的营养所支持。

第一重奏为下丘脑分泌促性腺激素释放激素，刺激脑垂体前叶，启动月经周期的开始。促性腺激素释放激素本身由10种氨基酸组成。第二重奏为垂体前叶分泌两种促性腺激素刺激排卵，它们是黄体促进激素及促卵泡成熟激素，两者皆为糖蛋白。第三重奏为卵巢分泌性激素，包括雌激素及孕酮。月经周期激素变化示意图，请参见图10-1。雌激素有助于生殖器官的生长，加速矿物质的新陈代谢，以及帮助骨骼生长；孕酮则刺激子宫内膜组织分泌加厚，准备迎接受精的卵子。荷尔蒙可以说支配着女性一生的生理历程，由月经周期、妊娠期、授乳期至更年期，均与女性荷尔蒙有千丝万缕的联系。

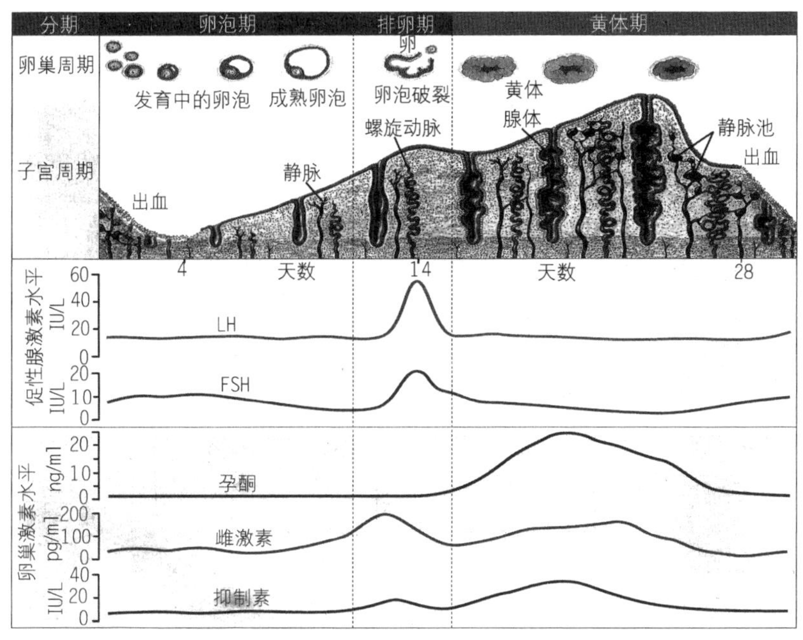

图 10-1　月经周期示意图

（二）月经周期与营养

女性从青春期到更年期间的 40 多年，每月都必须经历由女性荷尔蒙三重奏所造成的周期变化。女性荷尔蒙促使卵巢每月生产及排出一颗卵子，并刺激子宫内膜增生，准备滋养受精卵子。当女性没有受孕，所有为妊娠而准备的组织及血液供应便会被报销和排出体外，月经便代表周期的结束。

由于月经周期在女性一生大部分时间都会重复不断，因而成为女性健康的一个重要指标，而要令月经运作正常，均衡营养是最基本的要素，经期女性需要更多的各种营养素。

月经周期可分为 3 个期，包括卵泡期、排卵期和黄体期。月经周期期间卵巢、子宫内膜和激素水平的变化，详见图 10-1。卵泡的发育、成熟和排卵，以及子宫内膜的变化，都受体内各种激素的调控。

雷小姐的故事。雷小姐，22 岁，在校大学生，停经 2 年。母亲在广州军区陆军总医院工作。2010 年 2 月由母亲带来博益机构门诊咨询。膳食调查发现雷小姐很挑食，每天摄入的食物种类才 7~8 种，每天蛋白质摄入量仅有 18 克左右，远远不能满足身体的需要。曾用中医中药调理了一年多的时间，效果不好。注射黄体酮时会来一点月经，不用时完全没有月经，这种情况已经持续了 2 年多，一家人都非常焦急，去过很多医院就医。到医院验血发现雌激素水平很低，只有正常年轻人水平的一半，接近绝经期女性的水平。表明雷小姐停经是因为饮食中缺少蛋白质等原料，导致体内激素合成不足、雌激素水平下降，引起内分泌失调，最终导致停经。建议调整饮食结构，增加食物种类，重点增加高蛋白食物的摄入，并参加了 1 次断食排毒活动，同时额外补充严重缺乏的多种营养素，进行系统的细胞营养疗法，综合调理 4 个月后月经开始恢复，但经量仍然比较少，调理半年后月经恢复正常，取得非常满意的调理效果。本案例调理的重点是要保证蛋白质每天摄入量达标，要达到 65 克以上，做到原料均衡，体内雌激素合成增加，逐渐恢复内分泌平衡，从而恢复正常月经。4 年多过去了，雷小姐月经一直正常，过上了健康的幸福生活。

（三）孕期营养

妊娠及哺乳期是女性一生中对营养要求最高的时刻，需要加强营养。胎儿生长发育所需的各种营养素均来自母体，孕妇本身也需要为分娩和分泌乳汁储备营养。因此孕妇的营养状况对于妊娠过程，胎儿的生长发育，母体的健康都有极为重要的影响。许多女性的健康问题往往由于孕期营养不良而产生。根据研究资料显示，为两名婴儿授乳的母亲，她本身的钙质流失量会高达 100 克。若失去的钙质不被及时补充，骨质便会不断流失，最后造成骨质疏松症。

1. 孕前的体重

女性怀孕前力争达到最佳体重。体重过低或过高，都会影响经期和排卵，以致降低生育能力。由于雌激素主要在卵巢和脂肪细胞内产生，过于苗条的话，体内脂肪细胞产生的雌激素不足；过胖的话，脂肪细胞产生的雌激素过多。这两种情况都会破坏促进生育激素的平衡。

体重过低的妇女，常会产下低体重的婴儿。营养缺陷、出生体重低是全球 5 岁以下儿童死亡的主要原因。肥胖的母亲怀孕，会使婴儿神经管缺损的风险增加一倍；更容易发生妊娠糖尿病、高血压以及生育后的感染。

2. 孕期的生理特点

妊娠过程分为三期，包括孕早期、孕中期和孕晚期。妊娠期生理特点有很大的变化，子宫由 50 克至 1000 克，血容量增加 35%（1500 毫升），乳房发育完善，为哺乳作好准备。胎儿生理也不断变化，各器官分化并发育成熟，胎儿体重达 3000 克左右。孕妇需要补充全面的营养，优生优育。

孕早期出现的恶心症状是由怀孕早期激素变化引起的，与缺乏维生素 B 族、尤其是 B_6 也有较大关系。早年认为孕早期恶心是不可避免的，但在注意补充 B 族维生素、蛋白质等营养素后很多孕妇不再出现恶心，证明是完全可以避免的。

3. 孕妇的营养需要

怀孕前母亲的营养状况非常重要，因为它决定了妊娠第一个月子宫能否保证胎盘的健康发育。胎盘是胎儿唯一的营养来源，胎盘功能不正常，胎儿就无法生存。而健康胎盘的形成，取决于母亲孕前有充足的营养。

孕妇需要的各种营养素都有明显的增加。孕妇需要的能量逐渐增加，比平时多 200~500 千卡 / 天；需要的蛋白质比平时多 5~20 克 / 天；钙的适宜摄入量为 800~1200 毫克 / 天；怀孕期间铁的需求增加最大，铁的适宜摄入量为 15~35 毫克 / 天；锌的需求增加也较大，锌的推荐摄入量为 11.5~16.5 毫克 / 天；维生素 C 的需求也有明显增加；孕期需要大量的叶酸和维生素 B_{12} 来满足细胞迅速分裂增殖的需求；其他各种维生素矿物质的需要量都有不同程度的增加。

怀孕全过程蛋白质增加量为 2500 克以上，为子宫、胎盘、乳房及胎儿的生长发育用，为产后哺乳贮存蛋白质，为母亲的新陈代谢用。多种维生素和矿物质包括维生素 A、维生素 D、维生素 B 族、维生素 C、维生素 E，钙铁锌等都对胎儿的生长发育有密切关系，妊娠期要特别注意补充这些必需营养素。

4. 孕妇容易发生哪些营养缺乏症

我国孕妇近 100% 缺钙，缺铁率 90%，缺锌率 50%，蛋白质不足者占 50%，核黄素、抗坏血酸等维生素也有不同程度的缺乏。我国孕妇的营养状态急需改善。

这些营养素的任何一种缺乏，都会对孕妇和胎儿的健康带来严重影响。孕妇缺少蛋白质，会使细胞分裂及生长速度减慢，导致胎儿体重过轻，生长发育迟缓，死亡率大大增加。孕妇缺钙容易导致高危妊娠、胎儿畸形，缺铁导致孕妇贫血、胎儿发育不良。母体缺碘，会造成胎儿脑发育不全和耳聋；叶酸及维生素 B_{12} 的摄入量也常有不足，会导致神经管畸形。如孕妇在妊娠初期缺锌，会产生无脑、脊柱裂等畸形儿；怀孕六至七个月缺锌会分娩出低体重儿，婴儿的智力也会受到影响，锌还对胎儿的性腺发育有较大影响。妊娠早期营养不良会损伤大脑和心脏，而后期营养不良会损伤肺。

5. 妊娠期的膳食原则

（1）清淡、易消化、口感好。

（2）每日 400~500 克谷类，每日 50~100 克豆类及其豆制品。

（3）每日 50~150 克肉、禽、鱼等动物性食品，1~2 个鸡蛋。

（4）每日 250~500 毫升鲜奶。

（5）每日 400~500 克蔬菜及 200~400 克水果。

（6）每日 15~20 克烹调植物油、糖适量。

6. 妊娠期的营养补充

妊娠期需要的营养素包括母体和胎儿的营养素、量比较大，单靠食物往往摄入量不够，需要额外补充营养素。妊娠异常与营养缺乏有很大关系，要尽早进行补充。如妊娠呕吐要额外补充蛋白质、多种维生素，流产保胎重点补充叶酸与维生素 E，妊娠贫血要注意补充铁与叶酸、维生素 B_{12}。建议所有孕妇妊娠期间补充铁制剂，保证每天摄入 400 微克的叶酸片。

中国人一般都很重视传宗接代，都希望生个健康聪明的宝宝，都比较重视优生优育的问题。其实，最重要的优生优育办法就是补充营养素。中国大陆每年新增 100 万左右的先天畸形婴儿，对家庭和国家都造成很大的负担。而造成先天畸形的主要原因就是营养素缺乏，其中许多是由叶酸缺乏引起的。叶酸缺乏可以导致神经管畸形，如脊柱裂和无脑畸形；维生素 A 缺乏或过多，可导致无眼、小头等先天畸形；缺锌会产生无脑、脊柱裂等畸形儿；碘缺乏导致呆傻、聋哑和身材矮小。

在母亲十月怀胎期间，难免有多种有害因素侵入母体，如出现感冒（病毒感染）等。这些有害因素最后都是以消耗营养素为代价，如果体内有充足的营养素，就能大大减少有害因素对胎儿的伤害，起到优生的效果。

当您准备要孩子时，至少要提前半年做营养准备。为什么要提前半年呢？主要有两个目的，第一是要先调理好男女双方的身体，男方身体健康了，精子质量好了，基因有保证、孩子才有保证；女方身体健康了，并要储备一些重要营养素，以备怀孕时需要。第二，一般来说很多人搞不清楚什么时候怀孕，等到发现时往往已经怀孕 40~50 天了。而怀孕的前三个月极其关键，绝大多数畸形的发生都在这个时期。这一时期是由一个受精卵长成人形的过程，最怕感冒和有毒物质的侵害。提前使用营养素，可以防止因营养素缺乏导致的大量畸形，使孩子的智力得到充分发育；另外营养素也提高了母亲的免疫力，减少了感冒，提高了母亲对有毒物质的清除能力，为孩子构建了一道严密的保护网，让胎儿在一个安全舒适而又营养充足的地方生长。

营养充足的孕妇，一般没有妊娠反应。妊娠反应一般是缺乏维生素 B 族引起，原有妊娠反应者补充营养素后，妊娠反应也很快消失。营养充足的孕妇，怀孕期间有的还可以长高几公分，生完孩子后母亲身体可比怀孕前好很多；而营养不足的孕妇，生完孩子后母亲身体会比怀孕前差很多，并且以后很难补回来。因为怀孕期间促进胎儿生长发育的激素，也可以促进母亲身体的修补。比如，大家熟悉的钙，怀孕期间成年母亲还可以在激素的作用下往骨骼里塞很多的钙，从而改善骨密度、提高峰值骨量；而非怀孕期间是没有办法再往骨头里塞钙的。

使用营养素后，孕妇产后恢复得很快，婴儿生下来很安静，不哭不闹，非常好带，非常健康。营养调理的好，妊娠期间可以打造一个全新的母亲，这是女人绝对不能错过的机会，是老天对母亲的最大回报。所以，在怀孕前后使用营养素，确实有助于生养一个健康聪明的孩子。这肯定是最有价值的投资，回报率真的无法用金钱来计算。妊娠期强力推荐的保健营养素包括铁质叶酸片，蛋白质粉，维生素 E，钙镁片等。

（四）乳母营养

如果孕期和哺乳期摄入的营养素不足，乳汁分泌质量就会下降。因此，为保证母亲的健康和婴儿的生长发育，乳母应摄入充足的营养。

1. 乳母的营养需要

乳母需要的各种营养素都较多。乳母需要的能量比平时多 500 千卡 / 天；需要的蛋白质比平时多 20 克 / 天；钙的适宜摄入量为 1200 毫克 / 天；铁的适宜摄入量为 25 毫克 / 天；锌的 RNI 增加到 21.5 毫克 / 天；硒 RNI 为 65 毫克 / 天，维生素 A 的 RNI 为 1200 毫克 RE，其他各种维生素矿物质的需要量都有不同程度的增加。

2. 产后抑郁症

产后容易患抑郁症，其原因可能有以下几个方面：

（1）心理因素：有了孩子，责任重大，心理压力大。两代人照顾孩子的方法不同，心情不愉快。

（2）体内激素发生变化。

（3）营养不均衡引起，产后锌和维生素 B_6 严重缺乏，铜过量。据世界卫生组织估计，人体对锌的需求量是每天 25 毫克，而锌元素的平均日摄入量只有 7.5 毫克，产后母亲缺锌非常普遍。

通过补充锌和维生素 B_6，产后抑郁症即显著改善。卡尔普非佛医生建立了“锌对大脑功能重要性”的理论，发现采用锌和维生素 B_6 进行治疗的患者中，从未发现过产后抑郁症或精神病的病例。

3. 乳母的膳食指导

（1）保证供给充足的优质蛋白质，多摄入鱼、禽、蛋、瘦肉及海产品。

（2）粗细搭配，膳食多样化，不过量，多喝汤水。

（3）多食含钙丰富的食品，增加奶类摄入。

（4）多食用新鲜的蔬菜和水果。

（5）注意烹调方法，忌烟酒，多晒太阳。

4. 乳母的营养补充

乳母需要的营养素包括母亲和婴儿的营养素，单靠食物营养素摄入量不够，往往也需要额外补充较多营养素。乳母强力推荐的营养素包括蛋白质、钙、铁、锌、碘、维生素 A、维生素 D、维生素 B、维生素 C、维生素 E 等。

（五）更年期与营养

更年期是女性的一个新阶段，由生育年龄进入不能生育的过度时期，发生的时间多在 45~55 岁之间。随着卵巢分泌的雌激素及孕酮逐渐减少，排卵慢慢停止，女性的生殖周期亦随之结束。卵巢减少雌激素分泌可能引致一系列的更年期不适，但当身体适应后，肝脏及肾上腺便会开始分泌小量雌激素，而更年期不适症状亦会随之慢慢消失。

更年期综合征常有发热、潮红、疲倦、头痛、易怒、抑郁、关节痛、皮肤干燥、情绪紊乱、阴道干涩等不适。更年期妇女的体重往往会增加，导致患心脏病、高血压和糖尿病的风险加大。

更年期的生理特点及相关疾病：

脑部：记忆力下降，老年性痴呆。

心脏：心血管疾病。

骨：骨质疏松。

眼部：白内障，视网膜脱落。

牙齿：牙齿脱落。

更年期妇女的营养需求有一些变化，首先是铁的需求量下降，每天 8~15 毫克即可；钙的需求量上升，钙的适宜摄入量为 1000 毫克 / 天。更年期的饮食结构需要做些调整。要适当控制饭量，主要选择瘦肉和低脂肪食物，增加运动量，最好增加一些力量训练。更年期的营养配方如小麦胚芽油、钙镁片、蛋白质粉、银杏和纤维片等。

更年期综合征与多种营养素的缺乏有很大关系，属于“营养素缺乏综合征”；卵巢功能不足引起激素水平下降，也与营养缺乏密切相关。足量补充维生素 E 和蛋白质等营养素，卵巢功能可以延续到五十多岁甚至六十岁。一个营养充足的人，可以完全没有上述更年期综合症的痛苦。

女性更年期综合征的表现，是几十年体内营养素缺乏慢慢累积造成的，从量变到质变、最后集中爆发，出现明显的不适。这与女性的人生经历有关。女性一生要过几道关，这几关都是需要消耗大量的营养素。

第一关就是月经，月经期流出的经血和脱掉的子宫内膜都是由大量营养素组成的。脱掉的子宫内膜原本是为怀孕用的，是供胎儿生长的地方，是由大量蛋白质、维生素和矿物质等营养素做成的。

第二关是怀孕生孩子，产前产后都需要大量的营养支持，因为孩子就是营养素做成的。但在中国还很少有人去主动补充营养素，这就导致胎儿要从母体身上抽取营养素，从而引起孕妇或产妇出现严重的营养缺乏。

第三关是哺乳，人奶比牛奶更有营养，因此哺乳期间同样需要良好的营养支持。如果某些营养素摄入不够，比如钙摄入不够，就会自动从母亲骨骼里动员骨钙入血，以尽量保证乳汁里各种必需营养素的相对稳定。生养一个孩子可能需要从母体抽取至少 50 克钙，如果母亲围产期钙摄入不足，生完小孩后自身缺钙会明显加重。以前女性一生可能生养 5~6 个小孩，丢失的钙量非常大，年老以后几乎都有严重缺钙，骨质疏松、骨质增生明显，甚至有不少人椎体压缩性骨折导致驼背。

所以女性一生营养素消耗多、需求量大，必须一辈子都注意补充营养素，尤其是在上述几个特殊阶段。否则的话，女性很容易出现营养缺乏、慢性营养不良，甚至导致各种疾病。

（六）女性健康大敌

天赋的生理特性，加上后天的环境因素和社会角色改变，常为女性带来健康方面的困扰。

1. 经前综合征

90% 的妇女都会有经前综合征，患者多为 20~30 岁，一般都是生活紧张、工作压力较大、平日无定时运动、兼有不良饮食习惯者。

经前综合征的发病原因之一，可能由于孕酮不足，促使雌激素增加而引致不适，包括神经紧张、易怒、精神无法集中、沮丧、失眠、头痛、乳房及腹部胀痛、皮肤干燥和恶心等。

营养可以明显缓解经前综合征。植物雌激素可以减轻经前综合征的不适，钙有助于调节与情绪有关的大脑化学物，镁、维生素 E、维生素 B_6 可以减轻经前综合征的症状。建议经前综合征患者选用蛋白质粉（含植物雌激素）、钙镁片、天然 B 族维生素、小麦胚芽油 E，有很好的调理效果。

2. 癌症

癌症多是由于长期不良的生活习惯及饮食习惯所造成，而女性常患的癌症包括乳腺癌、肺癌、卵巢癌、子宫癌等。

乳腺癌是女性最常见的癌症，患病率与饱和脂肪的摄取量有密切关系。根据调查，女性乳腺癌患病率一般随年龄而增加，年纪越大患此病的机会也越多。肺癌为女性另一常见癌症，仅次于乳癌，发病与吸烟或吸二手烟及吸入油烟过多有关。卵巢癌的发病多在 20 岁以前或 49 岁以后，中间生育年龄的发病率较低。每 70 个女性便有一个患卵巢癌，发病亦与饮食有关。根据调查显示，子宫癌与年长、没有生育及受孕出现问题等因素有关，而饮食方面则可能与摄取过多动物性饱和脂肪有关。建议妇科癌症患者选用维生素 C、维生素 E、类胡萝卜素、葡萄籽精华素、蛋白质粉、钙镁片、硒等相关营养素，有较好的调理效果。

3. 骨质疏松症

女性到了 35 岁左右，骨质便会到达最高密度，然后便开始逐渐流失。骨质是人体钙的储备库，如果只有支出，没有补充，很快便会收支不平衡，最后“超支”，造成骨骼永久受损。建议骨质疏松症患者选用蛋白质粉、钙镁片、维生素 D 和维生素 C 等营养素，有很好的调理效果。

4. 心血管疾病

医学上已证实女性荷尔蒙与体内脂蛋白的代谢有密切关系，而脂蛋白可以影响心脏血管的弹性与健康。

更年期前，充足的女性荷尔蒙有助保持心脏血管的收缩韧度；但当荷尔蒙减少后，女性便容易患上多种心血管毛病，例如冠心病、心肌梗死、动脉硬化等。建议心血管疾病患者选用辅酶 Q_{10}、蛋白质粉、镁制剂、深海鱼油、维生素 B 族和维生素 E 等营养素，有很好的调理效果。

5. 皮肤问题

经常在外接触太阳紫外光和污染空气，比较容易受到自由基的损害，引致皮肤干燥、起皱、失去弹性和光泽。建议有皮肤问题的患者选用蛋白质粉、维生素 C、维生素 E 和类胡萝卜素等营养素，往往有很好的调理效果。

有人说“女人是用水做的”，但如果说“女人是营养造的”可能更加贴切。要舒缓女性生理特质带来的健康困扰，以及预防后天的疾病侵害，女性要特别注意充分补充营养素。

6. 不孕症案例分析

李女士，36 岁，自己做生意，经常很忙，生活不规律，饮食不定时。患多囊卵巢综合症，结婚十年未孕。长期在多家三甲医院，包括湖南湘雅医院看病，使用过中药西药多年，均不能怀孕。医院检查卵巢功能很差，卵泡成熟障碍，激素水平低。前几年做过几次试管婴儿，曾有一次成功，种植在子宫腔，但三个月后又流产了，医生说她子宫和卵巢的条件都很差，建议她放弃生小孩的念头。2009 年经朋友介绍，从湖南来广州博益机构门诊咨询，膳食调查、体格测量和人体成分分析，发现李女士膳食结构很不合理，营养素摄入严重不均衡，蛋白质、维生素 E、维生素 A 和维生素 B 族等多种营养素和矿物质均摄入不足，导致她体质很差，女性附件早衰，多囊卵巢和子宫内膜菲薄。

2009 年开始使用细胞营养疗法进行调理，建议调整膳食结构，额外补充缺乏的多种营养素，调理将近 1 年时自己到医院复查，检查发现卵巢功能仍弱，卵泡成熟仍然障碍，信心发生动摇，于是停止营养调理，觉得没有什么用处。继续到处看医生，转眼又过了一年多，仍然没有怀上小孩。但李女士全家非常想生一个小孩，而医学上的办法已经用尽，在朋友的不断鼓励下，李女士又继续开始营养调理，并加大了剂量，坚持细胞营养疗法，使用到 2011 年时精力开始明显好转，身体情况显著改善，再去医院做试管婴儿，获得成功，于 2012 年 1 月 28 日诞生一个非常健康的龙子，全家人都非常开心，几代人十多年的梦想终于实现。

李女士为何营养调理这么久才有效呢？因为她患多囊卵巢综合症多年，这是一个很难治疗和调理的疾病，而且其子宫内膜条件很差，体质也很差，又长期吃药，药物副作用累积也会损伤细胞，多种原因叠加，使得李女士身体的营养需求变得很大，必须长时间大剂量补充才能补平缺口，才能协助她做到营养均衡、原料均衡，才能逐渐发挥自身的修复能力，慢慢把生病的细胞修复好、子宫内膜修复好，只有把子宫内膜这块土壤经营好了，才能够怀上小孩，才能生出一个健康的孩子。

从此例可以看出细胞营养疗法的重要性。一般人都觉得医生和药物厉害，营养没有什么用处，营养也治不好病。营养确实治不好病，但营养均衡后，体内的修复能力和新陈代谢可以治好病。像此例患多囊卵巢综合症的人不少，大部分人都不能怀孕生小孩，到大医院去看病，医生也没有什么好办法，也没有什么好药可以治愈。仔细研究分析，发现患这些慢性妇科疾病的人大都营养严重不均衡，细胞没有原料或者原料不够，就会影响女性生殖器官及附件细胞的健康，受伤的细胞不能及时修复，细胞再生和新陈代谢也受很大影响，长期这样就会引起生殖器官及附件生病，导致许多年轻女性患多囊卵巢综合症这样的疑难杂症，影响生育能力。这是长期缺乏营养原料引起的慢性疾病，用药物是治不好的，药物治疗没有效果，只有找到根本原因——营养失衡，并且想办法调理好营养失衡，恢复营养均衡，恢复细胞的生命力，才能够慢慢恢复健康。

细胞营养疗法的目的就是让细胞得到均衡的营养，让细胞恢复生命力，恢复修复能力和再生能力。全身细胞的修复和再生能力是非常神奇的，也是非常强的，比药物要强很多，千万不要小瞧它，更不要忽视它。

二、儿童及青少年的营养调理及疾病预防

1. 儿童及青少年生长发育的特点，详见表 10-1。

表 10-1　各年龄段生长发育特点的比较

	婴儿期	幼儿期	学龄前儿童	中小学生
生长发育	生长发育最快，一年长 25cm，体重是出生时的 3 倍	发育较快，两年长 25cm，体重是出生时的 4 倍以上	生长发育的个体差异大	生长发育速度呈波浪式
消化系统	消化器官发育不成熟	消化能力较差	消化能力有限	消化吸收能力较弱
其他特点	对母乳耐受性好，营养素储备量少	神经细胞分化基本完成，能量需要量差异很大	脑细胞的体积增大，个性明显发展	高热量高营养需求，营养不良比例上升

2. 儿童及青少年的营养需要，详见表 10-2。

表 10-2　各生长发育阶段人群的营养需要

年龄（岁）	能量		蛋白质		钙 Ca	铁 Fe	锌 Zn	维生素 A	维生素 D	维生素 B_{12}
	RNI/kcal		RNI/g		RNI	AI	RNI	RNI	RNI	AI
	男	女	男	女	mg	mg	mg	μgRE	μg	mg
0 ~	90kcal/(kg·d)		1.5~3g/(kg·d)		200	0.3	2.0	300（AI）	10	0.3
0.5 ~	80kcal/(kg·d)		1.5~3g/(kg·d)		250	10	3.5	350（AI）	10	0.6
1 ~	900	800	35	35	600	9	4.0	310	10	1.0
2 ~	1100	1000	40	40						
3 ~	1250	1200	45	45						
4 ~	1300	1250	50	50	800	10	5.5	360	10	1.2
5 ~	1400	1300	55	55						
6 ~	1600	1450	55	55						
7 ~	1700	1550	60	60	1000	13	7.0	500	10	1.6
8 ~	1850	1700	65	65						
9 ~	2000	1800	65	65						
10 ~	2050	1900	70	65						

续表

年龄（岁）	能量		蛋白质		钙 Ca	铁 Fe		锌 Zn		维生素 A		维生素 D	维生素 B_{12}
	RNI/kcal		RNI/g		RNI	AI		RNI		RNI		RNI	AI
	男	女	男	女	mg	mg		mg		μgRE		μg	mg
						男	女	男	女	男	女		
11 ~	2350	2050	75	75	1200	15	18	10.0	9.0	670	630	10	2.1
14 ~	2850	2300	85	80	1000	16	18	11.5	8.5	800	700	10	2.4

3. 儿童及青少年的膳食指导原则，详见表 10-3。

表 10-3 各生长发育阶段的膳食指导原则

	婴儿期	幼儿期	学龄前儿童	中小学生
食物选择	母乳喂养或配方奶粉，及时添加辅食	选择营养丰富、易消化的食品，饭菜做得细、软、烂	多样食物合理搭配，专门烹调，易于消化	食物多样，富含铁和 C
进餐次数	掌握正确喂养方法	进餐次数增加，三餐两点	进餐次数增加，三餐两点	三餐定时定量，吃好早餐
其他	补充维生素 D，晒太阳	良好进餐环境，注意营养卫生	培养健康的饮食习惯	充足活动，忌烟酒

（四）儿童常见病征

儿童营养不良，不但会影响生长发育，更可能引起多种身心疾病。

1. 发育不良

营养可以帮助身体长高，促进发育。因现代青少年的体格，通常比其父辈要高大。若儿童的饮食缺乏某些矿物质和维他命 D 等，可能会导致体重增长缓慢和骨骼发育延缓。如果情况持续一至两年，则儿童的正常成长将会停止，并且耽误其青春期的正常发育。

2. 贫血

贫血主要是因为缺乏铁质而引起的，通常发生在 6 个月至 6 岁大的孩童，因为这时期孩子成长快速，饮用大量牛奶，但牛奶却贫铁。根据中国一项调查，在 695 名 0~6 岁的儿童中，患缺铁性贫血者共 378 人，高达 54%，故学龄前的孩子要特别注意补铁。

3. 过度活跃

过度活跃是轻微脑功能失调而引起的一系列综合病征，男孩多于女孩。主要症状为注意力不集中，活动量过多，脾气倔强，情绪冲动，忍耐力低等。过度活跃的原因与营养有密切关系。食物添加剂如人工色素，可能会引发儿童的过度活跃症和学习障碍。此外，缺乏铁、铜和锌等矿物质，也会使儿童过度活跃。

4. 食物过敏

食物过敏之所以在儿童中常见，主要是因为儿童的消化道和免疫系统功能尚未成熟。当儿童有过敏性体质时，身体会把食物视为外来物质，进而产生对抗这些物质的抗体，引发消化道、呼吸道和皮肤的系列连锁反应，症状包括起湿疹、头痛、肚子痛、胀气、呕吐、腹泻和手脚疼痛等。儿童应少吃引起过敏的食物，暂时隔离过敏原，并额外服用一些抗过敏的营养素，如维生素C和钙镁片等，调理好过敏体质，过敏征就会慢慢好转。

5. 孤癖

孤癖的儿童主要表现为性格内向，不愿与周围其他小朋友交往，不常笑，不多语，对周围的人和玩具均没兴趣。儿童孤癖的性格可能与缺乏某些矿物质有关，因为研究发现，孤癖儿童头发中的钙、镁和铜等矿物质含量偏低。

6. 便秘

便秘是儿童常见的问题，原因是许多儿童进食肉类过多，而忽略了从谷类食物、蔬菜和生果中摄取充足的纤维素。

7. 蛀牙

儿童常吃高糖分的食物或零食，以及不适当的洁牙方法，是导致蛀牙的主要原因。

8. 近视

许多儿童小小年纪便需架着眼镜，部分原因可能与缺乏钙质和蛋白质等营养素有关。当人眼内钙量不足时，眼球巩膜弹性降低，眼晶状体压力增高，逼使眼球前后径拉长，造成近视。

9. 肥胖

儿童经常食用薯条、汽水、雪糕等高糖分和高脂肪的食物，而又欠缺适量的运动，便容易导致肥胖。此外，肥胖与遗传也有一定的关系；若父母任何一方有肥胖症，那么子女肥胖的可能性是14%；若父母双方都有肥胖症，那么子女肥胖的可能性则高达80%。

儿童肥胖的时间愈长，其成年后发生肥胖症的机会也愈大，过胖的儿童易患疾病，如高血脂、高血压、心脏病和糖尿病等，也要承受外界较大的心理压力，容易产生自卑感。

10. 典型案例分析

（1）扁桃体炎：陈女士儿子，2岁，广东东莞人。反复扁桃体炎半年多，常并发肺炎，平均每十几天就要去医院打吊针、用消炎药，孩子身体越来越差，发病也越来越勤，严重影响一家人的工作和生活。2011年8月经人介绍来博益机构门诊咨询，发现孩子主要是缺乏维生素C和蛋白质等营养素，导致免疫力差而引起反复扁桃腺炎。实施细胞营养疗法，均衡细胞原料供给。调整饮食结构，重点是额外补充一些孩子缺乏的营养素，比如儿童维生素C、儿童高蛋白饮品等。调理20多天后就开始显示一些效果，这次孩子扁桃体炎只发烧，未并发肺炎，大量服用儿童维生素C等营养素后不久即康复，没有去医院打吊针；再过了20多天孩子又出现了扁桃体炎，但这次没有发烧，病情也较以前明显减轻，也是服用维生素C等营养素就好了。此后孩子就没有再出现过扁桃体炎和肺炎，身体越来越健康，少花了很多医药费，也减轻了家长的负担。这个小孩现在已经5岁多了，这几年身体一直很健康。孩子父母至此知道了营养的重要性，一直很注意孩子的饮食和营养补充问题。

（2）感冒：孔女士女儿，10岁，广州人。经常感冒，几乎每月感冒一次，免疫力低下，长期尿床，是广州多家医院的常客，吃过不少的药物，但体质一直很差。经朋友介绍来博益机构咨询。膳食计算发现该小孩也明显缺乏多种营养素，建议调整饮食，补充儿童高蛋白饮品、维生素C、儿童钙镁片和银杏胶囊等调理身体，半年以后明显改善，孩子很少感冒，也不再尿床了。

（3）慢性肠炎：肖先生女儿，4岁，湖南人。出生后不久就有慢性腹泻，每1~2个月发作一次，伴腹痛，每次发作要1周左右，需要到医院吊针才能好转。营养师告诉孩子母亲，这么小的孩子患慢性腹泻，发病原因除了病菌感染以外，很多还有营养失衡问题。营养不足会影响肠道黏膜的修复，导致肠炎不能及时痊愈，变成慢性肠炎，从而并发慢性腹泻。孩子妈妈一直不相信营养调理会有作用，认为医生打针用药效果都不好，营养素不可能有用。当亲眼看到身边多位亲人经营养调理取得明显效果，而自己又找不到治疗慢性肠炎的好办法时，才愿意试用细胞营养疗法。2011 年 10月开始调理，使用儿童高蛋白饮品等多种营养素，调理 1 个多月后病情即明显好转，至今未再发作过，腹痛也消失。

（五）儿童出现营养问题的原因

1. 儿童处于发育时期，对热量、维生素、矿物质的需求量较大，有时无法从食物中补充成长带来的营养消耗。

2. 母亲孕期营养不足，易导致孩子在婴儿期及儿童期营养不良。

3. 食品经过加工后，内含的营养素便大量流失。

4. 父母的引导不当，造成儿童偏食、厌食、零食不断。

5. 生活不规律，饮食不合理。早餐吃得不好，甚至不吃早餐。不喝牛奶，不吃鸡蛋。午餐太差，太随便。平时吃太多零食。怕长胖，强迫自己不吃。偏食厌食，父母陪孩子吃饭时间少，小孩随便乱吃。

（六）如何培养孩子良好的饮食习惯

父母给孩子选择的食物在很大程度上决定了孩子一生的健康和饮食习惯。作为父母，正确的营养方式可能算得上是您给孩子最宝贵的礼物，故要尽量培养孩子良好的饮食习惯。尽量少给孩子吃太甜的食物，不要将糖果、甜食、可乐及其他甜的饮料作为奖品奖励给孩子；孩子最好的小食是水果；养成每餐都吃一些蔬菜的习惯。

1. 孩子偏食怎么办

不要过分在意孩子偏好某种食物，减少注意，偏食的习惯反而较容易改善，对讨厌的食物不要以交换条件的方式来引诱孩童去吃，改变做菜的方式，继续将这种食物摆在桌上，孩童看惯了后可能就会去吃。

2. 如何令孩子尝试不同的食物

每次应只给儿童尝试一种新的食物，以免儿童对许多食物的选择感到措手不及。多注意食物的颜色、味道和形状，要尽量利用儿童的好奇心来鼓励他们尝试新的食物。

3. 孩子吃得少怎么办

儿童的胃很小，很快会被填满，所以饭前不要喝水，以免使本来就很小的胃无法再容纳较多的食物。故儿童应少吃多餐。

4. 孩子不吃早餐好不好?

早餐是孩子最重要的一餐，研究显示，若儿童不吃早餐便去上学，将会出现注意力不集中、易烦燥及昏昏欲睡的情形，解答作业时也会犯错较多。

5. 应该给孩子吃点心吗?

由于孩童非常活跃，能量消耗得很快，因此在正餐之间应有点心，让儿童在轻松的点心时刻摄取生长所需的营养。如果在餐前两小时前进食点心，通常不会影响正餐的食欲，点心最好是高营养密度的食物，例如：新鲜蔬果、小块三文治、酸奶等，避免甜饼、有盐的薯片等零食。

6. 应该给孩子喝脱脂奶吗?

2 岁以前的儿童，不提倡让他们喝脱脂奶，否则幼童就不能摄取维持正常生长所需的足够热量，甚至还可能引起腹泻。

7. 如何帮助孩子减肥?

对儿童而言，减肥的一个重要途径是改善饮食习惯，但不应以减轻体重为目的，而是以保持体重为原则，并要注意维持充足的热量、蛋白质、维生素和矿物质，以利正常的生长和发育。

此外，适量运动也是必需的，成年后会患肥胖症者，往往是那些沉迷于电视而不运动的儿童。

（七）儿童营养补充剂

儿童有多方面的营养需求，需要营养素来维持健康和促进生长发育，而且喜欢运动，所以儿童往往需要大量的营养素。通常一个 6~7 岁小孩所需要的营养素量相当于妈妈的量，一个 10 岁孩子需要的量相当于爸爸的量，一个 12~18 岁青少年需要的营养素量比爸爸还要高 20%~30%，是一生中营养需求最大的时期。儿童需要的营养素比较多，食物中摄入的量往往不够。

儿童常见的营养问题比较多，包括糖分失衡，维生素缺乏，矿物质缺乏，蛋白质缺乏、必需脂肪酸缺乏等，特别要注意及时补充，以便协助孩子做到均衡营养，促进孩子的健康成长，不要让孩子输在起跑线上。与发达国家相比，国内的很多家长特别注重、甚至是过分注重孩子智力的开发和特长的培养；不太重视物质方面的保障和营养均衡 ，不重视孩子身心健康的培养。其实孩子的智商与脑细胞数量的多少有很大的关系，而脑细胞的分化在三岁时基本结束。所以，孩子三岁以前的营养均衡与其智力关系最大；三岁以后的营养均衡与体格发育有很大关系。

协助孩子做到营养均衡的有效办法是给孩子补充一些必要的营养素。市面上儿童营养补充剂很多，消费者很难选择，最好请教专业的营养师。儿童营养补充剂包括儿童高蛋白饮品，儿童钙镁片，儿童铁片、多种营养片，儿童维生素 C 等，分别补充蛋白质、维生素、矿物质等营养素。

三、男性营养

（一）男性的健康状况

当今全球男性的平均寿命比女性短 7 年，男人死得越来越快、越来越早，男性健康状况不容乐观。回顾中国的历史，20 世纪 50 年代男性比女性寿命长 3 岁，20 世纪 60 年代男女寿命持平，20 世纪 70 年代女性比男性长 1 岁，20 世纪 80 年代女比男长 2 岁，20 世纪 90 年代长 4 岁。短短五十年时间，男性寿命从长 3 岁到短 4 岁，究其原因，可能主要有以下几点：

（1）男性生活方式普遍不健康。男人吸烟、酗酒、少动、膳食不平衡、生活无规律等不良生活习惯较多，导致生活方式病的高发。

（2）男性应酬多、压力大，压力释放的渠道少。男性的社会压力比女性大许多，易得压力相关性疾病。但男性压力释放的渠道少，男人有泪不轻弹，男人有话不爱说。

（3）男性健康意识较差，对健康重视不够。男人较少定期体检，学习健康知识、应用健康常识积极性较差，较少男人相信注意饮食和营养，可以预防 70% 以上的男性疾病。

（二）男性的生理特点

男人最喜欢的是潇洒，男人最需要的是事业成功；男人最自豪的是体格强壮，男人最担心的是身体健康；男人最不值得的是死要面子。

1. 男性生殖器官

主要生殖器官为睾丸，此外还有附属性器官，包括：附睾、输精管、前列腺、精囊、阴茎等。

睾丸的生理：

①生精作用：睾丸由曲细精管（有生殖细胞、支持细胞）及间质细胞组成，精子在一定温度下由曲细精管生成，通过移精和射精排出体外。

②内分泌作用：睾丸的间质细胞产生雄激素，称为睾酮。其作用是刺激男性特征的出现，并有促进蛋白质合成等作用。

2. 不同年龄阶段的男性生理

（1）青壮年的生理特点（18~50 岁）：青壮年是生理功能全盛时期，也是开始进入衰老的时期。大脑结构和思维功能成熟，重要脏器功能如心肺肾消化功能由成熟至开始衰退，性功能由较强至开始衰退。

（2）中老年男性的生理特点（50 岁以上）：中老年男性细胞数量开始下降，出现衰老现象（肌肉组织萎缩，脂肪代替）；骨组织矿物质减少；基础代谢下降，合成代谢下降，分解代谢增加；消化、呼吸、心脏和免疫功能全面下降；睾丸萎缩，雄激素下降，性能力下降。

男人是强壮和力量的代名词，他们应该永远精力充沛。其实不然，在现代生活中，工作和家庭给男士们的压力很大，他们外强中干，无论是生理还是心理，男人更需要关怀。

（三）男性的营养需要

1. 青壮年男性

（1）控制热量，避免肥胖。

（2）保持适量蛋白质，每天 75 克以上。

（3）锌是男性精液的重要组成成份，钙促进精子成熟，要注意补充。

（4）多饮水可消除体内代谢废物。

（5）鱼油可以防治高血脂。

2. 中老年男性

（1）能量和蛋白质需要量逐步减少，需要增加优质蛋白质供应比例。

（2）应以植物性脂肪为主，控制动物脂肪的摄入，增加纤维摄入。

（3）钙的需求量加大，每天补充钙 1000~1500 毫克，防治骨质疏松症。铁的需求量也加大，每天应该补充更多铁片，防治贫血。锌可维持性机能，应充分补充。

（4）增加抗氧化营养素的供给，有助于防止衰老，有助于提升免疫力、防癌抗癌。

（四）有益男性健康的食品

1. 西红柿

西红柿的酸味能促进胃液分泌，帮助蛋白质的消化。西红柿中丰富的维生素C是制造骨胶原的原料，可以强健血管。西红柿中的矿物质以钾的含量最丰富，有助于排出血液中的盐分，具有降低血压的功能。

2. 黄豆

据统计常吃黄豆制品的男人，罹患前列腺癌的概率比不常吃黄豆制品的男人低。黄豆还对改善男性的骨质流失有效。男性过了60岁，骨质会开始流失。多吃黄豆可以补充卵磷脂。

3. 南瓜子

男性40岁以后，大多数人有前列腺肥大的问题。美国一项实验发现，让前列腺肥大的患者服用南瓜子的提取物，确实减少了患者尿频的次数，也改善了其他症状。南瓜子也是维生素E的最佳来源之一，可以抗衰老。

4. 胡萝卜

胡萝卜素会在体内变化成维生素A，提高身体的抵抗力，抑制导致细胞恶变的活性氧等，能够预防癌症。胡萝卜中含有丰富的钾，具有降低血压的作用。

5. 海鲜

海鲜可以增强性能力。男性精液里含有大量的锌。当体内锌不足时，会影响精子的数量与质量。海鲜类中的蚝、虾、蟹的锌含量均很丰富。

6. 大蒜

大蒜具有强烈的杀菌力，能消灭侵入体内的病菌。大蒜能促进维生素 B_1 的吸收，促进糖类的新陈代谢以产生能量，并消除疲劳。大蒜另一种不可忽视的功能就是提高免疫力。大蒜中所含的硒具有抗氧化作用，因此被视为防癌的食物。男性多食大蒜可改善体质并强身。

7. 维生素C含量高的食物

男性在24岁后精子的质与量都在走下坡路，维生素C能让老化的精子再度充满活力。高维生素C的食物有奇异果、橘子、花椰菜、芦笋等。维生素C可以协助肾上腺皮质激素的分泌，可以对抗压力。

8. 全麦面包

要对抗压力，B 族维生素是非常重要的，可以维护神经系统的稳定，增加能量的代谢，有助于对抗压力。全谷类的食物如全麦面包、糙米、胚芽米等，都有丰富的 B 族维生素。全麦面包是复合性碳水化合物，可以缓慢释放能量，具有镇定的作用，使人放松、不紧张。

9. 深海鱼

现代都市人的生活方式，使男性罹患高脂血症和中风的年龄降低，深海鱼则对心脏血管特别有益。

10. 绿茶

绿茶富含红茶所没有的维生素 C。维生素 C 是预防感冒、滋润皮肤所不可缺乏的营养素。绿茶中富含防止衰老的谷氨酸、提高免疫力的天冬氨酸、滋养强身的氨基酸，具有利尿、消除压力的作用。绿茶中还具有提神作用的咖啡因、降血压的黄酮类化合物等。

（五）男性主要营养健康问题

1. 不育症

世界卫生组织（WHO）估计，全世界共有 6000~8000 万对夫妇患有不育症，男方因素约占 50%。国内南京军医总医院全军临床医学检验中心的一项研究表明，如今男性精液质量明显降低，精子密度减少为原来的一半，不育男性人数已高达 15%。同时，50 岁以下男性睾丸癌的发病率正以每年 2%~4% 的比例增长。

2. 性功能障碍

据统计，40 岁以上的男性，可能有 52% 的人受到性功能障碍，包括勃起功能障碍(ED)、早泄和不射精等的困扰，全球至少有 1 亿名男性患有不同程度的勃起功能障碍，而就诊率只有 5%！

阴茎勃起是大脑刺激、血管神经功能、激素等综合作用的结果。ED 可以是长期反复的、也可以是偶发的。导致 ED 的原因包括心理因素和生理因素，其中生理因素占 85%，包括外周血管疾病；慢性病如动脉粥样硬化、糖尿病或高血压等；激素紊乱包括睾酮水平低、催乳素升高或甲状腺素异常；烟酒过度； 药物引起包括镇静药、抗组胺药、利尿药、胃酸抑制剂等。ED 的营养治疗，主要营养素包括肉苁蓉、蛋白质，钙、锌、硒，银杏，维生素 E 等。

3. 前列腺疾患

有 35%~40% 35 岁以上的男性患有慢性前列腺炎。造成这一疾病的原因是多方面的，但饮食营养不当是一个重要因素。前列腺液的主要成分除了蛋白质、酶类、有机物外，还含有许多微量元素，锌是其中的主要元素。据医学专家研究发现，前列腺炎患者前列腺液的含锌量下降，细菌性炎症的锌含量更低，因此专家认为锌有抗前列腺感染的作用，临床常用含锌的制剂调理前列腺疾病。

（六）男性营养调理

（1）缓解压力的营养素，如天然维生素 B 族、维生素 C、钙镁片。

（2）保护血管的营养素，如深海鱼油、小麦胚芽油、银杏、B 族。

（3）防治癌症的营养素，如类胡萝卜素、小麦胚芽油、维生素 C 等抗氧化维生素，以及抗氧化矿物质硒锌等。

（4）增强性功能的营养素，如肉苁蓉片可增加体力、增强耐力以及抵抗疲劳，还可以增强人类及动物的性能力及生育力。玛咖有抗疲劳、提高精子质量、增强性功能、补充体力、改善睡眠、抗更年期、活跃生育、增强记忆等功效。人参有助于缓解疲劳和紧张，增强人的生命力和提高性欲。银杏能扩张血管，改善性功能，治疗阳痿的效果显著。小麦胚芽油 E 改善全身微循环，有强力抗氧化作用、可预防动脉硬化；类胡萝卜素可转换成维生素 A、是制造性激素的原料；锌是形成睾酮的要素，镁有促进脑部产生多巴胺和乙酰胆碱的作用，这两者可以诱发性冲动。

四、考试前期营养调理

（一）应试人群的生理和营养特点

应试人群多为青少年，生长发育较快，应试期间压力大，营养素需要量较大，营养缺乏和不均衡现象非常常见，如缺铁性贫血、维生素 A 缺乏、B 族维生素缺乏、锌缺乏、超重和肥胖等。

应试人群亚健康者较多，有头晕脑胀、打瞌睡、疲倦等不适。头晕脑胀的原因是脑血管扩张，以增加大脑营养和氧气的供应。打瞌睡的原因是由于大脑营养和氧气不够，脑细胞活动减慢，思维迟钝，强迫休息。

（二）应试期间的营养需要

应试期间对某些营养素和氧的需求增多。脑细胞工作需要大量的氧气和碳水化合物，脑耗氧量占全身耗氧量的 1/5 ~ 1/4，应试时耗糖量和耗氧量增加，大脑能量的唯一来源是葡萄糖，每天摄入碳水化合物最少要 >150 克，才能基本满足大脑的需要。

脑的主要成分是蛋白质、脂类（主要是卵磷脂），应供给足够的蛋白质和氨基酸，优质蛋白质宜占总量的 50% 以上。不饱和脂肪酸、磷脂、胆固醇等脂类是构成细胞膜的成分，DHA 等是健脑的重要物质，卵磷脂被誉为维持聪明的“电池”，有助于增强记忆力。

多种 B 族维生素与应试状态有关。B 族维生素尤其是维生素 B_1、烟酸与记忆力有关，维生素 B_6、维生素 B_{12} 和叶酸都与脑功能的健全有一定的关系。维生素 C 能保护生物膜，是保护脑功能的重要物质；维生素 C 提高应急能力，抵抗压力；提升免疫力，减少应试期间的感冒。维生素 E 能维持脑细胞活力，抵抗不饱和脂肪酸的过氧化物对脑神经细胞的毒害，并能预防脑细胞衰退及脑力疲劳。

多种矿物质与应试状态有关。钙、镁等协同维持神经肌肉的应激性，能保证脑力旺盛、学习力持久、头脑冷静并提高人的判断力。研究发现，补充镁后能提高能量水平，改善情绪。磷的化合物是体内的“储能器”，它是构成卵磷脂、脑磷脂的重要成分，对维护大脑和神经细胞的结构与功能起着十分重要的作用。缺铁会产生贫血，导致注意力不集中、脸色苍白、神情忧郁、身体无力。微量元素锌、硒等多种元素都与人体免疫功能有关。

（三）复习应试期间饮食原则

1. 吃好早餐，最好做营养早餐。上午 10 点钟可加点心餐。

2. 保证优质蛋白质的摄入，动物性蛋白：植物性蛋白质 =1 ：1。动物蛋白中，鱼：肉 =1：1，多吃海鱼。增加豆类食品，每天 >50 克。多喝牛奶，每天 >300 毫升。优质蛋白质宜占总量的 50% 以上。

3. 每天增加新鲜蔬菜水果的摄入量，水果每天 >200~400 克，蔬菜每天 >300~500 克。可多喝新鲜榨的果菜汁，增加各种维生素和矿物质的摄入。

4. 摄入足够量的食物，主食要粗细搭配、品种多样，注意色、香、味搭配，卫生问题不容忽视，就餐环境轻松、愉快。

5. 多食健脑食物，如核桃、芝麻、松子、葵花子、西瓜子、南瓜子、花生、杏仁等，含丰富的不饱和脂肪酸、蛋白质、卵磷脂、维生素和无机盐等，有助于维护脑功能，增强记忆力。

6. 注意户外活动，如散步、跑步等，注意劳逸结合。

（四）合理补充营养素

1. 应试期间使用营养补充剂的目的是增强记忆力，抗压力，提升免疫力。

2. 健脑食品种类及其作用机理

(1)银杏：含生物类黄酮，有抗氧化作用，可减少氧化应激损伤，保护脑细胞。银杏提取物可以改善动物认知功能和抗氧化活性。

人脑有50%以上的区域是由脂肪组织组成，特别易受自由基的攻击。脑细胞遭自由基破坏，会导致脑力下降；长期严重破坏甚至引起许多大脑疾病，包括阿尔茨海默病和帕金森病等。此外，银杏还有改善微循环，增加脑血流量的作用，可以提高记忆力。

(2)维生素E：是一种强氧化剂，对大脑有很好的保护作用；也有改善微循环，增加脑血流量的作用。

(3)DHA：是脑内灰质、白质里大量存在的一种脂肪酸，有助于脑细胞膜的运作、脑内信号的传递，是公认的健脑食品。

3. 抗压力营养素：如维生素C、维生素B、钙、镁等。

4. 提升免疫力的营养素：如维生素C、维生素E、维生素B、蛋白质粉等。

5. 磷脂酰丝氨酸：磷脂酰丝氨酸（Phosphatidylserine，简称PS）由天然大豆榨油剩余物提取。是细胞膜的活性物质，尤其存在于大脑细胞中。PS被誉为继胆碱和“脑黄金”DHA之后的一大新兴的“智能营养素”。专家认为，这种天然物质能够帮助细胞壁保持柔韧性，并且能够增强传送大脑信号的神经递质的工作效率，帮助大脑高效运转，激发大脑的活化状态。具体来说，磷脂酰丝氨酸有以下功能。

(1)提高大脑机能，集中注意力，改善记忆力。

(2)提高学生成绩。使用磷脂酰丝氨酸的学生在反应力、自信和表现方面均好于对照组，他们在考试中的成绩也更好。

(3)缓解压力，促进大脑疲劳的恢复、平衡情绪。

（4）帮助修复大脑损伤。磷脂酰丝氨酸是脑部神经的主要成分之一，可营养和活化脑中各种酶的活性，能延缓神经递质减少的进程，有助于修复、更新大脑受损细胞和清除有害物质。

研究表明，磷脂酰丝氨酸之所以能够增强人的智力，主要原因在于它能够迅速穿过血脑屏障，进入大脑。在脑部起到舒缓大脑毛细血管平滑肌细胞，增加脑部供血的作用；磷脂酰丝氨酸和 DHA 可以互相促进吸收，产生协同作用。

6. 二甲乙醇胺（DMAE）：DMAE 是乙酰胆碱的前驱物质，即带路者，而乙酰胆碱是一种神经递质，在人脑的记忆力与学习力方面发挥关键作用。药理学实验证明，DMAE 和胆碱是互补的，在生物体内 DMAE 可以转变成胆碱。DMAE 有助于提神，改善记忆能力与学习能力，增加智力与体力。值得注意的是，DMAE 的提神作用与咖啡等刺激剂有显著的不同，它没有一般刺激剂那种快速起伏的刺激效果，它的提神效果是温和而延续的，而且没有副作用。

7. 其他营养素，如维生素 B 族、镁、锌、蛋白质粉也有健脑的作用，叶黄素、类胡萝卜素、越桔可以减轻视疲劳。

应试期间营养调理配方：银杏胶囊，磷脂酰丝氨酸、二甲乙醇胺、蛋白质粉，越桔胶囊，天然 B 族营养片和维生素 E。

第十一章　生活习惯与营养

一、酗酒营养调理

（一）酗酒的定义

酗酒是指饮酒过量，过足了酒瘾，也伤了身体的一种病。

（二）酒精的作用

酒精能舒缓心理压力，提高安宁幸福感。酒精的用途有多种，可以当药用，宗教庆典用，娱乐消遣用。

（三）酒精在体内的代谢

胃肠吸收，肝脏代谢，肾脏排泄。

（四）酗酒的危害

酗酒会造成严重的维生素和矿物质缺乏。酒精影响钙、维生素 C 的吸收，影响骨骼的强健。酒精还破坏维生素 B_1 等营养素。女性经常喝酒，易得骨质疏松症。酒精使人发胖，增加慢性肝病、高血压、心脏病、肠胃病、某些癌症、神经病和其他许多疾病的危险。大量的临床试验证实，酒精中的乙醇对肝脏的伤害最直接、最大，能使肝细胞发生变性和坏死，导致酒精性脂肪肝、肝炎和肝硬化。

（五）酗酒者的营养调理

最好戒酒，多喝水。加强护肝、保护血管，并补充失去的营养素。酗酒者的营养调理，重要的营养素包括奶蓟护肝片、维生素 B 族、维生素 C、蛋白质粉、维生素 E、钙镁片、深海鱼油和纤维片。

二、吸烟营养调理

（一）吸烟危害

我国是烟草生产和消费大国，每年消耗的烟草占世界总销量的1/3以上，吸烟者高达3亿多。据中国预防医学科学院估算，还有约4亿人受到被动吸烟的危害，因而我国约有7亿人直接或间接地受到烟草的危害。

英国一项历时40年的研究证明，中年吸烟者死亡率为不吸烟者的3倍。WHO资料表明，目前全球每年死于与吸烟有关的各种疾病达300万人，估计到2025年将升高到1000万，而我国将超过200万。如今烟草已经成为全球的“第二大杀手”，吸烟已成为严重危害我国人民健康的紧迫问题。

香烟烟雾中，92%为气体，如一氧化碳、氢氰酸及氨等；8%为颗粒物，这些颗粒物统称焦油，内含尼古丁、多环芳香羟、苯并芘及β－萘胺等，已被证实的致癌物质约40余种。吸烟对人体的危害是一个缓慢的过程，需经较长时间才能显示出来，尼古丁又有成瘾作用，使吸烟者难以戒断。

吸烟可以导致40多种疾病，包括癌症、呼吸道、心脑血管和消化道疾病等，常见的有支气管炎、肺癌、肺气肿、口腔癌、食道癌、喉癌、胃癌、高血脂等。几乎所有的人体组织、器官或系统均可受到吸烟的危害，吸烟最容易伤及的器官是肺。吸烟是造成过早死亡、病残的最主要病因之一。

（二）吸烟者的膳食指导原则

1. 多吃新鲜水果、蔬菜、大豆等碱性食物。

2. 多吃动物的肝脏、海藻及虾等含硒食物，补充硒。

3. 多饮茶。

4. 尽量戒烟。只有戒烟，才能彻底远离香烟带来的危害。邓小平80多岁的时候咳嗽就比较厉害了，医生都建议戒烟。他问：“吸烟真的危害这么大吗？”当医生异口同声地回答“是”时，他就说：“那好吧，我就不抽了”。抽了几十年，说戒就戒了。戒烟需要一点毅力。

（三）降低吸烟危害应补充哪些营养素？

1. 维生素 C

大规模人群调查证明，每日维生素 C 摄入量低于 63 毫克的人患癌危险性比每日摄入超过 103 毫克的人高 2 倍。研究发现，每吸一支烟可以破坏 10~25 毫克维生素 C，吸烟者血液中维生素 C 含量比不吸烟者低 30%~50%，因此，吸烟者要注意更多地摄入维生素 C 才较安全。

2. 维生素 E

维生素 E 有防癌作用。经研究证实，维生素 E 能减少香烟对 DNA 的损伤。血液中维生素 E 含量较高的吸烟者，香烟中致癌物苯并芘不容易与 DNA 结合，发生癌症的机会可减少。

3. 维生素 A 和类胡萝卜素

维生素 A 能降低上皮细胞对致癌物的敏感性，具有防癌功效。类胡萝卜素主要靠其抗氧化作用来防癌。

4. B 族维生素

B 族维生素参与体内许多重要生理代谢过程，对预防和抑制癌症是不可忽视的。

5. 矿物质

硒、锌都有防癌作用。

6. 长期吸烟者的营养调理配方

包括维生素 C、维生素 E、类胡萝卜素、维生素 B 族等。

三、熬夜者营养调理

不管是自愿还是不自愿，熬夜的生活已经成为现代人的家常便饭了。随着电脑和网络的普及，夜猫子也越来越多了。

（一）熬夜的危害

1. 熬夜引起神经衰弱

长期熬夜的人，因为生物钟的错乱，易会出现失眠、健忘、多梦等症状，想睡的时候睡不着或者睡眠质量不高。长期熬夜存在患抑郁症的隐患。

2. 熬夜导致内分泌紊乱

女性可能会出现月经不规律，男性出现性功能障碍。

3. 熬夜影响美容

熬夜容易导致熊猫眼，皮肤干燥，出现皱纹，长斑长痘。

4. 熬夜导致亚健康甚至生病

熬夜使人体的正常造血和修复系统受到影响，也会影响免疫系统的功能，熬夜很容易伤肝，需要轮夜班的人群，肝功能异常的比例比一般人高。此外，熬夜族的肾上腺素等激素分泌量也比常人高，使新陈代谢的压力大增，成人患慢性病的机率也增加了。

（二）熬夜者的生活指导

人类不是夜行动物，熬夜违反生物规律，损伤健康是必然的。熬夜族应该采取适当措施保养身体，并使自己在夜间工作时保持最佳状况。熬夜对健康的危害很大，那应该如何将熬夜的伤害降至最低呢?

1. 深呼吸、补充西洋参和多喝水

隔半小时做深呼吸。不仅可以增加大脑供养量，还能驱走睡意，让头脑保持清醒。可以喝些西洋参茶。

2. 清淡的饮食

多吃一些新鲜的蔬菜、水果，及花生米、杏仁、腰果、胡桃等干果类食品，可以让熬夜时的精神较佳。熬夜时最好别喝咖啡，因为咖啡因虽然提神，但也容易引起失眠，还会消耗较多的 B 族维生素，使人更容易觉得累。此外，夜晚空腹喝咖啡因饮料，会对胃肠黏膜造成刺激，引起腹痛。

甜食是熬夜的大忌，熬夜时不要吃太多甜食。高糖高热量，虽在一定程度上让人兴奋，却会消耗维生素 B 族，导致反效果，也容易引起肥胖。

（三）熬夜者的营养调理

熬夜者为了维护健康，多补充一些营养素是非常必需的。补充营养的理由有哪些呢?

（1）为了减少疲劳：熬夜族对维生素 B、维生素 C 等的需求量会大量增加。若摄入不足，会增加疲劳的感觉，严重者会影响健康。

（2）为了保持完美肌肤：要多喝水，熬夜时一定要准备充足的开水，以随时补充水分，因长夜漫漫，不喝水对皮肤的损害极大。美容水果如苹果、香蕉、木瓜、猕猴桃、橙子、柠檬、葡萄等，既解乏又美容。美容营养素如维生素 E、维生素 C、维生素 B 族，类胡萝卜素，蛋白粉也必须额外补充。

（3）为了保护视力：在昏黄灯光下苦战一夜容易使眼肌疲劳、视力下降。维生素 A 通过调节视网膜感光物质的合成，提高熬夜者对昏暗光线的适应力，防止视觉疲劳。维生素 B_1 是视觉神经的营养来源之一，维生素 B_1 不足，眼睛也容易疲劳；维生素 B_2 不足，容易引起角膜炎。丰富的钙质对眼睛也有好处，钙具有消除眼睛紧张的作用。为了保护视力，应多补充类胡萝卜素、越橘、维生素 B 族、钙镁片。

（4）为了保养肝脏：成年人正常的睡眠时间应该为 6~8 小时，凌晨 1 点至 3 点钟是养肝的最佳时间。因此我们呼吁尽可能地不要熬夜，如果不得已成了熬夜一族，就应摄取更充足的营养素来保护肝脏。

熬夜族的维生素 B 族、维生素 C、蛋白质的需求量会显著增加。若有不足，会增加疲劳的感觉，并增加肝脏的损耗。

四、药物与营养

药物可以治疗疾病，它挽救了许多人的生命。现在的问题是很多人过度依赖药物，把自己的健康完全寄托在医药上。全世界滥用药物都比较厉害，尤其是我们中国。是药三分毒，药物都有或多或少的副作用。中国大陆有几千万聋哑人，80% 以上都是药物尤其是抗菌药物使用不当造成的，由此可见药物副作用的厉害。急性病、重症、传染病、可以手术的癌症，医药的作用很大，应该以医药为主，营养调理为辅；慢性病医药只有控制疾病的作用、只有对症治疗的作用，均衡营养、改变不良生活方式对身体的帮助更大。

（一）药物增加营养需求

我们应该避免滥用药物，而不当地服用药物，会引起营养需求的增加。每种药物都含有某种程度的毒性，必须配合排毒食疗、解毒营养素以减轻其毒性，才能缩短药物治疗的时间。药物会破坏与消耗营养，并影响其吸收，使营养随排泄而流失；或因药物的化学作用转化食物中的营养，因而导致营养不足。尤其是在生病时服药，由于身体的抵抗力较弱，药物的毒性对身体的伤害更为严重，因此更需要增加营养。

药物的毒性强弱不一，它对组织蛋白的产生、糖原的合成和细胞对糖类的吸收都会产生影响，并减弱血液的凝固；增加各种营养的需求，加速钙、钾、维生素C和维生素B族从尿液中流失。

由于药物多有毒性，因此对身体会产生压力，对脑垂体和肾上腺造成不良影响，从而增加抗压力营养素包括维生素C、维生素B等的需求。

一种所谓“安全”的药品，即硫酸亚铁化合物，在1928年便已发现它们会破坏维生素E；而后来更发现它们会造成氧、泛酸和许多营养素的需求大增，并且会破坏不饱和脂肪酸、胡萝卜素、维生素A和维生素C。

一个人生病时饮食会减少，因而使蛋白质的摄取常不足，如果服用含铁质的药物便会严重伤害肝脏。而女性怀孕期间摄入含铁的药物，会造成氧的需求增加，会使氧气不够胎儿所需，易导致流产、早产或晚产，甚至可造成胎儿畸形、智障、贫血和黄疸病。

每年都有儿童因为把含硫酸亚铁的药片当糖果吃，而导致死亡的病例。此药一次吃900毫克便足以致命，如果能及时服用大量的蛋白质、维生素C、维生素E和维生素B族来中和其毒性，就不会有这种悲剧发生。但是，如果直接从天然食物中摄取铁质、或补充天然铁片，那就一点毒性也没有了。

许多药物都是因为长期使用造成中毒。例如长期使用安定类镇静剂就有许多中毒的个案发生。大量使用烟酸这个药物来降低胆固醇，如果超过一年便会引起胃溃疡、糖尿病、肝脏严重受损、黄疸和结肠炎等，甚至造成性无能。还有很多药物毒性更强。因此，除非营养特别充足，否则即使药能医病，其毒副作用也会延长医疗时间，甚至使病情变得更严重。

（二）药物对营养的其他影响

许多药物在肝脏代谢、肾脏排泄，它们对人体的消化系统包括肝脏都有伤害，从而影响消化系统的功能，使食物的营养不能完全吸收与消化，因而造成营养不足使身体受到伤害。例如苯磺酰胺会破坏多种维生素，当它们进入细胞后，会取代维生素在细胞和酶系统中的位置，使酶系统无法发挥正常的功能。必须在停止服药后大量摄取维生素 B 族，才能消除其毒性。此外，用来防止血液凝固的丁香素也会抑制维生素 A，必须增加维生素 A 的摄取，才能促进其效果。而治肺结核病的药物异烟肼的毒性，则可用维生素 B_6、维生素 C 来预防。青霉素会伤及脑部，增加维生素 B_6 的需求，也是必须适时补充 B_6 才能免其伤害。儿童服用四环素，牙齿会出现黄色斑点，这是因为维生素 E 被破坏的缘故，补充维生素 E 便可改善。

链霉素会造成锰的流失而使其无法在酶系统中运用，结果婴儿便因此发生麻痹、痉挛、失明与失聪；而成人也会产生晕眩、耳鸣和耳聋。链霉素等氨基糖甙类药物藉此导致国内几千万人聋哑。必须藉由小麦胚芽等食物或补充锰制剂，才能避免其伤害。

口服抗菌素会破坏肠内的有益细菌，而造成出血和维生素 B 族不足，结果真菌会在肠内滋生，甚至在阴道、肺、口或指甲里繁衍而导致疾病。如果大量摄取维生素 B 族，便可有效治疗。多食用酸奶也有效。

利尿剂会造成钾、锰、维生素 B 族等水溶性营养素的大量流失，引起肾脏损害。而利尿剂、苯甲胺、某些抗生素和许多促进血液凝结的药物，对有心脏病的人非常危险；但可以用维生素来中和，并可预防某些药物对心肌造成损害。

（三）维生素 C 的解毒作用

维生素 C 有较好的解毒作用，被广泛地用作解毒剂。几十年来，已经证明它能预防中毒、过敏，甚至药物引起的过敏性休克，它可以与任何物质中和而留在血液中。如果大量摄取，也可以消除铅、苯、四氯化碳、糖精和过多维生素 A、维生素 D 所产生的毒素。这些毒素也会破坏维生素 C，使其随尿液排泄，因而增加其需求量；而且毒素越多、毒性越高，它的需求量越大。在老鼠的实验中，高度致癌毒素会使维生素 C 的排泄比平常多 50~70 倍。

人体血液中的维生素 C，会因服用药物而大幅下降。因此，服用某些药物时，每次需要 800 毫克的维生素 C 来配合其使用，如巴比妥酸盐、肾上腺皮质激素、己烯雌酚、磺胺、氯化铵、阿斯匹林、抗组织胺、甲状腺素和阿托品等，都会破坏维生素 C，使其大量随尿液排出，这种情形有时会持续到服药停止 6 周以后。

患者若大量服用维生素 C，通常可以使麻醉剂、镇静剂、含贡利尿剂、普鲁卡因和苯妥因发挥更好的效用，并降低其毒性。如果每次服药配合摄入 300~800 毫克或更多的维生素 C，对缩短医疗时间有很大帮助。此外，维生素 C 也能预防许多药物对肝脏的伤害。

药物的毒性强弱不同，每次需要摄取维生素 C 的量也不同。一般每服一次药，就要补充 250 毫克的维生素 C。重病期间，由于疾病的压力大、服用的药物多，常使患者对维生素 C 的需求大增，若未及时补充便可能会出现大块的瘀斑，甚至发生致命的出血。

（四）其他防治措施

许多药物都会严重伤害肝脏，毒性较轻的也会抑制肝酶；服用药物过量，会导致严重的肝硬化，甚至连幼儿都会产生肝硬化。

动物实验发现，给它们服用大量药物时，如果缺乏维生素 E 和蛋白质，则会对其肝脏造成严重的伤害。摄取维生素 E 的预防效果比摄取氨基酸好，如果同时大量摄取维生素 E 和蛋白质，疗效会更好。充分的维生素 A 是维护肝功能所必需的，一旦缺乏它便会导致药物中毒。而肾上腺素、砷剂和阿斯匹林等药物会破坏维生素 A，增加其需求量。

很多老百姓有钱吃药，没钱保养。实际上吃的药物越多，副作用越大，需要的优质原材料—营养素也就越多。营养越充足，服药的效果越好，医疗时间会缩短，疾病将更早康复。

经常服用药物者营养调理方案中，包括奶蓟护肝片、维生素 B 族、维生素 C、蛋白粉和维生素 E 等重要营养素。

五、运动与营养

人体运动或体力活动时，能量和各种营养素的消耗要比安静时多得多，而不同性质、不同时期以及不同强度的运动所需的能量和营养素又各有特点。了解运动与营养之间的关系，在运动过程中科学合理地安排饮食与营养，才能保证运动锻炼的效果，达到增强生理机能，增进体质与健康的目的。

(一)运动概述及运动方案的设计

1. 运动分类及运动要素

(1)运动分类:运动分为以下几类,包括耐力性运动,速度性运动,力量性运动,灵巧性运动,其他运动如球类、游泳等。

(2)运动要素:运动有四个要素,包括运动类型、运动强度、运动持续时间和运动频率。

2. 适量运动或体力活动的益处

运动是一把双刃剑,可以对机体产生好的效果,也可能产生坏的效果。运动不当或过量可以导致运动损伤,影响身体健康,甚至威胁到生命,这样的例子并不少见。运动缺乏或不足,引起慢性病发生的危险性显著增高。因此,只有适量运动才有益于健康。另外,各种体力活动也能消耗较多的能量,我们在工作和生活中应该尽量增加体力活动量,图 11-1 体力活动金字塔供大家参考。中国营养协会建议国人每天运动 6000 步,要尽量做到,最好超额完成。

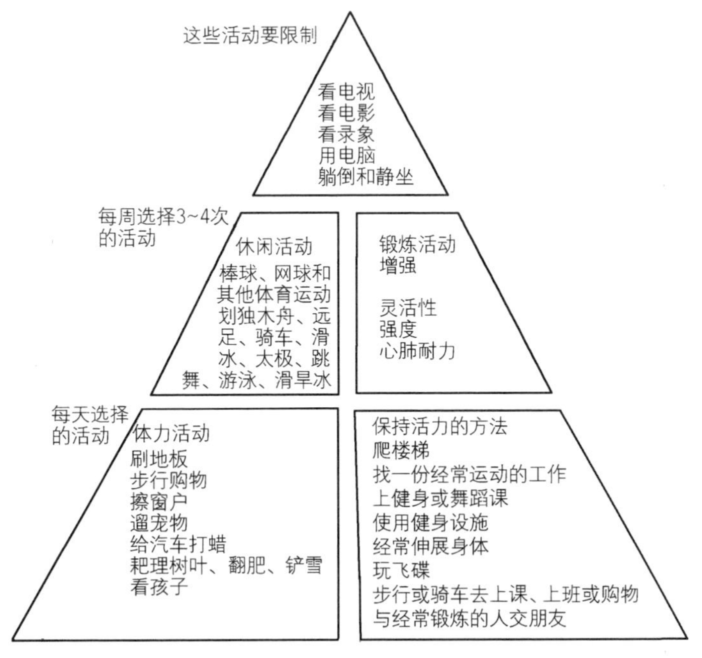

图 11-1　体力活动金字塔

不同形式的运动对健康有不同的作用。有氧耐力运动增进心肺功能，降低血压、血脂和血糖，提高骨密度，维持理想体重。可以显著减少心脑血管病、糖尿病和癌症的患病风险。肌肉力量训练强健骨骼、关节和肌肉的作用较大，也有促进心血管健康和血糖控制的作用。灵巧性运动主要改善关节和韧带的功能，提高身体的柔韧性，对预防外伤、增进健康有帮助。

3. 不同活动或运动类型的能量消耗，见表 11-1。

表 11-1　不同活动或运动类型的能量消耗

活动项目	每千克体重每活动 1 分钟的能量消耗	活动项目	每千克体重每活动 1 分钟的能量消耗
	千卡、千克 / 分		千卡、千克 / 分
静态：		太极剑	0. 086
睡眠、静卧卧位看电视、看书、写字	0. 018	少林拳	0. 121
坐位谈话、玩牌、吃饭、学习、编织、修鞋	0. 025	跑步 (跑走结合) 时间（10 分钟)	0. 098
立位绘画、电动打字、组装收音机	0. 034	慢跑	0. 115
家务活动：		越野 (200 米 / 分)	0. 15
穿衣、办公室工作	0. 045	爬山	0. 121
烹饪、扫地	0. 048	划船	0. 06
铺床、清扫房间	0. 056	高尔夫球	0. 058
购物、擦地、擦玻璃、熨衣服	0. 062	羽毛球	0. 075~0. 091
跟孩子玩坐位	0. 040	台球	0. 042
立位	0. 060	乒乓球	0. 068
走、跑	0. 088	棒球	0. 069~0. 083
		排球	0. 052~0. 076
庭园活动：		篮球	0. 098~0. 138
盖土、播种、编篱笆	0. 054~0. 071	网球	0. 109
剪枝、挖沟、割草	0. 226~0. 322	足球	0. 132
乘车	0. 027	滑冰	0. 084~0. 115
		滑旱冰	0. 115

续表

活动项目	每千克体重每活动1分钟的能量消耗	活动项目	每千克体重每活动1分钟的能量消耗
步行：			
缓慢	0. 048	滑雪	0. 158
50~55 米 / 分	0. 052	骑自行车：	
110~120 步 / 分	0. 076	（慢骑）	0. 058~0. 101
120 米 / 分	0. 097	（快骑）	0. 101~0. 142
上下楼	0. 057	游泳：	
跳舞：		(10 米 / 分）	0. 05
中等强度	0. 061	(20 米 / 分）	0. 07
剧烈	0. 083	(30 米 / 分）	0. 17
有氧舞蹈（低碰撞）	0. 088	体力劳动：	
有氧舞蹈（高碰撞）	0. 115	驾拖拉机	0. 037
跳绳	0. 130	挤奶：	
钓鱼	0. 062	（手工）	0. 054
玩乐器：		（机械化）	0. 023
拉手风琴	0. 030	用电锯	0. 075
吉他、笛子、大提琴	0. 032	铲谷粒	0. 085
弹钢琴	0. 040	铲雪	0. 115
吹喇叭	0. 060	刨树坑	0. 091
打鼓	0. 067	炼钢	0. 092~0. 178
运动：		挖煤	0. 108
体操	0. 053~0. 066	耕地	0. 145
武术、太极拳	0. 078~0. 130	伐木	0. 297

4. 运动方案的设计程序

（1）调查一般情况：了解来访者工作性质及其工作中的身体活动状况，为运动量设计和指导做准备。

（2）调查运动习惯、估计运动水平：了解目前的运动状况和运动水平，特别是运动习惯，对指导方案的制定有帮助。

①计算平均每天运动时间：

平均每天运动时间 = 每周所有项目运动时间加起来 ÷7

②根据平均每天运动时间来判断目前的运动水平：

低水平：<30 分钟 / 天

中水平：30 ~ 60 分钟 / 天

高水平：>60 分钟 / 天

（3）估计能量需要量：根据一般情况、工作性质和目前运动水平，参考国家推荐的能量摄入量标准，确定每天膳食能量的需要量。

（4）确定运动能量消耗量：运动能量消耗量一般定为每天膳食能量需要量的 10%~20%。如某人每日膳食能量需要量为 2400 千卡，其运动能量消耗量为 240~480 千卡。

（5）制定运动处方：运动处方的制定要因人而异、因地制宜，要根据人体的承受力采用循序渐进的方法，逐步加大运动量。

①首先确定运动目标：即确定每天运动的能量消耗量。

②选择运动方式：原则是选择自己喜欢、能坚持的运动，以有氧耐力运动为主，力量运动为辅。

③确定运动强度：一般为中小强度，根据目前运动水平从小到大、逐渐增加运动强度。

④确定运动时间：每天 30~60 分钟，按个人的具体情况分 1~3 次完成。

⑤确定运动频率：一般每周 3~7 天，最好每天运动。

（6）运动指导方案

案例：男性，40 岁，体重 70 千克，工作繁忙。运动目标为每天运动能量消耗量 240 千卡，请您为他制定一个合理的运动处方。

运动处方：

运动目标：每天运动能量消耗 240 千卡。.

运动类型：走路、游泳。

运动强度：快走 100 米 / 分钟，游泳 30 米 / 分钟。

运动持续时间：快走 30 分钟 / 日，分 2~3 次完成；游泳 70 分钟 / 周。

运动频率：快走 6 日 / 周，游泳 1 次 / 周。

计算平均每天运动消耗的能量＝（30 分钟 / 日 ×70 千克 ×0.067 千卡 / 千克 /

分钟 ×6 日 / 周 +70 分钟 / 日 ×70 千克 ×0.17 千卡 / 千克 / 分钟 ×1 日 / 周）÷7 = 239.6 千卡。

达到平均每天运动消耗 240 千卡能量的运动目标，每周运动消耗总的能量为 1680 千卡。建议充分利用上下班时间和工作间歇时间进行活动，遵循循序渐进原则逐渐增加运动量，通过六周的时间达到每天消耗 240 千卡能量，按每周 10%~20% 的速度递增运动量。

建议的运动指导方案为：

运动项目	第一周	第二周	第三周	第四周	第五周	第六周
快走	20 分钟 / 天 ×3 日	20 分钟 / 天 ×4 日	20 分钟 / 天 ×5 日	20 分钟 / 天 ×6 日	25 分钟 / 天 ×6 日	30 分钟 / 天 ×6 日
游泳	20 分钟 / 天 ×1 日	30 分钟 / 天 ×1 日	40 分钟 / 天 ×1 日	50 分钟 / 天 ×1 日	60 分钟 / 天 ×1 日	70 分钟 / 天 ×1 日

（二）运动与营养

1. 运动增加营养的需求

体育锻炼与合理营养是维持和促进健康的两个重要条件，两者对健康有协同作用，适量运动结合均衡营养，健康就有了很好的保障。以科学合理的营养为物质基础，以体育锻炼为手段，用锻炼的消耗过程换取锻炼后的超量恢复过程，可以使机体积聚更多的能源物质，提高各器官系统的功能，促进人体的健康。但是如果在运动后缺乏合理营养保证，消耗得不到及时补充，机体则处于一种负平衡状态。长期营养负平衡状态，会使锻炼者生理功能及运动能力下降，出现乏力疲劳甚至疾病状态，对机体健康极为不利。因此，应该重视体育锻炼之后的营养补充，应根据不同运动项目的特点及不同人群的特点安排好运动后的营养补充。

运动量大时出汗较多，汗液主要含水分和矿物质，故需要补充更多的水分，以防止脱水。运动时每隔 15 分钟就要补充半杯到 1 杯水，即使不感觉口渴也要补。运动后体重减少 1 斤需要补充 3 杯水。

身体运动是通过肌肉的收缩与舒张，消耗能量来实现。高强度、爆发力强的运动项目主要靠肌肉糖原提供能量，需要摄入较多的碳水化合物；长时间的运动项目开始时主要利用肌肉糖原供应能量，20 分钟后主要由储存的脂肪提供燃料，故需要碳水化合物和脂肪一起提供能量。碳水化合物是肌肉的主要燃料，肌肉运动所需的能量主要靠糖原和血糖来提供。为了提供更多的能量，体内需要提高产能的效率，充当酶和辅酶的蛋白质、维生素和矿物质等营养素的需要量也要相应增加。多种维生素、矿物质有助于体内能量的释放和氧气的运输，经常运动的人也需要相应增加其供应。

2. 不同性质运动项目的营养指导

（1）耐力性运动：如长距离步行、长跑、长距离游泳、长距离滑雪等。属于有氧运动，总能量消耗很大，以消耗脂肪为主。耐力运动对脂肪的利用和转换率高，膳食中脂肪的比例可略高于其他项目，达到总能量的 30%~35%。为使机体具有较好的供氧能力，需摄入较多的铁、维生素 B_2 和维生素 C。耐力运动时间长，出汗较多，水和电解质的补充也十分重要。

（2）速度性运动：如短跑、跨栏、短距离游泳等项目，属于无氧运动，运动强度大。膳食中应供给丰富易吸收的碳水化合物、维生素 C、维生素 B 等营养素。神经活动高度紧张，还应供给含蛋白质与磷丰富的食物。由于短时间内形成的酸性代谢产物在体内堆积，为使体内碱储备充足，应多吃蔬菜、水果等碱性食物。

（3）力量性运动：如举重、投掷、摔跤等项目，要求有很强的爆发力。为发展肌肉力量，要在膳食中增加蛋白质、维生素 B_2 的摄入量，特别在训练初期蛋白质供应可提高到 2 克 / 千克 / 天以上，其中优质蛋白质大于 1/3，其占能量百分比可达 18% 左右。适当补充促进肌肉合成代谢的特殊营养品，如肌酸等；为保证神经肌肉的正常功能，钠、钾、钙、镁的补充也很重要。

（4）灵巧性运动：如瑜伽、普拉提、体育舞蹈、健美操、体操等。要求有良好的身体协调性，对神经系统也有较高的要求。所以膳食中需含较多的维生素 B_1、维生素 C 和磷。

（5）球类运动：对力量、速度、耐力、灵敏、柔韧等素质都有较

高要求。乒乓球、羽毛球等小球项目运动时需要较强的视力，眼睛易疲劳。应补充充足的维生素 A，每日达到 1800 微克 RE（6000IU）。

篮球、足球和排球等大球项目，运动量较大，能量消耗也较多。膳食应以高碳水化合物为主，多数在神经高度紧张的情况下进行，应注意蛋白质的补充，蛋白质的需要量应占总能量的 12%~15%，或 1.2~2.0 克 / 千克 / 天，应选择优质蛋白质。运动后迅速补充蛋白质有助修复受伤的肌肉和组织。运动中要注意补糖补

水。在运动结束后尽快补充 50 克糖， 加快糖原储备的恢复。球类运动要补充丰富的维生素 B_1、维生素 C、维生素 E、维生素 A 等。

（6）游泳运动：由于水的阻力比空气大，而且游泳时水温一般在 20-26℃之间，低于体温，水的传热能力又比空气快 25 倍，使机体散热较多、较快，因此游泳运动对能量的需求较大。长时间处在水环境中，身体需要一定脂肪保持体温和保护皮肤，游泳结束后饮食中脂肪的含量应高于其他运动项目，达到总能量的 35% 左右，长距离游泳后需要补充较多的碳水化合物、维生素和矿物质。

3. 运动锻炼和恢复时应重点补充的营养素

（1）天然抗氧化剂：运动时需要大量能量，所以呼吸加深加快，以便吸入大量氧气，促进体内有氧代谢，提高产能效率，满足身体能量的需要。同时，氧化反应的副产品氧自由基的产生也大量增加，超过身体的清除能力，可能对身体造成伤害。因此，运动前后往往需要增加天然抗氧化剂的摄入量。常见的抗氧化剂有以下几种。

维生素 E：内含二十八碳醇，有抗疲劳作用；所含的维生素 E 是强抗氧化剂，有对抗氧自由基的作用，对身体起一个很好的保护作用。其他抗氧化剂，如维生素 C、维生素 A、类胡萝卜素、硒、锌等都有抗氧化、对抗氧自由基的作用，能保护身体免受自由基的伤害，防止肌肉损伤，提高运动效率。

（2）矿物质：运动时出汗多，需额外补充一些矿物质，以恢复体内电解质的平衡。钠、钾、钙、镁、锌等矿物质能防止疲劳的积累，延长运动的时间，要适量补充。

（3）蛋白质粉：是氨基酸补充剂，能促进肌肉的增长、锻炼肌肉、减少脂肪。

（4）碱性饮料和碱性食品：剧烈运动时，体内会产生大量乳酸，降低肌肉和血液中的 PH，一般可使 PH 由 7.4 降到 7.0。而乳酸的大量积累和血液 PH 值的降低是运动耐力的一个重要限制因素。故运动前后应多吃新鲜的水果蔬菜、蔬果汁，可服用碱性营养素如钙镁片等；运动时喝一些含碱性电解质如枸橼酸钾、枸橼酸钠、碳酸氢钠的运动饮料，则能对血液起缓冲作用，使血液的 PH 升高，保持内环境的稳定以及使与肌肉运动有关的酶功能维持正常。

类固醇激素如睾丸酮，确能在短期内提高兴奋度，增加体力和体能，提高运动成绩，但副作用大、危害性大，一直被国际奥委会禁止使用。

第十二章　时尚营养

一、断食排毒疗法

（一）探究断食的历史

断食疗法渊远流长，至今约有七千年的历史，如佛教六斋日、十斋日过午不食，闭关静坐。道家有言，不食者神明而长寿。许多道书及孔子家信也说，食气者寿。断食是最古老的自然疗法之一。每种动物在生病时都会本能地断食。

古代的圣贤哲人经常断食，不只为了健康，还为心智及灵性的提升。因为他们说："填饱的胃不能思考"。伟大的希腊哲学家苏格拉底、柏拉图时常断食，因为他们知道断食可刺激精神力量。希腊哲学家、数学家毕达哥拉斯到埃及学习灵性科学时，必须先经过 40 天的禁食，因为埃及的大师告诉他，"为了使你能了解我们所要教你的，40 天是必须的"。圣经一再提及断食练习，说："断食时，不要愁眉苦脸，要清洁而愉快"，"这样的你目光将闪亮如晨曦，你的健康将更加速向前跃进"。佛陀时常断食而达到更高的意识境界，而在他多日断食之后，他得到觉醒。

所以断食可以使身与心都得到非常大的好处，古代智者都知道，而现代人却忘了。现代人类已经迷失太远，当我们在生病时，不以断食来净化身体，反而填塞更多的食物，想要增加我们的力量，这对身体的恢复是不利的。

（二）毒素的来源

体内的毒素包括外来之毒和内生之毒。美国医学界研究发现，人体内的毒素至少有 10~25 磅。外部环境中污染的空气、水、食物，可能都含有毒素。体内新陈代谢过程也会产生毒素，每天都有上亿细胞死亡、处理过程会产生毒素，压力使毒素的产生增加。

在地球上，没有任何动物像文明人类般，由于饮食过量而装满了未消化、发酵和腐坏以及非自然的食物。我们所吃的食物被加入了防腐剂、色素和调味料等化学物品，每天吸入工厂、汽车的废气、煮饭的煤气以及服用大量的药物。这些都使我们身体增加了更多的毒素。

每当我们情绪紧张或低落时，我们的腺体会制造很多强烈的荷尔蒙和酵素，而使身体更紧张，产生更多的毒素。这些毒素，有一些会经肾脏、肠道或流汗时由皮肤排出体外，但是很多毒素紧附在细胞、器官、腺体、动脉及静脉上，有些毒素不容易排除。

（三）毒素的危害

体内过多的毒素可导致肥胖，心脑血管病，各种炎症，免疫力低下，骨质疏松，内分泌失调，不孕症，各种癌症，皮肤病，过早衰老等。

身体内聚集的毒素是疾病的主要起因，而不是外来的危险细菌。只有在我们身体由于过多的秽物而变得虚弱时，细菌和病原体才能影响我们。细菌和病原体无时无刻不存在于我们四周的空气中、食物中以及我们的体内，只有在身体变脏，给他们机会去成长和繁殖时，才会屈服于它们。这也解释了为什么暴露在相同的病菌下，只有一些人会感染生病的原因。疾病是身体为除去阻碍正常功能的废物、黏液和毒素等所作的努力。身体必须治疗和消除所有自孩提起就聚集的毒素，而不是疾病。只要把体内毒素排出体外，再补充足量的营养素，发挥人体强大的修复能力，很多疾病就慢慢好了。

（四）断食排毒概述

我们经常打扫房子，清除废物和集聚的垃圾，却不曾想到清洁自己的身体，而清理身体内部最好的方法就是断食。在把供水切断之前，没有人会企图去清洁都市水系统和清除所有阻塞了的滤清器。断食也正是这样，停止食物进入身体，给身体一个机会去自动清洁它自己。

从前人们断食很多天，有时一次长达 30 天，但是那时人们生活于大自然中，吃更纯净的食物，做更多的运动，不受精神紧张和焦虑的影响。所以他们的身体也更纯净，可以忍受长时间断食。今天，最适合我们的断食方法是短而有规律的断食。营养师建议我们根据自身身体状况断食 3~7 天，断食期间每天饮用 6~8 杯的果菜汁及补充适量的蛋白质、维生素和矿物质。

喝新鲜的果菜汁能吸收更多的营养物质，能保护人体免疫系统，增强人体抗癌能力。人们三餐熟食，不吃水果和生蔬菜，可使人体内白细胞增加，并经常处于戒备状态，从而伤害人体免疫系统。

断食的人，至少在这几天时间不要食用米饭、面食、肉类、熟食品及非素食的食物。很多人害怕断食，他们认为断食就是挨饿。这种想法完全不正确。适当的断食绝对不会有害，事实上它是保存精力的很好方法。

（五）断食排毒疗法的原理

人体有消化吸收功能和排泄废物功能。当身体消化功能增强时，排泄功能则减弱；当身体消化功能减弱时，排泄功能则增强。断食时消化功能停止，排泄功能大为增强，大量代谢废物和毒素得于迅速排除。

蔬菜汁净食法的原理：

（1）蔬菜汁含植物酶，极易消化吸收，让消化系统得到充分休息，排泄毒素功能大为增强。

（2）有助于燃烧体内多余脂肪和排走代谢废物。

（3）蔬菜汁中的多种活性成份，可有效中和体内毒素并及时修补受损组织，提高免疫力。

（六）断食排毒的具体方法

断食排毒有两种方法，一种是完全断食法，只喝水、不吃任何食物；第二种是不完全断食法，喝新鲜榨的果菜汁、补充营养素，如蔬菜汁净食法等。

蔬菜汁净食法的方法一般喝榨汁机新鲜榨的果菜汁，包括芹菜汁、黄瓜汁、胡萝卜汁，每天至少喝 6~8 杯，并补充基础营养素维生素 B 族、维生素 C、钙镁片和蛋白质粉等。也可以喝用超高速料理机做的精力汤，将选好的多种有机食材洗净切好，混合后加水，高速旋转 3 分钟就成奶昔状，此时植物细胞破壁，细胞内的养分全部释放出，现做现喝。精力汤富含纤维，营养更全面。

蔬菜汁净食法的注意事项：

（1）了解自己身体状况。

（2）掌握必要的营养知识。

（3）生机排毒疗法必须在专业营养师的指导下进行，要根据季节、气候、天气选配食材，必要时要加姜母、陈皮等调整食物属性，并配合使用高品质营养素，这样才能更安全有效。

（4）排毒前后两天忌暴饮暴食、以少肉清淡为宜。

（5）排毒期间保持心境轻松愉快、排毒之后注意营养修补。

（七）断食的作用

1. 断食有助于排除体内毒素

断食可使体内的排毒效率大大提高，可以排出许多平时不容易排除的毒素。断食可使附着在身体器官和组织内的有毒废物分解及排除，清洁整个身体，使它能以最高效率工作，从而有效防治疾病。

断食以清肠健身为目的，断食一星期体内宿便就会被完全排出，因而可以有效防止便秘。宿便乃肠内腐败的有毒物质，毒性很大，部分毒素易被肠壁吸收，诱发各种疾病。当肠胃清扫干净之后，消化系统工作效率提高，营养吸收利用率提高，身体也就自然强化。

2. 断食有助于瘦身

研究发现，很多肥胖的人都是酸性体质，酸性体质者嘴馋、有贪食瘾，容易肥胖；而碱性体质者容易节制，容易减肥。市面上很多减肥方法都无效，或虽有效但容易反弹，就是因为很多减肥方法都没有改变肥胖者的酸性体质。断食时喝的新鲜果菜汁是碱性食物，喝几天碱性果菜汁，就能使酸性体质变为碱性体质；断食还可使膨胀的胃缩小到正常的大小，使饭量减少，因而容易减肥。另外，断食期间可以燃烧过多的脂肪来供应能量，因而也有助于减肥。实验证明，用断食排毒的方法减肥效果非常好，而且不容易反弹。断食排毒前后的效果对照，请参见图 12-1，图中的张潮龙老总在 2 个月内参加了两次断食排毒活动，腰围从 102 厘米减至少 85 厘米，取得显著的减肥效果，而且至今 5 年了，没有反弹过，一直维持很好的身材。

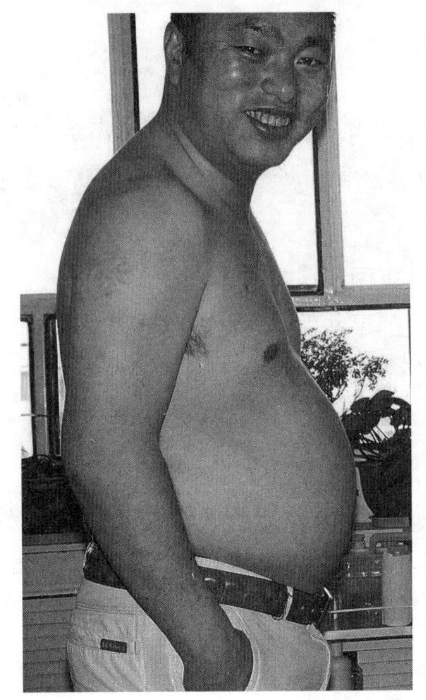
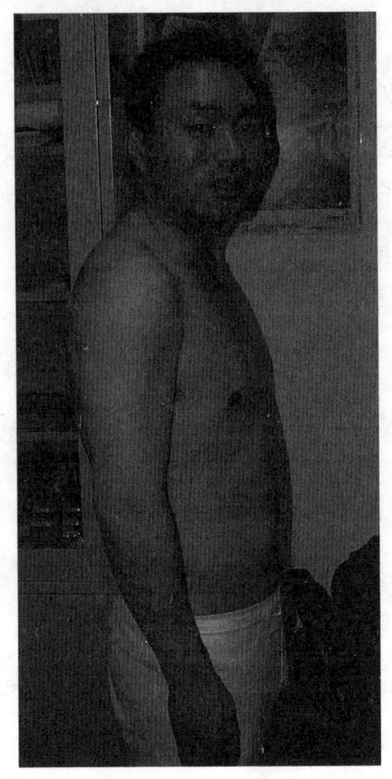

图 12-1　断食排毒减肥前后照片

3. 断食对许多慢性疾病有显著的治疗效果

身体细胞都有吸收营养和排泄废物的功能，断食时身体会被迫消化体内累积、过剩的废物。运用断食的方法，可以断绝体内细菌、病毒的生存条件。细菌、病毒生命力微弱，如肺结核杆菌，在阳光下 10 分钟即会死光。病菌在人体中断绝食物 3~7 天就会饿死。经由燃烧和排泄不需要的物质，可以清除身上不自然的生长物。很多人借着断食治愈了痔疮、肿块、结石及其他不自然的生长物。

因此，执行 2~3 天的断食，将毒素排泄出去，净化整个身体，可以治疗多种疾病。对感冒发烧、头疼、偏头痛、失眠、便秘、炎症、神经紧张、肌肉酸痛、过敏、高血压、高血脂、脂肪肝、糖尿病、红斑狼疮、牛皮癣等疾病均有明显的治疗效果。

4. 断食排毒显著提高身体的修复能力

断食排毒给身体一个休息和重聚力量的机会。断食可以帮助腺体恢复正常和平衡内分泌功能，能使酸性体质恢复碱性体质，而碱性体质者容易节制，自我控制力明显增强，因此有助于戒除抽烟和酗酒的欲望，并使整个身体慢慢恢复健康状态，使整个身体逐渐恢复活力，可以显著改善睡眠质量，并开始高效修复受损细胞、组织和血管，从而让我们得到真正的健康。

5. 断食排毒可以美容和延缓衰老

断食排毒后皮肤看起来会更年轻、更漂亮。面疮、粉刺、皮肤病等能够大为改善，使皮肤变得清洁、红润、更有光泽，眼睛变得清晰、明亮。

（八）断食排毒的有效反应

1. 口气重，舌苔厚，体味重。
2. 肛门排气多、臭。
3. 少许头晕、头痛、精力稍差。
4. 低烧、腹泻。
5. 近几日内痘少许增多。

排毒过程中，有甲亢、关节炎、服用激素药物史等患者，可能会比较痛苦，比如会吐、拉、长痘等，排毒反应会比较大。

（九）断食结束后恢复饮食的方法

断食之后如何恢复饮食和断食本身一样重要。断食之后身体系统得以休息和净化，如果我们又塞了一大堆油腻的食物到胃里，又使胃胀大负荷过重，这样一来就破坏了断食的好处。

在恢复饮食后的第一天清晨，喝一杯柠檬汁（比例大约是 500 毫升的水加半个柠檬，放入一些盐），柠檬是非常碱性而且是净化身体最好的水果，再吃高蛋白营养早餐。复食第一天最好吃些容易消化的食物，如水果蔬菜，豆腐，鱼类等，避免吃辛辣刺激、油腻的食物。建议在营养师的指导下逐步恢复正常的饮食。

（十）断食结束后的营养调理方法

断食结束后身体马上就开始进行大规模的修复工作，需要较多的原材料，应该额外补充较大剂量的各种营养素，如蛋白质粉、维生素 B 族、维生素 C、钙镁片和维生素 E 等。毒素排出后，进行营养调理的效果更好，往往起到事半功倍的效果。如果不及时补充身体需要的营养素，就会影响到身体的修复，影响到自愈能力的发挥，将显著影响身体健康。故在体内毒素排出体外后，要结合细胞营养疗法，均衡补充细胞需要的营养，才能够发挥人体强大的修复能力和自愈能力，很多疾病才会逐渐好转、甚至痊愈。所以建议在断食排毒后，咨询专业营养师，制定一个合理的营养调理方案，用心调理至少 3~6 个月，您的健康状况将会全面改善。

（十一）哪些人群需要参加生机排毒健康之旅

（1）超重或肥胖人群（BMI ≥ 24）。

（2）BMI 在正常范围内，但腹部脂肪较多。

（3）容易犯困，总感疲倦。

（4）便秘。

（5）皮肤易长痘或过敏。

（6）经常熬夜。

（7）经常使用垃圾食品，口味偏重。

（8）经常会发“无名火”。

（9）睡眠质量不好。

（10）平时烟酒较多。

（11）亚健康人群。

（12）患高血脂、高血压、痛风、糖尿病等慢性病。

二、营养早餐

（一）早餐重要性

1. 民间有关早餐重要性的描述：早餐像皇帝，中餐像王子，晚餐像平民；早餐要吃好，中餐要吃饱，晚餐要吃少。

2. 早餐的营养，决定您一天工作的精力，影响您一天的思想、行为和决断力。

3. 早餐的营养愈好，健康收获愈大。

4. 早餐是一日之中最重要的一餐。

5. 经过一夜的睡眠，身体有十多个小时在不停地消耗能量，却一直没有进食。所以人体需要营养丰富的早餐来补充能量。

6. 早餐营养摄入不足很难在午餐或晚餐中得到弥补，所以不吃或不好好吃早餐，会引起全天能量和营养摄入不足。

（二）不吃早餐的危害

1. 血糖过低，精神不振，易致营养不良。

2. 营养不良导致机体抵抗力下降，易患感冒、肝病等多种慢性疾病。

3. 不吃早餐，中餐晚餐自然吃得多，会增加消化系统的负担，诱发胃炎、胆结石、胃溃疡等消化道疾病。

4. 早上空腹时，胆固醇的饱和度特别高，再加上胆汁分泌少，胆固醇溶解慢，是胆结石形成的主要原因。

5. 早餐不吃或少吃，中餐晚餐吃得多，极易形成皮下脂肪，容易发胖。

6. 不吃早餐，人体只能动用体内储存的糖原和蛋白质，久而久之会导致皮肤干燥、起皱和贫血，易疲劳，加速衰老。

7. 对正在生长发育的儿童及老年人的身体健康影响最大。

8. 很多慢性病与早餐营养不佳有极大关系。

中国人普遍对早餐不重视，且早餐比较单一，以糖类为主，如稀饭加馒头等组合，所以体质较弱，易患慢性病。

（三）吃早餐的误区

1. 匆匆忙忙赶着上班，从小摊小贩手上买些、填饱肚子就行。

2. 吃过夜宵，没胃口，吃很少或不吃。

3. 早餐种类太少，以碳水化合物为主（稀饭、面包、面条为主）。

（四）营养早餐的内容

合格营养早餐要求

1. 能量合格　达全天总能量的 30% 以上，每天早餐至少摄入 500~600 千卡热量。

2. 蛋白质足量　男≥ 23 克，女≥ 20 克。

3. 食物的种类　要多，最好有 3~4 大类食物，包括粮谷类、水果、鸡蛋、牛奶等。

4. 营养早餐举例　牛奶 250 毫升，一个水煮蛋，一份水果，一勺蛋白粉，用搅拌机搅拌 2 分钟即可，饭量大的人还可以额外加一些食物，如 1~2 个肉包。

这份早餐做起来快速、方便，几分钟就可以做好，且含有三大类食物，蛋白质含量达 20 克，达到营养早餐的要求。

这份营养早餐是液态匀浆，呈奶昔状，最容易消化吸收。现代人很多早上起得晚，急着上班，随便在路上买点早餐硬撑下去，肠胃根本就消化不了。因为肠胃一般在起床 1~2 小时后才能分泌足够多的胃酸和胃蛋白酶，才能恢复正常的胃肠蠕动，才有较好的消化吸收能力。当肠胃的消化吸收功能还没有准备好，就要超负荷工作的话，就容易引起肠胃疾病。把早餐做成液体匀浆就很容易消化吸收，从而减轻了胃肠的负担，有利于保持健康。

三、营养与美容

美容营养学是通过营养调理，达到美容、增进 健康、预防衰老、增加生命活力的一门学科。

美容与营养有密切关系。一个营养均衡的人、健康的人才有可能美丽。俗话说美容，七分靠内调、三分靠外养，讲的就是营养调理对美容的重要作用。

（一）皮肤衰老与营养

随着年龄的增长，人体内的胶原蛋白会逐渐流失，当真皮层的弹性与保水度降低时，皮肤便会失去弹性，出现变薄和老化。

1. 有关衰老的学说

（1）自由基学说：自由基可对皮肤细胞蛋白质、脂肪、DNA 等发动攻击，使细胞的结构受到伤害，加速皮肤的老化。

（2）交联学说：皮肤胶原交联增加可导致衰老。

（3）免疫学说：年龄增加时免疫系统衰老，免疫功能降低，不能进行有效的免疫监视，衰老加速。

2. 皮肤衰老的原因

（1）内在因素：遗传，神经内分泌系统和真皮厚度等。男性一般真皮比较厚，所以衰老比较慢。

（2）外在因素

①过量紫外线照射：将会破坏真皮的弹性纤维和胶原纤维，使纤维出现断裂，皮肤松弛、出现皱纹。

②皮肤毛孔阻塞：死皮阻塞毛孔，影响油脂分泌和水分交换，造成皮肤干燥、皱纹、粉刺、雀斑。

（3）体内毒素排泄状况：体内排毒器官如肠道、肾、肺等不能正常工作时，毒素不能及时排泄出去，就会通过皮肤来排毒，出现粉刺、皮肤过敏、长斑。

（4）人体的营养状况和皮肤的保养：体内的营养素首先是保证生命重要器官如心肝肾脑肺的供应，多余的营养素再提供给非生命器官如皮肤等使用。人体营养状况差、营养素不足时，皮肤的营养往往得不到保证，这种情况皮肤就不可能健康漂亮。平时如不注意皮肤内在和外在的保养，也会加速皮肤的衰老。

3. 皮肤衰老的表现

皮肤变薄，松弛，皮脂分泌减少，皮肤干燥、粗糙、起皱、长斑。

4. 皮肤衰老的预防

皮肤衰老是几十年逐步形成的，预防衰老应该从年轻时做起。建议从以下几方面来预防皮肤衰老。

（1）养成良好的生活方式和饮食习惯。不吸烟，不饮烈酒，不熬夜，精神愉快，生活规律，保证充分睡眠。

（2）避免不良的外在因素：防止长时间强烈阳光暴晒，注意皮肤的保养和清洁卫生，选好护肤霜、洁面膏、润肤露等外用产品。注意及时给皮肤充分补水，对维系皮肤健康也很重要。大部分人皮肤都缺水。专家建议，油性皮肤使用紧肤水，健康皮肤使用爽肤水，干性皮肤使用柔肤水。柔肤水是指 PH 接近于 7 的较温和的护肤水。对混合皮肤来说，T 区使用紧肤水，其他部位使用柔肤水和爽肤水皆可。敏感皮肤则可以选用敏感水、修复水，而要想美白的话就可以选用美白护肤水。

（3）多摄入延缓皮肤衰老的相关营养素

①蛋白质：皮肤的胶原蛋白由蛋白质和维生素 C 组成，增加蛋白质摄入可以加快胶原蛋白的新陈代谢。胶原蛋白能使皮肤保持结实有弹性，细胞变得丰满，从而使肌肤充盈，皱纹减少。乳清蛋白的分解产物含硫，有美白皮肤的作用。猪皮、蹄筋、甲鱼、鱼翅、燕窝等食物胶原蛋白含量多；鱼翅、鲨鱼、小鱼软骨、鱼头等有丰富硫酸软骨素，软骨素是真皮中黏多糖基质的成分之一，是构成真皮弹性纤维最重要的物质。多吃上述食物，对减少皮肤皱纹，保持皮肤弹性有很好的作用。必要时补充蛋白质粉，使每天蛋白质的摄入量达到国家推荐摄入量，以保证蛋白

质这种最重要原料的充足供应。

②脂类：不饱和脂肪酸如亚油酸、亚麻酸、EPA、DHA 等可降低血脂胆固醇，对皮肤健康有重要作用。如果必需脂肪酸缺乏，皮肤将更粗糙、甚至出现皮炎。必要时补充深海鱼油，以增加 EPA、DHA 的摄入量。

③维生素：维生素 A、维生素 B_2、维生素 C、维生素 E 等均与皮肤健康有关。维生素 A、维生素 C 及维生素 E 最具美丽肌肤的功效，均有抗氧化作用，参与清除自由基，保护皮肤细胞的细胞膜，防治脂褐质生成，可取得很好的美容效果。

④矿物质：硒等抗氧化矿物质，也参与清除自由基、防治脂褐质生成 。铁是构成血红素的主要成分之一。锌具有促进生长发育、促进维生素 A 代谢、维持皮肤抵抗力的作用，可紧缩皮肤，维持皮肤的弹性和韧性，减少皱褶，还可以防治青春痘及痤疮。必要时补充相应矿物质，会有很好的美容效果。

⑤水：人美与水有很大关系。人是水做的，水占体重的 60%，皮肤中水占人体总水量的 18%~20%。皮肤含水高，细嫩、有弹性；皮肤含水少，干燥、粗糙、皱缩、弹性差。适量饮水，能有效地改善机体的新陈代谢和血液循环，促进体内代谢，使肌肤组织的细胞水分充足和富有弹性，让皮肤细嫩、滋润，并减少皱纹。

⑥膳食纤维：纤维有助于大便通畅，有助于代谢废物等毒素排泄，有助于瘦身。

⑦胶原蛋白优质营养配方：由二甲基砜（MSM）、马尾草、硅酸盐、L-半胱氨酸、肌醇、胆碱和对氨基苯甲酸等组成，保护人体皮肤、指甲、毛发，生成人体最重要的胶原蛋白，特别为皮肤、头发、指甲的健康保养而设计，服用后皮肤、头发、指甲更具有力量强度、弹性及柔韧性，显得靓丽、青春和有活力。

⑧月见草油：有调节女性内分泌的作用。女性月经期前后会因荷尔蒙的变化，加上月经来潮时更会因子宫内膜的剥落出血而引发体内发炎因子前列腺素（Prostaglandin）浓度的提升，月见草油含有丰富的必需脂肪酸 γ-次亚麻油酸（GLA），GLA 可以抑制引起发炎作用的前列腺素浓度的上升，减低经前症候群的不适反应。服用月见草油也可以降低钙质的流失，并具有预防骨质疏松症的效果；还可以防治更年期综合征，帮助指甲发育，解决头发问题，改善皮肤状况。月见草油对女性生理保健有所助益，常是女性朋友的优先选择。

⑨透明质酸：又称玻尿酸、糖醛酸。透明质酸是一种多功能基质，广泛分布于人体各部位，其中皮肤也含有大量的透明质酸。它可以改善皮肤营养代谢，使

皮肤柔嫩、光滑、去皱、增加弹性、防止衰老，在保湿的同时又是良好的透皮吸收促进剂。

大量研究表明，人体皮肤表层水分含量约占 15%~30%，低于或高于此值均会使人不适，具有燥感或腻感，长期如此会使皮肤干裂或水肿，从而使皮肤失去弹性，粗糙老化。而透明质酸可在不同环境中自动调节，始终维持皮肤水分在 25%~30%，保持皮肤的湿润、清爽，使皮肤更富有弹性，起到抗皱防皱、延缓皮肤衰老、美容养颜的作用。透明质酸是人体真皮层的其中一种成份，具备保持水份的能力。使用透明质酸保健品，可以改善干燥和已出现皱纹的肌肤，使其恢复原有的光滑和弹性，因此，透明质酸是改善干燥及老化肌肤的理想产品。

⑩对氨基苯甲酸（PABA）：PABA 是叶酸的一种组成成分，在体内它的作用是辅酶，在酵母、肝脏、麸皮、麦芽中含量甚高。PABA 能防止和减少皮肤皱纹，将 PABA 含量高的润肤露和芦荟一道涂在皮肤表面，将会使皮肤皱纹大大减少，神奇地抹去风吹雨打和日晒留下的痕迹。夜里睡觉前将等量的 PABA、芦荟和蜂蜜调制起来做成面膜敷在脸上，可使松弛的皮肤绷紧，从而使皱纹消失；第 2 天早上，可用蘸酒精的棉球擦掉面膜，然后再用温水清洗。PABA 可以帮助减少脱发和消灭白发，对许多种皮肤病有很好的疗效，如皮炎、疱疹、红斑狼疮及硬皮病。PABA 也能保护皮肤免于强烈阳光灼伤。

5. 常见皮肤问题的营养治疗

（1）黄褐斑（蝴蝶斑）：好发于中青年女性，是色素沉着性皮肤病。

黄褐斑的发病原因：

①妊娠或服避孕药导致雌激素增加。

②疾病导致内分泌失调，内分泌失调产生较多黑色素，沉积于皮肤内。

③日晒，紫外线能激活酪氨酸酶活性，使照射部位黑色素细胞增加，黑色素生成增加。

④化妆品使用不当，损伤皮肤，继发色素沉着。

黄褐斑多见于双颊、前额及口唇周围，浅黄色、棕色、咖啡色。

多种营养素可以防治黄褐斑。维生素 C 可抑制黑色素的形成；小麦胚芽油 E 是抗氧化剂，可抑制过氧化脂质的形成，调节内分泌；硒、锌、维生素 A 可防治黄褐斑。少喝咖啡、浓茶，因其可能刺激黑色素分泌，加重色素沉着。

（2）痤疮（粉刺，青春痘）：痤疮是毛囊皮脂腺的慢性炎症性疾病，其特点是颜面胸背等处丘疹，如针尖或米粒大小，或见黑头，可挤出白色米渣样粉汁。多见于青年。痤疮产生原因包括卫生因素，饮食因素，精神因素，内分泌因素，遗传因素。

多种因素导致体内雄激素水平升高，皮脂腺分泌皮脂增加；毛囊皮脂腺导管角化异常，导管阻塞。如导管阻塞，皮脂在导管内积聚，容易发生毛囊内微生物感染及炎症反应，导致痤疮发病。

缺乏维生素 B_6、维生素 B_2、烟酸、小麦胚芽油 E、维生素 A、锌、必需脂肪酸等会加重痤疮，过多摄入巧克力、可乐、盐、油腻食物等，也可加重痤疮。

（3）老年斑：细胞内棕色色素（脂褐素）沉着增多，即成为老年斑。脂褐素是膜脂质过氧化终产物丙二醛与氨基酸反应生成的沉积物，是一种细胞不能排泄的废物，积累起来会使细胞机能发生障碍。

体内抗氧化防御系统，如小麦胚芽油 E、维生素 C、维生素 A、类胡萝卜素、硒、多种植物化学物质均有抗氧化作用，有助于防治老年斑，延缓衰老。

（4）皮肤干燥：皮肤若能保持油脂与水分平衡，就能维护健康与漂亮。水分是在皮肤细胞里面，而油脂则在细胞外面，油脂能保护细胞内的水分不被蒸发。

临床有两种类型的皮肤干燥，一种是简单型，即皮肤缺乏油脂，皮肤的水分容易蒸发，常发生在 35 岁以下女性；另一种是复杂型，既缺乏油脂，又缺乏水分，特别容易出现皮肤松皱、皮肤脱色或有色斑，主观感觉是皮肤紧巴。皮肤干燥主要发生在面部和手部。多发生在老年人。

皮肤干燥的营养调理需要有蛋白粉、类胡萝卜素、维生素 B、小麦胚芽油 E 和鱼油。鱼油有防止皮肤干燥，减轻发炎的作用。

（5）头皮屑过多：头皮屑是头皮的细胞死去，产生白色的头屑。发生的原因是头皮分泌油脂的腺体发生障碍而形成的。秃头与慢性的头皮屑过多有关。头皮屑过多可能是由于受伤、激素不平衡、摄取过多的精糖和碳水化合物引起。与营养缺乏的关系也很大。

头皮屑过多应重点补充的营养素，包括维生素 B，鱼油（必需脂肪酸），矿物质硒、锌，蛋白粉和维生素等。

6. 典型案例分析

（1）许小姐，瑜珈教练，广州工作。满脸痤疮十几年，有粉刺、黑头、油脂粒，伴明显皮肤过敏，对寒冷敏感，出现皮肤红肿、渗出，觉得皮肤发烫，皮肤搔痒。尝试过很多办法，都没有好的效果。2009 年开始进行细胞营养疗法，调整饮食结构，配合对症食疗，补充蛋白粉、深海鱼油、维生素 E、钙镁片、维生素 C 和维生素 B 族等营养素来进行调理，并先后进行 5 次排毒，半年后情况开始改善，1 年后痤疮、皮肤过敏完全消失。

（2）何小姐，女，25 岁，广州工作。满脸痤疮 2 年余，有充血、渗出、脓疱、痘，有时有痒感。由朋友带来博益机构咨询。在营养师指导下改进膳食结构，配合面部的清洁护肤，额外补充一些缺乏的营养素，并参加 1 次食疗排毒，调理 3 个月后开始有改善，半年后脸部情况基本恢复正常。

痤疮案例分析：痤疮、长痘是毛囊皮脂腺的慢性炎症，主要由于压力大、内分泌失调、垃圾食品摄入过多、皮肤脂肪分泌旺盛等原因引起，常常有螨虫感染。营养咨询时，要通过健康调查、膳食调查和计算，来分析和判定咨询者究竟是哪种原因引起。如果是由于压力大、抗压力营养素摄入严重不足引起，就要加用抗压力营养素，如维生素 C、维生素 B 族；如果是内分泌失调引起，就要加用维生素 E；由于皮肤脂肪分泌旺盛引起则加用深海鱼油；由于垃圾食品摄入过多引起则必须改变不好的饮食习惯；合并有螨虫感染者加用大蒜片。

7. 皮肤问题调理经验

脸上长黄褐斑，是色素沉着斑，主要原因是以下几种：内分泌失调导致皮肤产生较多黑色素；日晒多、紫外线激活酪氨酸酶活性， 使照射部位黑色素细胞增加，黑色素生成增加；化妆品使用不当，损伤皮肤，继发色素沉着。营养咨询时，要通过健康调查、膳食调查和计算，根据国家的判定标准和自己的经验，来分析和判断咨询者究竟是哪种或哪几种原因引起。如果是内分泌失调引起，就要加用小麦胚芽油；如果是日晒多引起则应减少日晒，加用维生素 C 和小麦胚芽油来对抗紫外线产生的自由基，减少紫外线的伤害，还要注意防晒，外出要涂防晒霜；要慎用或不用劣质化妆品；加用维生素 B 族促进皮肤代谢、基本原料蛋白质粉促进皮肤的修复。

虽然皮肤的修复和再生能力很强，但由于皮肤是非生命器官，当体内营养素不够时，皮肤的营养供应量其实很少，很难发挥它的修复和再生能力。当我们补充营养素到体内时，也先是满足生命器官的供应，然后再供应皮肤等非生命器官。所以，皮肤疾病营养调理需要的剂量要比较大，最好达到优化量，才有较多的营养分配到皮肤上皮细胞，才能较快康复。否则，调理的时间需要很长，效果也没有那么显著。因此，爱美的人一定要有足够的耐心和足够的金钱才能得到美丽。

（二）美发营养调理

头发是从头皮上生长出来的纤维组织，是细胞再生形成的一种硬角质排列的角质蛋白。美丽的头发茂密乌黑，润泽柔软而有弹性。

1. 头发分类

头发分为 5 种，包括中性头发、干性头发、油性头发、混合性头发、受损发质。

2. 头发的生长周期

头发的生长周期有三期。生长期一般为 4~6 年，85%~90% 的头发处于此期；退行期一般为 2~3 周，仅 1% 头发处于此期；休止期一般为 3 个月，9%~14% 的头发处于此期。正常人一般有 10 万根头发，每天脱落 50~100 根。

3. 头发枯黄

（1）头发枯黄的病因：重度营养不良，缺铜，酸性体质，辐射过多，甲状腺功能减低，缺铁性贫血，大病初愈等是主要病因。

（2）头发枯黄的营养调理：头发主要是角质蛋白，故补充蛋白质很重要，胱氨酸、半胱氨酸、胶原蛋白优质营养配方、月见草油的护发作用最好。头发枯黄者维生素 A、维生素 B、铁、铜、多不饱和脂肪酸均应补充。注意清淡饮食，多吃碱性食物，少喝咖啡，少吃垃圾食品。

4. 秃顶

多见于青壮年男性。头发逐渐脱落致前额发缘后退，或头顶头发稀少，而胡须、眉毛、腋毛、阴毛不受累及的一种损容性疾病。

秃顶的发病原因主要是遗传因素和体内雄性激素分泌过多，饮食营养不良加快本病的发展。脱发常伴有皮脂溢出。

维生素 A，必需脂肪酸，维生素 B 族（维生素 B_2、维生素 B_6、泛酸、肌醇、生物素），铜、铁、锰、碘缺乏，过多甜食，辛辣油腻食物摄入等均可加重秃顶。

（三）丰乳营养调理

乳房组织主要成分是脂肪，脂肪含量的多少决定了乳房丰满和富有弹性的程度。膳食中摄入足量脂肪和蛋白质，会促进乳房组织内增加脂肪含量。

乳腺发育受雌激素调节，雌激素水平与乳房丰满有关。蛋白质、亚麻酸、维生素 E、维生素 B 是机体合成雌激素必需的成分。

积极锻炼身体、乳房局部按摩也有利于乳房健美。

青木瓜富含酵素，木瓜也是丰胸圣品，木瓜酶对乳腺发育很有帮助，还可以刺激乳腺分泌乳汁，增加母乳量。

泰国专家发现，野葛根内含丰富的异黄酮，具有使乳腺丰满坚挺和乳房组织重构的作用，因而有很好的丰胸功效；调节女性荷尔蒙，舒缓女性月经引起的不适；原先的黄褐斑减退、消失，青春痘明显消退；可使皮肤细腻，滋润，有光泽，皮肤弹性增加，毛孔粗大得到改善，皱纹明显减少；改善更年期女性出现的烦恼，保持健康的体态和容貌。

（四）美甲营养调理

指甲主要由蛋白质组成。指甲凹凸不平主要缺乏维生素 A、钙。匙样甲主要缺乏蛋白质、铁。波浪样指甲主要缺乏蛋白质、维生素 A、维生素 B、矿物质。线状隆起样指甲主要缺乏维生素 B_6、锌。

美容营养调理的具体配方包括营养素的种类和量，应咨询有经验的专业营养师，以便取得更好的调理效果。

四、营养与性

营养是性爱的物质基础，营养可直接影响“性福”。研究结果表明，蛋白质和锌等营养素的缺乏，可以引起性功能减退，对男子影响尤重。充足、均衡的营养，特别是多吃些含优质蛋白、多种维生素和锌的食物，可维持性功能的正常水平。健康状况对性欲也有较大的影响。

据统计，40 岁以上的男性，可能有 52% 的人存在不同程度的性功能障碍，包括勃起功能障碍（ED）、早泄和不射精等。女子性功能障碍如性冷淡、性交不适和阴道痉挛等也呈上升趋势。南京军医总医院的一项研究表明，如今男性精液质量明显降低，精子数量减少为原来的一半，不育男性人数已高达 15%。据世界卫生组织估计，全世界共有 6000~8000 万对夫妇患有不育症，男女方因素各占 50%。

社会竞争的日益激烈，性功能障碍高发，已经严重威胁身心健康与家庭幸福。

（一）什么是性功能障碍？

在医学上，性功能障碍是指不能进行正常的性行为，或在正常的性行为中不能获得满足。常见的性功能障碍包括阳痿、早泄、射精延迟、性冷淡和性交疼痛等，绝大多数为功能性的，与营养和心理关系密切。

营养与性功能之间存在着重要的依存关系。传统医学、现代医学和营养学均认为，某些食物及营养素能够促进性欲，滋养性功能。

通过一定的膳食选择和营养素补充可以达到强精、壮阳和补肾等功效，从而对性欲、性反应和性行为产生有利的影响。

（二）营养与性发育

1. 青少年的性发育特征

性发育包括性腺、性器官、第二性征的发育和性功能的具备。

2. 营养是性发育的物质基础

营养在青春发育中起着重要作用，营养缺乏直接影响性发育，或推迟性发育，甚至造成性发育障碍。

青春发育期的男女青少年应注意热量的补充，提供丰富的营养素，保证青少年生长发育需要。尤其注意适量的脂肪摄入。因脂肪与青少年性发育有一定关系。女孩体内脂肪量达到一定程度时，才开始有月经初潮。青春期前后严重营养不良，易出现月经推迟，闭经等疾病，影响身体的正常发育。在女孩月经初潮前 2 ~ 3 年，即青春发育早期，就应让少年儿童贮备一些营养素，以保证青春期发育。

应纠正挑食、偏食的习惯，尤其一些女孩怕胖节食，使热量、蛋白质、脂肪摄入不足，身体发育不良，皮下脂肪少，女孩乳房发育较小而平坦。面色无华，显示不出青春期应有的朝气。

3. 营养失调与性早熟

高热量、高蛋白和高脂肪膳食结构，某些食物中含有激素及滥用营养保健品是造成青少年性早熟的因素。

(三)维护和调节性机能应掌握以下营养原则

1. 多吃优质蛋白质

多种氨基酸参与性器官和生殖细胞的构成，如精氨酸是精子生成的重要原料，且有提高性功能和消除疲劳的作用。大豆制品和鱼类均含有较多的精氨酸。有些动物性食物，本身就含有性激素。酶是一种特殊蛋白质，对人体健康作用极大。体内一旦缺乏酶，可出现机能减退包括性功能的减退，甚至失去生育能力。日本学者指出，鲍鱼、章鱼、文蛤及牡蛎等贝类含丰富的氨基酸，是有效的强精食品。滑溜的水产品也具有强精效果，这类食品包括鳗鱼、泥鳅、鳝鱼等。

2. 摄入适量的脂肪

从性功能维护的角度看，应适当摄入一定量的脂肪。因为人体内的性激素(雄、雌激素)主要是脂肪中的胆固醇转化而来，长期素食者性激素分泌减少，对性功能是不利的。另外，脂肪中含有一些精子生成所需的必需脂肪酸，其缺乏时精子生成受到影响而且性欲下降。

3. 补充与性功能有关的维生素和矿物质

锌是形成睾酮的要素，被称为“夫妻和谐素”。锌缺乏会引起精子数量减少，畸形精子增加以及性功能和生殖功能减退，甚至不育。女性缺锌则发生体重下降，性交时阴道分泌液减少等症状。

维生素 A 和维生素 E 是与维持性功能并延缓衰老相关的维生素。它们在促进睾丸发育、增加精子的生成并提高其活力等方面具有决定性作用。维生素 A 还是制造性激素的原料。维生素 B_3(烟酸)能扩张血管，刺激释放组织胺，增强性功能。维生素 C 对性功能的维护也有积极作用。银杏有促进血液循环，增强性功能，可防治血液循环不良引起的性功能障碍，有较好的壮阳作用。

4. 多吃增强性功能的食物和保健品

(1)肉苁蓉：是一种寄生在沙漠树木梭梭根部的寄生植物，素有“沙漠人参”之美誉，含有多种环烯醚萜类化合物，包括肉苁蓉素(cistamin)、肉苁蓉氯素(cistachlorine)及肉苁蓉苷(cistanosides)、

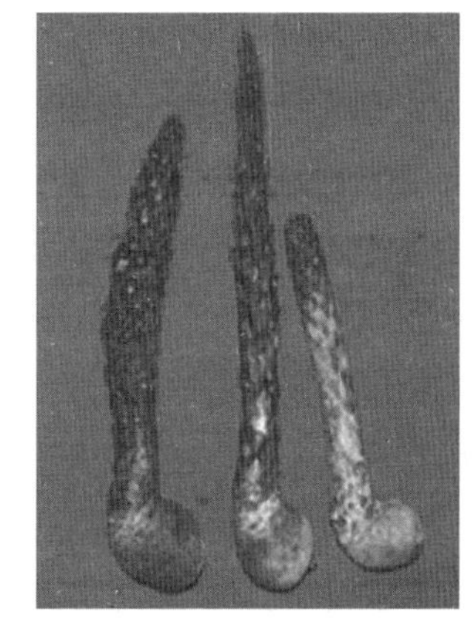

图 12-2　肉苁蓉外形示意图

生物碱等，具有极高的药用价值，味甘、性温，具有补肾壮阳、填精补髓、养血润燥、悦色延年等功效。肉苁蓉药食两用，长期食用可增加体力、增强耐力以及抵抗疲劳，同时又可以增强人类及动物的性能力及生育力。肉苁蓉在历史上就被西域各国作为上贡朝廷的珍品，也是历代补肾壮阳类处方中使用频度最高的补益药物之一，外形见图 12-2。

现代营养学研究表明，肉苁蓉具有明显的提高性功能、调节神经内分泌、提高机体免疫功能、抗氧化、抗衰老、促进新陈代谢、增强体力和抗疲劳、保肝、保护缺血心肌、抗动脉粥样硬化、抗肿瘤、抗辐射、提高学习记忆能力、抗老年痴呆等多方面的作用。

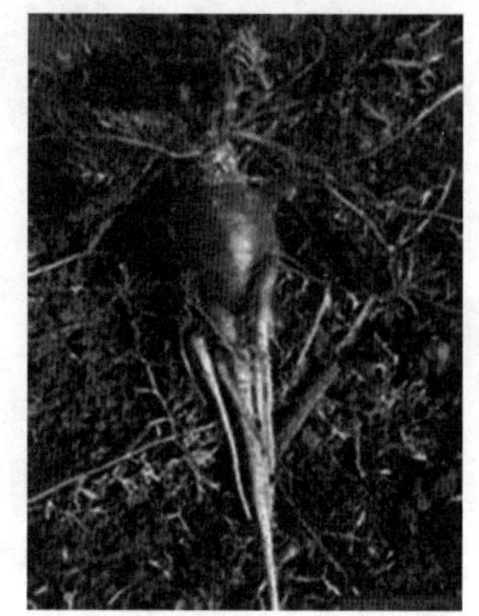

图 12-3 玛咖外形示意图

（2）玛咖（Maca）：又名玛卡，有抗疲劳、提高精子质量、补充体力、改善睡眠、抗更年期、活跃生育、增强记忆等功效，而且玛咖是男女都适合用的，对女性的更年期综合症也有很好的调节作用。玛咖含有玛咖烯（macaenes）及玛咖酰胺（mecamides），这两者被认为是玛咖提取物中具促进性功能的有效物质之一，外形见图 12-3。

（3）人参：研究表明每天吃 1 克西伯利亚人参将有助于缓解疲劳和紧张，尤其是对于那些工作压力特别大的人很有帮助。同时，人参还可以增强人的生命力和提高性欲。

（4）鹿茸：含鹿茸多肽，能壮阳却不燥，能养阴而不腻，所以很适合服食。对于骨骼系统的退行性疾病，及由于其他脏腑的功能逐渐减弱而出现的诸多病态，如夜尿多且阳痿不举、肾不纳气而喘、肾不济窍而致耳虚鸣甚至失聪等都合适！古人将其列为补益药之上品而与人参齐名。

（5）育亨宾（Yohimbine）：是从生长于非洲的一种天然树种“育亨宾树”的树皮中提取的一种生物碱，它能使性器官血管扩充，增加性器官的血流量，增强性功能，对阳痿、早泄、勃而不坚及力不从心等症状均有明显的改善作用。对无上述症状的男性，育亨宾可强化勃起并有效延长性交时间和强化快感高潮。临床研究报导，育亨宾对 80% 以上的长期性功能不正常和阳痿者有疗效，并可预防前列腺肥大和泌尿系统感染。

（6）达米阿那（Damiana）：是墨西哥和中北美洲独有的一种绿色矮树，以激发男性荷尔蒙，提高性能力而出名，其含有的有效成分单宁酸，对增加阴茎的长度以及提高性能力有显著的效果。

（7）其他增强性功能的食物，包括植物类食品如芝麻、黄瓜、韭菜、核桃、莲子、山药等；动物类食品如羊肉、泥鳅、麻雀、虾、海参等。

5. 慎用对性功能不利的食品

粗棉籽油、猪脑、羊脑、兔肉、黑木耳、冬瓜、菱角、火麻仁、杏仁等被认为是不利于性功能的食品。其影响的原理尚不十分清楚，认为它们有伤精气的作用。

（四）性冷淡

指女性性交时不能得到快感，产生原因包括心理、生理、营养缺乏等。补充维生素 B 族、维生素 E、维生素 C、锌、蛋白质有较大帮助。

增强女性性功能的相关营养素，包括维生素E、蛋白质、钙镁片、维生素B族等。增强男性性功能的相关营养素，包括银杏、维生素 E、蛋白质、钙镁片和类胡萝卜素等。增强性功能具体的营养配方包括营养素的种类和量，应咨询有经验的专业营养师，以便取得更好的调理效果。

五、新素食主张

素食意味着什么？对有些人来说，这只是饮食的一种方式；而对另一些人来说，就是全部的生活方式。非素食者也可以经常或偶尔改变日常饮食方式，好好享受一下植物性食物的味道和营养。

（一）人们为什么选择素食方式

1. 为了健康原因：素食对身体健康有好处。素食者选择植物性食物，饮食中饱和脂肪、胆固醇和动物蛋白的含量低，复合碳水化合物、纤维、叶酸、类胡萝卜素和其他植物营养素含量高。故素食者肥胖者少，富贵病如高血脂、脂肪肝、高血压、冠心病、糖尿病、某些癌症等的发病率和死亡率都较低。

2. 喜欢素菜的味道。

3. 植物性食物价格便宜。

4. 动物保护、环境保护积极分子，往往选择素食。

5. 宗教信仰、精神寄托或道德观念，使人们选择了严格的素食。

（二）素食类型

植物性食物，如谷类、豆类、坚果、蔬菜和水果是素食饮食方式的基础，是所有素食者相同的地方。根据其他食物选择的不同，可将素食者分为以下几类：

1. 严格的素食者

只吃植物性食物，不吃任何动物性食物包括鸡蛋和牛奶，不吃蜂蜜，也不用动物性食物做配料。

2. 乳酸（糖）素食者

不吃肉、禽、蛋、鱼类食物，但喝奶制品。

3. 乳酸蛋素食者

不吃肉、禽、鱼类食物，但吃蛋类和奶制品。

4. 半素食者

平常遵守素食饮食方式，偶尔也吃肉、禽、鱼、蛋。

（三）素食者如何做到营养均衡

素食饮食能提供均衡的营养吗？只要认真选择食物，并摄入足够的量，素食饮食能够提供均衡的营养。如果食物的选择不当，有可能出现一些营养问题，如维生素 B_{12}、维生素 D、钙、铁、锌和蛋白质等营养素缺乏。

1. 蛋白质

选择素食方式后，有时会出现蛋白质缺乏的问题。因为素食者不吃动物性食物，而动物性食物含有大量优质蛋白质。

素食者要摄入充足的蛋白质，每天需要多吃豆类食品，要选择多种植物性食物包括豆类、谷物、土豆、坚果、种子、蔬菜和水果，每天摄入充足的热量。豆类食物含 9 种必需氨基酸，属于完全蛋白质。豆腐素有“植物肉”的美称，它的营养价值可与羊肉媲美。其他植物性食物可能缺少一种或几种必需氨基酸。摄入多种食物，某种食物中缺少的必需氨基酸可以由一天当中的其他食物补充。如果食物的选择不当，素食者可能需要额外补充蛋白质粉。

2. 维生素 B_{12}

严格的素食者，维生素 B_{12} 缺乏是需要关注的问题，因为植物性食物里维生

素 B_{12} 很少，较容易引起缺乏，应该吃添加维生素 B_{12} 的食物，或服用维生素 B_{12} 补充剂或维生素 B 族。随着年龄的增长，维生素 B_{12} 的吸收率明显下降，所以年龄大的素食者应该服用维生素 B_{12} 补充剂。

3. 维生素 D

严格的素食者或不喝牛奶的人必须特别注意维生素 D 是否充足；老年人也要注意，因为他们的体内不能像以前那么有效地合成维生素 D。这类人群需要补充维生素 D 制剂。

4. 矿物质钙和铁

不喝牛奶的素食者，应多吃大豆及其制品，多吃含钙高的蔬菜如西兰花、甘蓝、荠菜、木耳等，必要时服用钙补充剂。

植物性食物里含有非血红铁，不易被人体吸收。素食者要多选择一些含非血红铁较多的植物性食物，如豆类及其制品、红米、黑米、菠菜、油菜、苋菜、韭菜等；多吃一些维生素 C 含量丰富的食物，帮助人体从植物性食物中吸收非血红铁。必要时服用铁制剂。

六、抗衰老营养调理

人体逐渐衰老是一个不可抗拒的自然规律；随着年龄的增长，人体器官功能下降，代谢功能降低。但是，通过合理养生可以延缓衰老，延长寿命，做到健康长寿。

（一）有关人体衰老原因的学说

1. 自由基学说

机体代谢产物产生氧自由基。自由基过多会引起一系列疾病。85％以上的疾病与自由基造成的损害有关。随着年龄的增长，身体中天然的防御系统减弱，消除自由基的能力下降，使自由基在体内积存，从而对身体造成损害。如退行性关节炎、肿瘤、糖尿病等。

2. 神经内分泌学说

随着年龄的增长，激素水平开始下降。以生长激素为例，当我们在 20 岁时，人类生长激素在最佳水平；20 岁以后，以每 10 年下降 10％~15％；当我们到 60 岁时，人类生长激素的水平只有 20 岁时的 30％~40％。故 60 岁时出现满脸皱纹，精力下降，肌肉减少，脂肪增加，生长激素下降，其他激素水平也随之减退，如甲状腺激素、皮质激素、性激素等等。

3. 组织自然磨损学说

组织细胞经过自然磨损，逐渐衰弱、功能减退。

4. 基因控制学说

也称端粒理论，此学说认为人的衰老是由基因控制的，基因染色体两端的小盖，可能是控制生命的生物钟，其长度会随细胞分裂次数增多而变短。虽然人体的基因是不可改变的，但基因的表达是可以调节的，这种调节与营养和环境因素密切相关。廖晓华在《健康的真相》中提到，长寿基因是通过体内抗氧化酶系统的作用来启动和关闭的。

基因控制学说认为细胞的调控有赖于基因的作用，在基因的转录过程中可能会出现错误，以致引起蛋白质功能的改变、细胞功能的改变，进而引起细胞的老化。如有些遗传性疾病，30 岁时就已明显衰老。

上述诸多有关人体衰老的学说均与营养有密切关系。

（二）自由基产生的原因及其危害

自由基学说是比较公认的衰老学说。自由基是由氧化反应而产生的对身体有害的物质。自由基会破坏健康的细胞，侵害人体内的蛋白质、酶等物质，造成人体组织器官受到破坏，加速机体的衰老进程并诱发癌症，心、脑血管疾病等各种疾病。

体内氧化反应过程中都会产生自由基。多种原因可以增加体内自由基的产生，包括空气污染、食物和水源污染、吸烟、药物和辐射、强烈紫外线照射、压力过大、过量运动、食物中脂肪过多等。当自由基的产生超过自由基的清除能力时，体内自由基积聚过多，就会对身体造成伤害甚至疾病。

人体清除自由基的机制有两种，包括酶系统和非酶系统。酶系统是指具有抗氧化作用的所有酶，以及抗氧化修复酶；非酶系统包括维生素 E、维生素 C、类胡萝卜素、锌、硒、铜、锰、黄酮类和多酚羟基类化合物、半胱氨酸、蛋氨酸、色氨酸、组氨酸，铜蓝蛋白、转铁蛋白、乳铁蛋白等。

自由基攻击细胞，导致细胞受伤，引起疾病。自由基对人体的影响非常广泛，很多致病因素都是通过引起体内自由基的增加而导致机体生病。

（三）自由基与衰老的关系

自由基与衰老有明显的关系，一些科学家认为自由基是引起衰老的主要原因。

自由基能促使体内脂褐素生成，脂褐素在皮肤细胞中堆积即形成老年斑。自由基还可导致老年人皮肤松弛、皱纹增多、骨质再生能力减弱等，还会引起视网膜病变，诱发老年性视力障碍。

自由基还可引起器官组织细胞老化和死亡。老年人感觉与记忆力下降、动作迟钝及智力障碍的一个重要原因，就是由于过多的自由基导致了神经细胞数量的大量减少。

（四）如何对抗自由基，以延缓衰老

1. 少接触产生自由基的物质，如煎炸或烧焦的食物、排出的废气烟雾、强烈的阳光；学会释放压力。

2. 增加天然抗氧化剂的摄入：清除自由基或抑制自由基产生过氧化物的物质叫抗氧化剂。

10种延缓衰老食物：①番茄；②菠菜；③红酒；④坚果；⑤花椰菜；⑥燕麦；⑦鲑鱼；⑧大蒜；⑨绿茶；⑩蔓越橘。

在众多种类的维生素中，维生素E、维生素C和类胡萝卜素的抗氧化作用最为突出，三者的作用机理不同，同时应用有协同作用。

维生素C主要保护液体部分不被氧化；维生素E主要阻止不饱和脂肪酸被氧化，从而保护细胞膜；类胡萝卜素主要保护低氧部位。为了达到理想的抗氧化保健作用，食用抗氧化维生素的量要比预防一般维生素缺乏病和每日膳食营养素供给量标准（RNI）高很多。

所有矿物质均有抗氧化作用，其中作用最强的是硒和锌。硒通过与维生素E之间的协同作用，促进两者的抗氧化、抗衰老作用。锌能增强免疫系统功能，是多种酶的辅酶，具有明确的抗衰老作用。

抗衰老作用强的营养素主要有类胡萝卜素、维生素E、维生素C、维生素B族、蛋白粉、辅酶Q_{10}、谷胱甘肽、α 硫辛酸、硒、植物营养素等。

（五）抗衰老的生活方式

1. 养成良好的饮食习惯

多吃粗粮，多喝绿茶，多吃坚果，多吃各种新鲜的水果和蔬菜，食物多样化，尽量做到均衡营养。

2. 保持良好的生活方式

积极乐观的心态，充足的睡眠，生活规律，戒烟酒，坚持锻炼。

（六）抗衰老最佳年龄段

台湾王治元博士在《35 岁抗老化》中展示了人体生命机能下降曲线。人的生理机能在 18~25 岁时达至高峰，之后逐渐下降，35 岁时下降速度加快，65 岁时只有原来的 50%，此后下降速度进一步加快，详见图 12-4。因此，抗衰老问题不是等到进入老年才开始重视，而是应该在 35~55 岁这一关键时期就加强抗老化措施，尤其是营养补充措施。因为这段时间衰老速度开始加快，而消化吸收、代谢利用功能还处在比较良好的状态，营养补充能达到最大的效率，同时做一些营养储备。各种必需抗衰老营养素能够及时得到充分的补充，形成强大的抗氧化网络防御系统，抵抗生理因素、病理因素导致的衰老过程、致病过程，就有可能延缓衰老、防治慢性病，从而延长人的健康寿命。

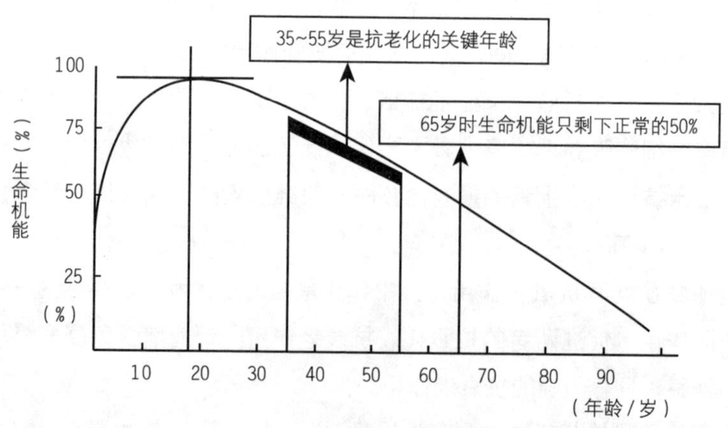

图 12-4　生命机能年龄变化曲线

（七）健康长寿个案分析

1. 宋美龄健康长寿的秘诀

宋美龄享年 106 岁，健康长寿。98 岁时演讲还十分流畅。百岁以后，一直神志清楚，思维反应敏捷，几乎不显老态。牙齿好，头发也没有全白，去世那天上午还很正常。

她心态平和，没有心理压力，很注意饮食，　坚持少食多餐，每日五餐。特别喜欢吃各种水果和蔬菜。有病及时看医生，非常注意补充营养保健品，几十年坚持服用抗衰老保健品，真正做到了健康长寿。她的很多养生秘诀值得我们学习。

2. 钟南山院士的养生秘诀

钟南山院士，前中华医学会会长，现年 78 岁，还正常上班，且每天工作量很大。钟院士是 70 岁的年龄，40 岁的身体，30 岁的心理，显得非常年轻有活力。钟院士在《钟南山谈健康》专著中提到，他健康的秘诀是养成了良好的生活方式，喜欢运动，坚持锻炼，几十年如一日。均衡饮食，每天补充营养素，已经坚持了 28 年，取得了很好的养生效果。

参考文献

[1] 陈敏章 . 中华内科学（第二篇）. 北京：人民卫生出版社，2005.

[2] 吴为群 . 内科重症疾病的营养支持 . 新医学，1999, 11:67-68.

[3] 钟南山 . 钟南山谈健康 . 广州：广东教育出版社，2008.

[4] 雷・斯全德 . 别让不懂营养学的医生害了你 . 北京：中国青年出版社，2006.

[5] 帕特里克・霍尔福德 . 营养圣经 . 北京：中国友谊出版公司，2002.

[6] 欧阳英 . 和阿雅一起做乐活美人 . 广西：漓江出版社，2012.

[7] 王涛 . 失传的营养远离疾病 . 北京：世界知识出版社，2008.

[8] 林海峰 . 健康一生 . 北京：中国物资出版社，2005.

[9] John T. Hansen, Bruce M. Koeppen. 人体生理学彩色图谱 . 北京：人民卫生出版社，2005.

[10] Steve Parker. 人体结构、功能与疾病图解 . 上海：上海科学技术出版社，2008.

[11] 赵查理 . 现代全营养新观念 . 北京：中国社会出版社，2011.

[12] 布莱恩・克莱门特 . 营养品的真相 . 北京：现代出版社，2010.

[13] 阿德勒・戴维斯 . 吃的营养与治疗 . 北京：中央编译出版社，2001.

[14] 陈君石 . 每日服用多种维生素矿物质补充剂——保健新趋势 . 中国临床营养杂志，2002, 10(4):102.

[15] 中国临床营养杂志编辑部 . 维生素预防成人慢性疾病的作用 . 中国临床营养杂志，2002, 10(3)98.

[16] Fletcher RH, Fairfield KM. Vitamins for chronic disease prevention in adult：Clinical applications[J]. JAMA, 2002, 287(23):3127-3129.

[17] Chan JM, Stampfer MJ, Ma J, et al. Supplemental vitamin E intake and

prostate cancer risk in a large cohort of men in the United States[J]. Cancer Epidemiol Biomarkers Prev, 1999, 8:893-899.

[18] 周建烈 . 补钙能预防肾结石发生的证据 . 中国临床营养杂志，2006, 14(3): 198-201.

[19] 赵丽君综述，王金华审校 . n-3 多不饱和脂肪酸逆转肿瘤耐药性的研究进展 . 肠外与肠内营养，2011，18(5):307-310.

[20] 张印红，邓丽丽，葛可佑，等 . 有关“食物相克”的调查及实验观察 . 营养学报，2011，33(2):148-153.

[21] 郭长江，顾景范 . 植物化学物及其生物学作用 . 营养学报，2010, 32(6):521-523.

[22] 郭传瑸，马大权 . 不饱和脂肪酸的抗肿瘤作用 . 中国临床营养杂志，2000, 8(2)133-135.

[23] 王新颖综述，黎介寿审校 . ω-3 多不饱和脂肪酸影响炎症和免疫功能的基础研究 . 肠外与肠内营养，2007, 14(1):54-58.

广东省营养师协会

简介

广东省营养师协会由一批国家公共营养师高级考评专家发起成立，是由营养专家、医学专家、食品专家、烹饪专家、营养师、营养相关企业、食品相关企业、营养师培训机构、营养教学单位及养生机构等自愿组成的行业性非营利性社会组织，是协助中国营养师和营养相关企业发展事业的一个国际大平台。

本协会坚持“服务会员、服务企业、服务市场”的宗旨，倡导科学膳食，促进营养教育，推动营养产业，增进全民健康。协会立足广东，面向世界，积极推动全国营养健康产业的发展。

本协会开展国家公共营养师考证培训、营养调理师培训、欧美国际营养师认证培训等多种实用培训班，开展营养咨询和慢性病调理等工作。欢迎营养师、营养爱好者来学习和提升，成为协会会员；欢迎营养健康方面的企业加盟协会、成为协会会员单位，或与协会进行各种形式的交流合作；欢迎拥有资金，并看好营养产业发展前景的企业家参与投资，共同把营养健康产业做大做强。

全国的营养师、营养专家和企业家只有团结起来，共同建设好一个国际交流、展示和合作的专业平台，才能更好地参与国内外竞争，才能把营养健康产业做大做强，才能取得更大的事业成功。让我们携起手来，共同创造营养产业的美好未来!

办公地址：广州市越秀区中山三路 36 号威力达大厦 5 层

办公电话：020-83813513 **传真号码：**020-83806744

协会邮箱：1448744900@qq. com **协会 QQ 群：**347550175

协会网站：www. sinodietitian. com（中国营养师）

协会微信公众号：gdyysxiehui

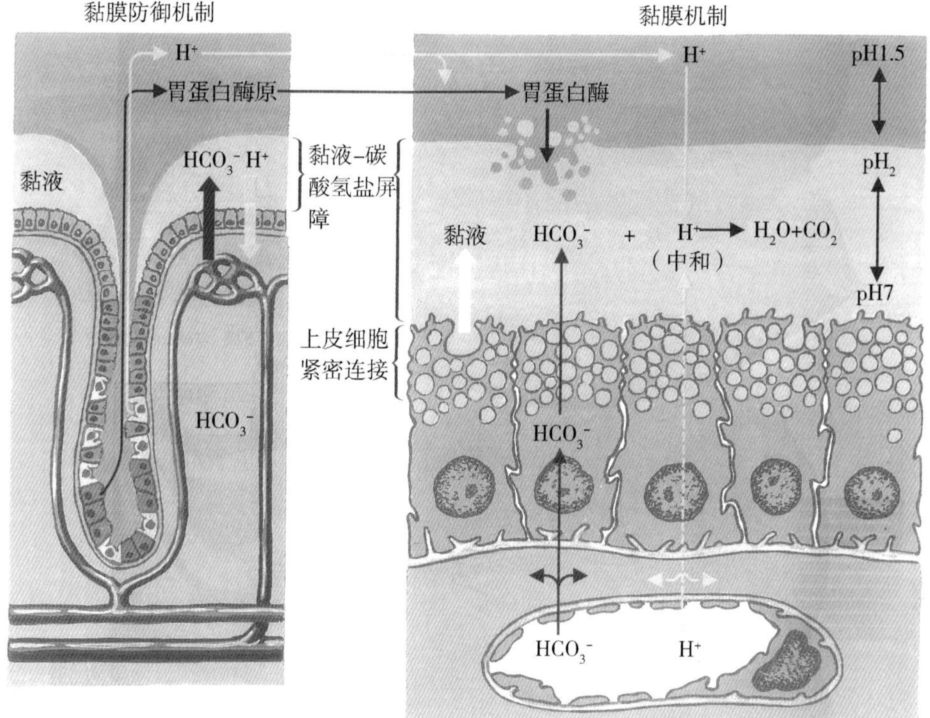

胃黏膜和黏膜下组织依靠黏膜表面的黏液-碳酸氢盐屏障而免受化学性损伤，此屏障能中和胃液中的H+，并依靠上皮细胞的“紧密连接”而阻止H+进入上皮下组织

附图 1 胃黏膜的防御机制示意图

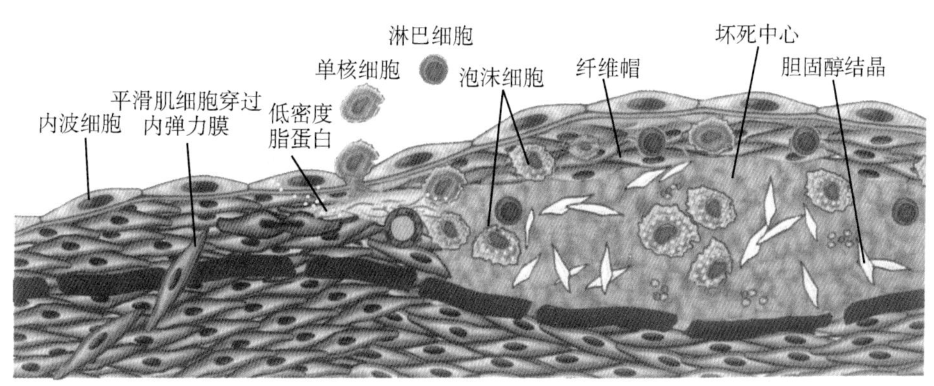

附图 2 动脉硬化发病机制示意图

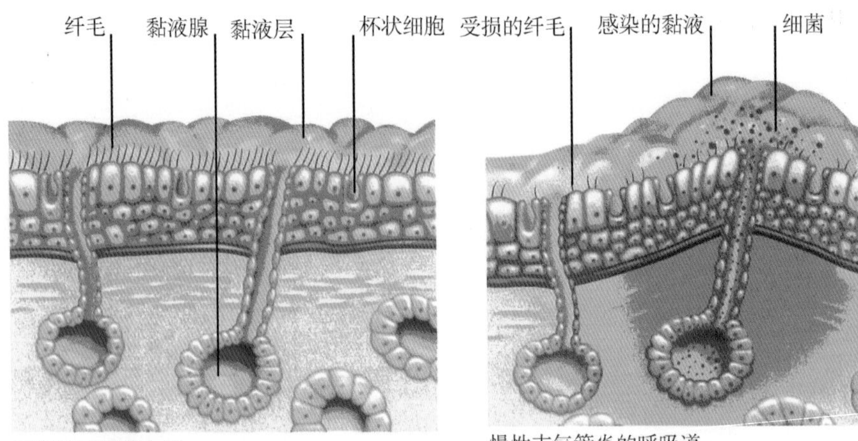

正常的呼吸道内层
腺体产生黏液限制吸入的尘埃与细菌。表面的细小毛推动黏液向上进入喉，在那里它被咳出或咽下。

慢性支气管炎的呼吸道
吸入性的刺激物造成腺体产生过多的黏液，受损的纤毛无法推动黏液前进，因此变成了细菌繁殖的场所。

附图 3　呼吸道内层结构示意图